本书是海南省人文医学研究基地立项课题
（项目编号：QRYZH202005）的最终成果

袁曦 ———— 著

现代医学对人的建构

Michel
Foucault

福柯医学哲学思想研究

海南出版社
·海口·

图书在版编目（CIP）数据

现代医学对人的建构：福柯医学哲学思想研究 / 袁曦著 . -- 海口：海南出版社，2020.11
　ISBN 978-7-5443-9656-1

Ⅰ. ①现… Ⅱ. ①袁… Ⅲ. ①福柯 (Foucault, Michel 1926-1984) – 医学哲学 – 研究 Ⅳ. ① R-02

中国版本图书馆 CIP 数据核字 (2020) 第 229911 号

现代医学对人的建构——福柯医学哲学思想研究
XIANDAI YIXUE DUI REN DE JIANGOU——FUKE YIXUE ZHEXUE SIXIANG YANJIU

作　　者：袁　曦
责任编辑：李向阳
执行编辑：许　颖
印刷装订：广西广大印务有限责任公司

海南出版社　出版发行
地　　址：海南省海口市金盘开发区建设三横路 2 号
邮　　编：570216
电　　话：0898-66822109
开　　本：889mm×1194mm　1/32
印　　张：10.25
字　　数：235 千
版　　次：2020 年 11 月第 1 版　2020 年 11 月第 1 次印刷
书　　号：ISBN 978-7-5443-9656-1
定　　价：38.00 元

版权所有　请勿翻印，违者必究

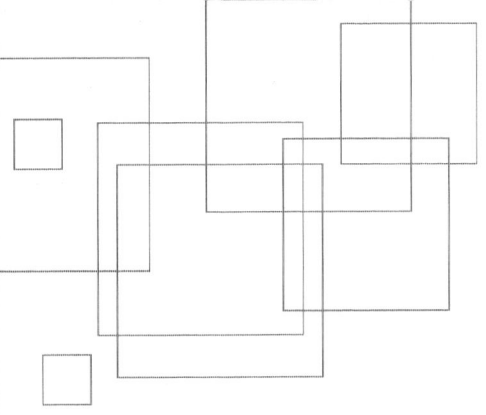

CONTENTS
目 录

前 言 /1

第一章 福柯对主体和医学的研究 /1

第一节 从精神疾病研究到理性批判 /4
　一、精神疾病与疯狂史研究的立意 /4
　二、疯狂史研究对理性的批判 /10
第二节 从康德到福柯：对启蒙问题的两种回答 /16
　一、康德对启蒙问题的回答与为形而上学奠基的人类学 /16
　二、作为主体的人面临的挑战与无根的现代性 /22
第三节 人的问题和我们自身的历史本体论 /29
　一、福柯对人文科学的解析 /35
　二、"知识"与"科学" /42
　三、福柯的历史观与谱系学 /48
第四节 福柯医学研究内容概述 /55
第五节 参考文献概述 /60

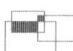

第二章 现代医学对人的客体化建构 /67

第一节 空间与视觉 /72
　　一、以空间为架构的医学史 /73
　　二、视觉与现代医学 /79
第二节 疾病分类学 /86
第三节 古代医学的身体理论 /94
　　一、《希波克拉底文集》对身体的解释 /95
　　二、人体解剖 /100
第四节 现代医学身体空间 /109
　　一、莫尔加尼与固体病理学 /109
　　二、生理学的缘起 /115
　　三、比夏引领的空间重组 /119
第五节 不断逼近身体与死亡的伦理困境 /128
　　一、临床诊疗对身体的深度干预 /128
　　二、对生命和死亡进程的操控 /135

第三章 现代医学对身体的规训策略 /143

第一节 医学是不是一门科学 /146
第二节 现代医院的建立 /157

第三节　医院医学的经验形式　/162

　　一、18世纪临床教学的特征　/164

　　二、医院医学与比夏思想的契合　/170

第四节　个体化医学的诊疗模式　/174

第五节　个体化医学的规训策略　/191

　　一、微观权力与身体规训　/195

　　二、医院的物理空间　/202

　　三、检查的策略：规范化与个体化的结合　/204

第四章　福柯医学哲学思想对人文医学的批判　/209

第一节　医学哲学与人文医学的概念澄清　/211

第二节　叙事医学的研究瓶颈　/217

第三节　人文医学研究困境：医学学科属性的论争　/232

　　一、人文医学研究现状　/232

　　二、医学学科属性论争的知识背景　/236

　　三、现代医学在人之建构中的限定性　/239

第四节　对医学主体自主性和医患关系的反思　/249

　　一、医生的权威：临床决策能力与职业道德　/249

　　二、患者的自主性：积极进入现代医学体系　/257

　　三、医患关系的研究现状　/262

四、微观权力视域下的医患关系的实质　/272

第五章　关注自我的伦理思想　/277

第一节　关注自我与生存美学的概念解析　/279
第二节　关注自我：养生法　/284
　　一、医学层面的养生法　/287
　　二、哲学层面的养生法　/293
第三节　关注自我与生存美学对人文医学的启示　/300

结　语　/305

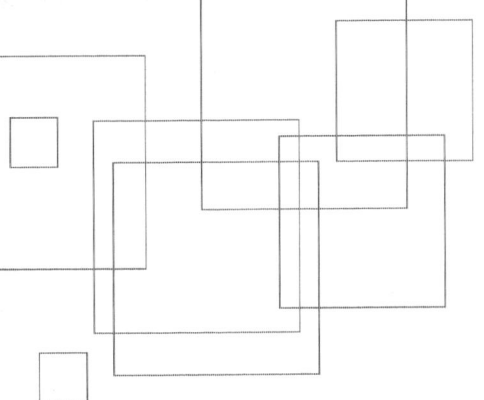

PREFACE

前　言

西方世界自文艺复兴以来，开始形成一种新的文化思潮，宗教、哲学和科学等领域由此发生巨大变革，它们共同构成了现代性现象。新大陆的发现、文艺复兴和宗教改革将中世纪推向现代，之后，启蒙运动和法国大革命真正革新了人们的思想。从哲学史的角度来看，则是形而上学向认识论哲学的转变，哲学的研究对象从实体转向主体，现代性突显出来。从而，它最为显著的特征——主体性原则——也显现出来，"哲学把握自我意识的理念乃是现代的事业"[I]。这个事业范围广泛、内容丰富。自然科学的兴起，现代的道德概念和浪漫主义都源于此，"在现代，宗教生活、国家和社会，以及科学、道德和艺术等都体现了主体性原则"[II]。

现代性最为突出的主题，总是和人文主义紧紧联系在一起。一方面，它启蒙了人类自由、民主、平等的进步思想，运用科学技术大力发展生产力，改善人类的物质生活，其政治结果还包括进入资本主义社会，实行商品经济，并带来新的社会和国家概念；另一方面，现代性也带来了技术泛滥、工具理性、消费文化、个人至上，

[I] 尤尔根·哈贝马斯.现代性的哲学话语[M].曹卫东，译.南京：译林出版社，2011:22.
[II] 尤尔根·哈贝马斯.现代性的哲学话语[M].曹卫东，译.南京：译林出版社，2011:22.

以及多元化引发的权威丧失等负面效应。人们已经意识到：现代性是福祸相依，它兴起于主体性原则，也最终败在了人之死上。困难的是，迄今为止，我们仍然被现代性的惯性挟持着前行，进退维谷，这难免会引起诸多哲学家的思考和批判，进而涌现出一批拥有着现代和后现代批判意识的哲学家，如先驱尼采，以及之后的结构主义、法兰克福学派、存在主义、后现代主义等流派中的诸多哲学家们，福柯就是其中之一。

主体的概念起自笛卡尔"我思故我在"的抽象主体，这一抽象主体经过康德的三大批判，将自身作为理性至上的先验主体，形成了反思哲学的基础。康德用主体的理性取代了形而上学中实体的理性，使其成了整个文化领域的最高法官。哈贝马斯分析到，在18世纪末之前，科学、道德和艺术分属于不同的领域，处理各自的问题。康德之后，它们都汇聚到一个焦点上，那就是——主体性。将主体作为首要关注的对象，将主体理性作为最高权威，这必然催生两个问题：第一个问题是主体性原则及其内在的自我意识的结构能否作为确定性的源泉；第二个问题更为复杂，即我们怎样评价现代性最重要的组成部分——人文主义，这个问题关涉到我们如何理解现代人，他怎样被建构，他的生存状态是怎样的，福柯的研究工作，很大程度上在思考第二个问题。

作为20世纪最重要的哲学家之一，福柯以其独特的思考方式和极具话题性的研究内容著称，对医学、教育、法律等专业领域都有具体而微的分析和思考。国内外哲学界以及社会学、人类学、法学等领域的研究者一直对他充满兴趣，相关研究作品可谓汗牛充栋。他深入剖析过的诸多概念和主题也被人们广为关注和引用，如话语、认识型、身体规训、微观权力、生命政治、关注自我以及生存美学等。在这大量的研究中,却较少有人对其医学及其相关的研究内容做全面、系统的梳理和阐发,大部分仅停留在对其中某一节点的观点或某些主题词的阐述或运用上。事实上,这部分的研究极其重要,它表现在两个方面。

第一,从医学的角度入手来探究福柯的哲学思想,是一条必不可少的研究进路。这不仅与他早期接受的医学专业训练有关,更重要的是,医学与福柯毕生研究的主题直接相关。他的哲学研究围绕着"人如何被建构为主体"的奥秘展开,从而论证一个反现代人文主义的结论——人之死,来实现他对启蒙理性和现代人文主义的批判。接着,他也尝试在此基础上,为人之解放寻找出路。在这些建构主体的诸领域和学科中,医学占据了基础性地位,对于福柯来讲,医学是非常重要的研究对象。纵观他的生平著述和讲课稿、访谈录等,从最初对理性的批判到对"人的科学"的知识考古学研究,再到对生命政治的权力谱系学研究,最后到关注自我中的身体养生法,医学的话题始终贯穿其中。

在福柯研究工作的早期,他关注的是精神疾病和疯狂,将之作为被边缘化的"理性的另一面",通过对此的分析来实现对理性的批判;之后,福柯直接聚焦到临床医学之上,通过对医学话语的知识考古学分析,揭示现代理性主体的真实形象;接下来,福柯以"权力"和"身体"为核心概念,说明19世纪之后社会政治经济的普遍特征之———生命政治,是怎样通过个体化的科学和微观权力的联手来实现对身体的规训的;最后,在福柯晚期的伦理思想中,也谈到了与医学相关的主题——身体养生法,作为主体寻求解放的自我技术之一,福柯对此做了详尽的解释。基于以上的理由,本书选择了对其医学研究进行系统地梳理和阐发,以此为主线来贯通福柯的整体哲学思想。这对于解读和理解福柯而言，有重要的研究价值。

第二，福柯的医学哲学思想对于破解现代医学困境以及人文医学的研究瓶颈而言，有着较大的启发性。

现代医学诞生于18世纪末，在距今约两百年的时间里，它以前所未有的发展速度和扩张能力，向人类展示了巨大威力，并深刻改变着人类的生存状态。一直以来，人们都在为生物医学的各大发现欢欣鼓舞，对它作为人类健康的保护伞充满信心，如微生物的发现和免疫接种，青霉素的发现和抗生素的研发，麻醉、消毒灭菌与输血技术带来的外科进步，流行病防治和公共卫生事业的进展，细胞学的建立和基因工程研究，还有高新生物材料作为人体替代器官或手术辅助器械的应用、PET/MRI等分子影像技术的研发和应用、基因组学检查和治疗手段、微创和导管介入的手术革新、数字化医院和电子病历，等等。为人类的生存和发展创造了更为有利的条件，在维护健康和延长寿命方面做出了巨大的贡献。

但是，伴随着现代医学日新月异的发展，它背后的巨大阴影也逐渐浮出水面。今天，人们对医学的担忧胜过以往任何时候，人们对日渐高涨的医疗费用担忧，为新研发的医疗技术是否会带来伤害担忧，对医生和医院是否真心为患者的利益着想而担忧，也为文明社会层出不穷的新型疾病和传统传染病的复苏升级而担忧。人们依赖医学给健康和长寿带来的福利，也惧怕无所不在的医学控制对身体和心灵的重塑和异化。早在1974年，伊凡·伊里奇（Ivan Illich）就在《柳叶刀》上发表了医学发展可能招致报应的文章，两年后他又出版了反思医学限度的专著[1]。之后，批判医学负面效应的学术研究日

---

[1] Ivan Illich. Limits to Medicine: Medical Nemesis: The Expropriation of Health [M]. New York: Pantheon Books, 1976.

渐增多，比如罗伯特·门德尔松（Robert S. Mendelsohn）[I]、爱德华·格力德（Edward S. Golud）[II]、米歇尔·菲兹杰拉德（Michael Fitzpatrick）[III]、讴歌[IV]等人的著述。尽管这些著述给了人们一定的警醒，不断高涨的反思呼声也催生了人文医学在20世纪后半叶的兴起，它试图借由人文社会科学的参与扭转现代医学崇尚科学理性的极端发展趋势，但警钟敲响后的一个世纪以来，医学仍旧朝着既定的轨道飞速前进，人文医学雷声大雨点小，并未真正达到预期的目标。

究其原因，目前对于现代医学之困境的根源，反思和批判的深度和广度不够。深度不够是指，未能深入该学科的认识论之中，从其发生源头和形成过程，去深挖引发负面效应的缘由。广度不够是指，只寓于现代医学的框架内去分析问题产生的根源是不够的。应当既站在医学之中，又站在医学之外，以现代性的知识大背景为基础，在现代医学所涉猎的整体范围中去收集证据，兼具哲学和历史的视野，才能真正接近问题的中心，进行有效剖析。福柯的医学研究工作，正是遵循了这样踏实精进的学术路数，故而能更为深入地挖掘和解答现代医学的难题。

基于以上两点，本书主要是对福柯医学研究做系统梳理和阐发，要阐明的问题有以下五个：第一，阐明福柯的研究工作与医学的相关性，即医学在福柯的整体研究计划中的地位和作用以及福柯的

[I] Robert S. Mendelsohn. Confessions of a Medical Heretic [M]. New York: McGraw-Hill Education, 1990.

[II] Edward S. Golud. The Limit of Medicine [M]. Chicago: The University of Chicago Press, 1997.

[III] Michael Fitzpatrick. The Tyranny of Health: Doctors and the Regulation of Lifestyle[M]. London: Routledge, 2001.

[IV] 讴歌. 医事：关于医的隐情与智慧 [M]. 北京：北京十月文艺出版社，2011.

医学史研究的方法和内容；第二，以《临床医学的诞生》和《词与物——人文科学考古学》为核心文献，阐明临床医学给予人（尤其是身体）以科学的地位，并对其进行客体化建构的方式；第三，以《临床医学的诞生》《规训与惩罚》和《生命政治的诞生》等为核心文献，阐明现代医学在社会化的过程中，对身体实施的规训策略；第四，运用福柯的医学研究和对人文科学的分析，深入剖析人文医学的研究瓶颈；第五，以《性经验史》为核心文献，阐述与医学相关的一套关注自我的技术，据此为医生和患者寻找解困之路，也尝试为人文医学开辟新的研究进路。

根据以上五点研究任务，本书分为五章来阐述。

第一章，以创作年代为序，逐次梳理福柯哲学的思想脉络和核心主题，说明医学研究在其整体研究计划中的重要意义，点明本书需要解决的主要问题。接下来阐述知识考古学和谱系学的研究方法，以及如何将此方法运用到医学的研究之中。

第二章，以《临床医学的诞生》和《词与物——人文科学考古学》为核心文本，结合相关的医学史文献，考察临床医学的诞生过程，说明现代医学将人转变为主体的客体化方式。通过对其诞生过程的考察，来说明现代医学的身体观、疾病观和诊疗模式，即它如何界定疾病、患者、生命和死亡，如何给予个人以科学的描述方式，以及如何制定干预身体的行动模式。

第三章，考察社会医学的诞生过程。医学对人的建构，不仅在于它将人之身体客体化，给予科学的实证解释，还在于它的社会扩张，并联合其他将人转变为主体的人文科学，共同实施对身体的规训。本章扩大了对医学经验的考察范围，以大型综合医院为论述中心，将医学置于生命政治的大背景下，来考察分析其规训身体的策略。

第四章，运用前三章的理论，反思和批判当前的人文医学研究。首先，通过对叙事医学的分析，揭示当前人文医学的研究瓶颈，进而阐明现代医学在人之建构的同时对其施加的限定；其次，分析这种限定性在医生、患者以及医患关系中所表现出的伦理问题。由此说明，新医学模式以及当前的人文医学研究，不但不能使医学回归人本身，反而会给它套上更沉重的枷锁。

第五章，阐述关注自我和生存美学的伦理思想，着重说明其中与医学相关的部分——养生法。这一伦理思想对于医学主体的解放和人文医学的研究出路，有着较好的启发。

总之，福柯解构了主体，论证了人之死，不再为了批判现存的主体而建构出一个新的主体。为此，他提出了关注自我和生存美学的伦理思想，为人返回自身、获得解放寻找一套生存技艺。从另一个方面来看，尽管主体是被建构出来的，人并不等同于主体，但主体的概念和相关诸学科的知识，不应被全盘否定和抛弃，甚至，在现今的学术研究和日常生活中，它们仍发挥着重要作用，有着长足的生命力和发展空间。毋宁说，确定性与受限性，是相伴相生的；规训与生产、自由与禁锢，总是一体两面的。

因此，最终我们从福柯哲学中所领悟的，在于一种智性的沉思、一种批判的精神，以及在建构与解构之间遵循中道的哲学的实践方式。

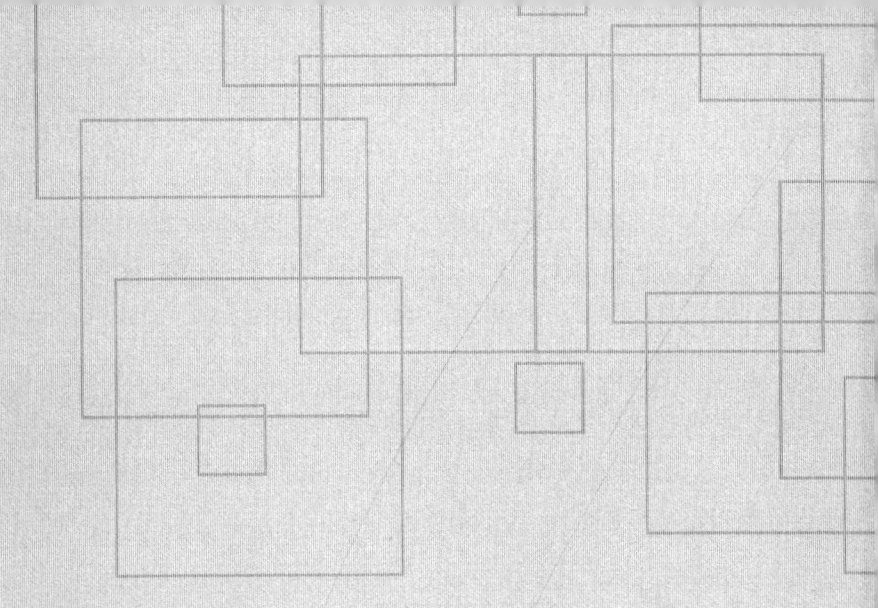

第一章 CHAPTER 1

福柯对主体和医学的研究

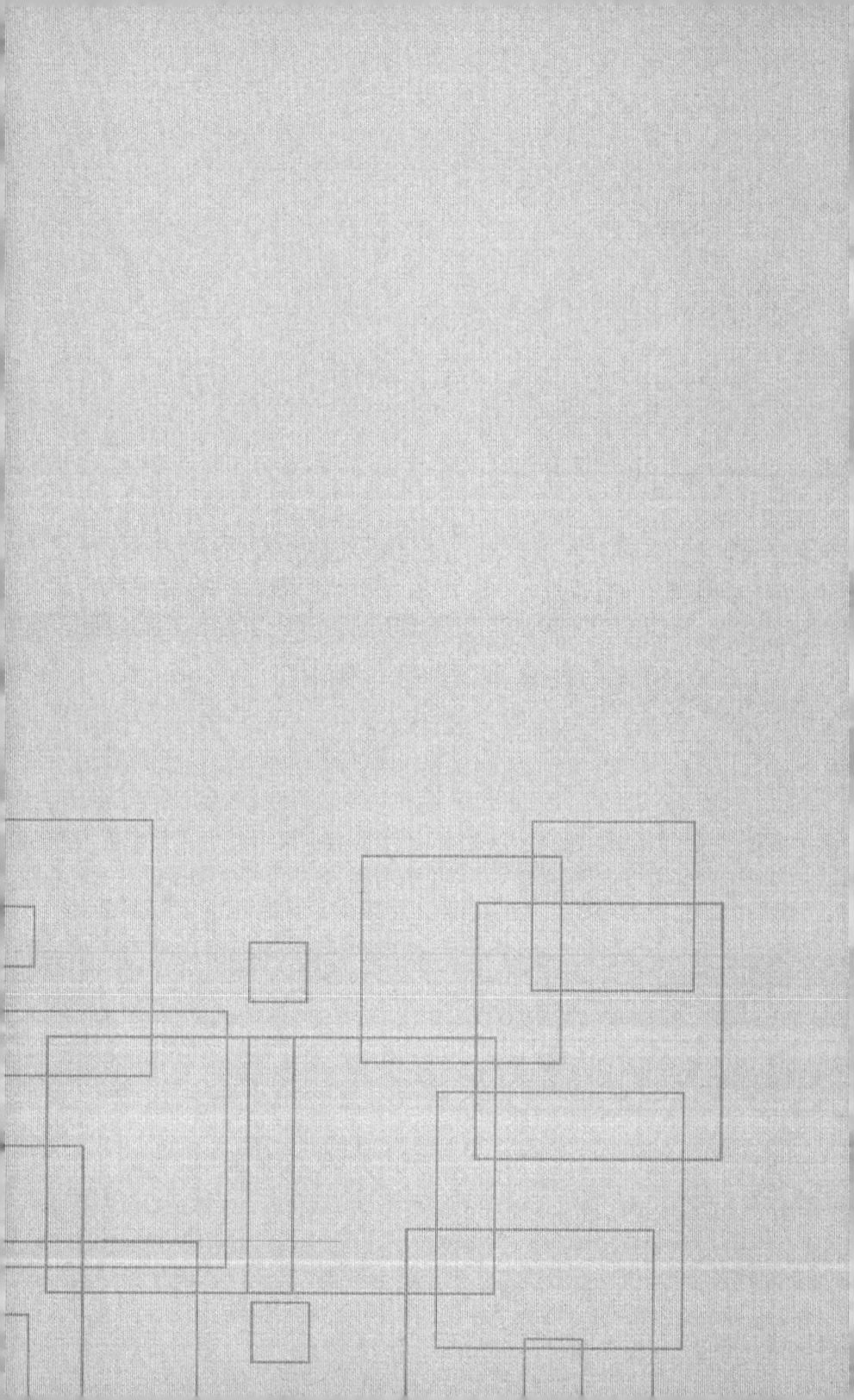

◇ 第一章　福柯对主体和医学的研究 ◇

福柯一生都致力于探索和揭示现代西方文明中"主体建构"的奥秘，即现代"人"是如何被建构出来的。由此引申出对现代理性和启蒙思想的批判，阐明其反人文的观点：现代人文主义并不能克服自然科学的局限，解放人类，获得自由，反而使得规训人的治理术更为精密。正因为如此，人文主义在我们文化中的地位和意义需要接受质疑和重新考察。人们默认这是个古老的概念，至少可以追溯到蒙田，甚至更早，并将之看作西方文化中重大与永恒的内容，以及区别于其他民族文化的重要特征。事实上，这可能是一个幻影，福柯认为，现代谈论的人文主义是19世纪的产物，在《词与物——人文科学考古学》中，福柯着重指出，"人们之所以想到要科学地认识人类并不是出于对人的伦理关注，恰恰相反，是因为人们首先把人建构成一门可能的学问的对象，才使得现代人文主义的所有伦理主题得以发展"。[1]因此，要探究现代意义上的人文主义的内涵，需要梳理分析那些将人作为研究对象的学科的渊源。在总结自己的学术生涯时，他谈道："在过去的二十年里，我工作的目标既不是分析权力现象，也不是详述这种分析的基础。我的目的是要创立一种据以在我们的文化中把人变成主体的各种方式的历史。我的工作是研

---

[1] 米歇尔·福柯.福柯集[M].杜小真，编选.上海：上海远东出版社，1998:79.

究将人转变为主体的三种客体化方式。"[1]这三种方式是:给予人自身以科学地位的探讨方式,"分离实践(将人自身分离或将人与他人分离)"中的主体的客体化和人把自己转变为主体的方式。

那么,他是如何展开自己的研究工作的?在这个过程中,医学研究处于什么位置,起到了什么作用呢?这是本章要澄清的问题。围绕这些问题,将引出本书的中心议题:现代医学怎样建构"人"?具体来说,就是它怎样解释"人"和干预"人"?本书首先要对此问题进行分析,阐释福柯对此的解答;之后,运用此解答对当前人文医学进行批判,深入挖掘人文医学研究之困境的根源;最后,将抽取福柯晚期伦理思想——关注自我和自我技术——中有关医学的部分,来探讨它对医学主体(医生和患者)以及人文医学的启发。

第一节 从精神疾病研究到理性批判

一、精神疾病与疯狂史研究的立意

疾病和医学是福柯极为熟悉的领域,他发表的首本著作《精神疾病与心理学》,就是一部医学作品。其中,福柯集中思考的问题有两个,文本也由此分为两个部分:第一,我们应该怎样描述精神疾病?第二,怎样对精神疾病做历史分析?对这两个问题的思考阐述,

---

[1] Michel Foucault. Power:Essential Works of Foucault 1954—1984 [M]. New York: The New Press, 2000:326. 书中谈到何为"分离实践"时,有这样一段话:I shall call "dividing practices". The subject is either divided inside himself or divided from others. This process objectivizes him. Examples are the mad and the sane, the sick and the healthy, the criminals and the "good boys". (译文:我称之为分离实践,指的是主体内部的自我分离或与他人的分离。这个过程使人客体化。比如疯人和健全者,病人和健康人,罪犯和好人。)

◇ 第一章 福柯对主体和医学的研究 ◇

包含了福柯日后几大重要研究主题的雏形。如：怎样处理心理疾病中的身心关系？医学是要回归人的整体性还是个体性？心理疾病或更大范围的疾病概念怎样被作为一种"偏离"或"越轨"事件？怎样考察心理疾病和一般疾病的历史才能揭示其被排斥和异化的真相？这些隐含的重要问题，在福柯此后的一系列著作中，一一得到了关注和解释。

医学通常把心智疾病分为神经疾病和精神疾病两类。神经疾病偏向器质性病理学研究，多从身体层面入手，认为疾病的本质要从神经系统和受刺激时产生的多种激素中去寻找，福柯在对比分析的过程中，逐渐将神经疾病推广至一般的身体疾病；而精神疾病则专指心理学意义上的疾病，主要探讨人格紊乱，包括思想的错乱、精神分裂、情感和情绪变质、意识控制紊乱等。福柯对此提出疑问，这两者的区分到底有何重要意义："其实，这两种类型的疾病难道不是以不同的途径指向同一个人类个体的实在吗？"[1]他引用了神经学家库尔特·戈尔德斯坦（Kurt Goldstein，1878—1965）有关个体性和整体性的理论来说明，无论是心理学的还是器质性的疾病，疾病涉及的应该是个体的总体情况，它不应该是生理的或者心理的，而是两者的总和，我们越是将人看作一个整体，那么疾病被当作特异性的他者的可能性就越小。

紧接着，福柯笔锋一转，说道，显然以上说法带有理想化倾向，在心理和生理两个领域使用同一套方法和概念，是一个空想。首先，解剖学和生理学可以为器质性疾病提供抽象的分析方法，而这一套分析工具，并不适用于人格损害的分析；同样，对于如何区分正常

---

[1] 米歇尔·福柯. 精神疾病与心理学 [M]. 王杨，译. 上海：上海译文出版社，2014：7.

和病态，两者也不能共享同一套方法，对于器质性疾病，我们可以依照身体的正常机制来对照分析发病的程度以及转归的可能性和步骤，而在心理疾病中，人格的概念的使用，让正常和病态的区分变得极为困难，它不能在过程和数量上做明确分析，只能做性质上的描述，而且心理学的本质也不允许在这两者间做过于清晰的划分。其次，器质性疾病要求分离出病人所处的环境来达到其确定性，而心理疾病无法做出这样的抽离，每个心理疾病的患病个体都要结合与他有关的实践环境来理解。因此，福柯得出结论，我们既不能将精神病理学和器质性病理学彻底分开，也不能实现一种大范围的统一。那么，我们又该如何谈论精神疾病呢？福柯从疾病的发展、患者的个人历史和对疾病的现象学解释三个方面进行定位，来综合描述精神疾病出现的方式。

从疾病的潜在性和发展来看，对它的描述不能只关注缺陷的部分，而忽略了由于疾病而被刺激的部分。"疾病的本质不只是存在于它挖出的空洞中，也存在于用来填满这个空洞的替代活动的积极完满中。"[1] 首先，要从疾病的结构和发展两个层面兼顾其正面和负面现象。其次，对精神疾病的描述要结合病人个体的历史。福柯引用了弗洛伊德《精神分析引论》中的一个案例说明，疾病的内容是病人应对身处的困境时或逃避、防御的反应的总和，要在当下的情景中去理解疾病的倒退性行为，这种倒退不只是疾病的潜在性的发展结果，还是病人个体历史的发展结果。最后，福柯讲到，要从疾病的内部去理解它，而不仅仅借助自然科学以及推论性分析、机械性因

---

[1] 米歇尔·福柯. 精神疾病与心理学［M］. 王杨，译. 上海：上海译文出版社，2014:16.

果关系，也不应该转向"传记性历史以及它对相继事件连接的描述和它的系列决定论"[I]。

自然主义分析以一个自然对象的远离来考虑病人；历史思考把病人保持在这种只允许解释，但很少允许理解的相异性当中。在病态意识内部跳跃起来的直觉寻求以病人自己的眼睛去看疾病世界：它寻找的真理不属于客观性的领域，而是属于跨主体性的领域。[II]

这就是现象心理学描述精神疾病的方式。尽管精神失常者的世界在我们的理解边界之外，但是这样一个疾病的世界还是可能被穿透的，方法是同时复原病人对他疾病的体验和这个疾病意识所朝向的疾病世界。它既不能被看作被疾病所吞噬的一种绝对无意识，也不能被描述为一个完全清醒和客观的意识，而是处于这两种极端之间的一种模糊的矛盾统一体。

对客观性意识而言，病人能意识到自己的患病和与众不同，并客观地看待这一状况，作为疾病的组成部分之一，器质性过程的反应是主体理解疾病的方式之一，他也以这种生理形式来展示疾病。但无论病人多么清醒，他对疾病的看待都没有医生那样的视角，他不会以那种带着距离的思辨方式，将疾病理解为一个在他体内发展却没有他参与的客观过程。除此之外，疾病的确可以以一种客观性的身份被感知，但这种身份将疾病置于与病人的意识具有最大距离的位置上，客观性描述可以实现交流共享，但客体化使得意识和身体分离，意识无法识别身体，而只能将后者看作毫无生气的机器。

[I] 米歇尔·福柯.精神疾病与心理学[M].王杨，译.上海：上海译文出版社，2014:43.

[II] 米歇尔·福柯.精神疾病与心理学[M].王杨，译.上海：上海译文出版社，2014:44.

另一部分是对疾病的主观性意识，它包括了时空、环境和社会文化领域在内的一个疾病世界。这个自主的、私人的世界看似只能被解释而不能被理解，但由于它也在向外部现实世界委身，并不完全是封闭和隔离的。因此，我们应该向世界本身去询问精神疾病的身份，在那个它被勾勒成疾病的地方，这就是对精神疾病的历史考察。

之后，《精神疾病与心理学》的第二个部分就说明了这类疾病的出现条件，即我们应该以何种方法来研究精神疾病的历史，这部分的内容可以看作《古典时代疯狂史》的前期准备工作，不仅如此，它也为《临床医学的诞生》做了前期铺垫，尽管后两本书在研究方法和书写风格上与《精神疾病与心理学》已有明显差异。

如该书前一部分对精神疾病出现方式的阐述，疾病与其身处的社会和文化密切相关，可以说，"疾病只在承认它是疾病的文化内部才有其现实和价值"。涂尔干从社会学层面阐释了何为疾病，作为现代疾病概念的主流观点，福柯对此进行了批判。涂尔干讲述运用社会学的方法来区分社会现象中的健康与病态，"社会学的直接目的在于研究正常类型"[1]，健康属于正常类型，那么疾病就是偏离了平均常态的状况。涂尔干认为自己的方法不仅能区分正常与病态，还能调整人们的行动和思想，遵照这种分析，人们要保持健康就要持之以恒地保持正常形态，一旦这种形态遭到破坏，就要去重建它。从疾病到健康的恢复就是从偏离转变为正常，这是现代社会医学对疾病定义的主流观点。美国社会学家塔尔科特·帕森斯（Talcott Parsons）在《社会系统》中，也持有此种观点，他定义了现代医学中的患者

---

[1] 迪尔凯姆.社会学方法的准则［M］.狄玉明，译.北京：商务印书馆，1995:91.

◇ 第一章　福柯对主体和医学的研究 ◇

角色和医患关系，认为从生物和社会两个方面来说，患病是一种"越轨行为"，是对正常状态的干扰。[I]

福柯对此的评价是，涂尔干将疾病看作统计学上相对于平均值的偏差。本尼迪克特（Ruth Benedict）认为，疾病是被一种文化忽略或镇压的人类学潜在性勾勒出来的，这两者都在一种负面和潜在的面貌中思考疾病，而完全忽略了它在"一个社会中所表现出来的正面和现实的东西"[II]。同样的情形也出现在对疾病和医学的历史研究之中，实证主义医学给出的典型解释是，疾病本身不变，变化的是人们对它的认识。在过去，它们可能因为科技眼光晦暗不明，或者某个时段的整体文化影响，而被误认或者混淆；而今，科技的进步正在擦亮看向疾病的眼光，逐渐还以真相。因此，大写的历史"乃是一部现代真理刺穿古代迷雾的历史，也是最容易被接受的历史，因为它向我们提供了一个令人心安的保障——我们永远处于真理寻求的尖端"[III]。福柯明确说道：

如果涂尔干和美国心理学家们把偏移和偏差当作是疾病的属性本身，那无疑是因为他们共有的一种文化幻觉：我们的社会不愿意在它驱逐或禁闭的这个病人中认识自己；就在它诊断出疾病的时刻，它就排斥了病人。[IV]

在福柯看来，被理性主宰的历史叙述并不能还原真相，尤其是

I　Talcott Parsons. The Social System [M]. New York: Free Press, 1951:321.

II　米歇尔·福柯. 精神疾病与心理学 [M]. 王杨, 译. 上海：上海译文出版社, 2014:61.

III　米歇尔·福柯. 古典时代疯狂史 [M]. 林志明, 译. 北京：生活·读书·新知三联书店, 2007：导言29.

IV　米歇尔·福柯. 精神疾病与心理学 [M]. 王杨, 译. 上海：上海译文出版社, 2014:62.

那些被理性排除在外的其他的真相,基于这样的理由,他试图去研究精神疾病、疯狂,乃至更普遍意义上的医学。《古典时代疯狂史》和《临床医学的诞生》,都始于对这一问题的思考。同时,疾病、医学和疯狂之间,也有着紧密的联系:一方面,古典时期以来,疯狂逐渐被作为一种心理疾病,它被安放在疾病的知识框架之中,因而对17、18世纪以来的疾病意义就必须做详细的探讨;另一方面,疾病带有某些异质成分,与疯癫和性一样,有过类似的被排斥、限制和隔离的遭遇。他对该主题的关注比疯狂更早,也更持久。

二、疯狂史研究对理性的批判

在完成对心理学的阶段性论述后,福柯开始关注疯狂的历史,他把疯狂和疾病作为一种在理性之外的"界限体验",以一个"理性的局外人"来阐明疯狂如何被理性规制为精神疾病的过程,从而阐明现代理性的本质,因为疯狂的形成过程就是理性建立的过程。不仅如此,福柯还试图在揭示这个过程时,回到疯狂尚未被理性捕捉的史前史时期,将被理性客体化而失去其本真性的疯狂和疾病予以还原。正因为如此,福柯将他的研究工作称为"考古学"。但是,福柯的这一立意遭到多方质疑,其中,德里达的批判最具代表性,引起了福柯的关注,并由此引发两人的哲学论争。通过对这一争论的澄清,我们能更好地理解疯狂史的研究意义、它对启蒙思想的反省,以及在它之后,福柯对自己的研究计划的调整。

福柯和德里达的争论聚焦于对笛卡尔之理性主体的理解。在近现代,这种主体的含义最初来自笛卡尔"我思故我在"的沉思,不可怀疑的"我思"构成了确定性的来源,在《第一哲学的沉思》中,笛卡尔从感觉、梦境和数学观念三个方面展开论证,说明"我思"

这一思想活动不能被怀疑，它是不带有任何具体思考内容和对象的纯粹意识，即"我"意识到"我"在思考这一行为不能被怀疑，因而，它成为真理确证性的第一原则。笛卡尔由这个自身存在的确定性再过渡到对自我以外的真实性的确证，并以对上帝之至高无上的完满性的确证来确保前两者的真实性。在这三个论证中，第一点有关被身体感觉欺骗的论证、第二点有关梦境的论证和第三点有关对数学观念之怀疑的论证引起了福柯的反驳，以及德里达在福柯基础上的再反驳。

福柯在《古典时代疯狂史》的部分章节中谈到笛卡尔，字数虽不多，但实际上，我们可以将整本书都看作是对笛卡尔的理性主体的考察和批判。尽管在此阶段主要偏重于对理性的批判，而较少进行主体探讨。他认为，笛卡尔在论证"我思故我在"时，以否定的方式避开了对疯狂的讨论，而只讨论了感觉欺骗和梦境。但是，后两者在一定程度上是符合真实的，并不足以将怀疑推向极致，福柯提醒人们注意笛卡尔所提出的无可置疑的理性的限度。笛卡尔从自我的确定性到上帝的完满，再从上帝的完满到自我的确定性，他在一个封闭的圈子中做循环论证。福柯指出，这个限度表现在笛卡尔不可能谈论疯狂，因为它被事先排斥出去了，正在思考中的"我"不可能发疯，疯狂是理性思想无触碰的领域。罗伊·博伊恩（Roy Boyne）也谈到，假如笛卡尔的论证是成功的，那么，"其存在被以如此方式加以证明的上帝，也不是一个拥有至高力量和无限性质的上帝，而是受到那些只为理性所知的各种法则限制的上帝"[1]。从笛卡

---

[1] 罗伊·博伊恩.福柯和德里达：理性的另一面[M].贾辰阳，译.北京：北京大学出版社，2010:46.

尔的问题里，我们看到了福柯做疯狂史研究的起意，他对自笛卡尔以来的现代理性提出了疑问，"在哲学推论之前或者之外是否存在什么别的东西？哲学推论的产生是否以排除、拒绝、回避某种危险（甚至恐怖）为前提？"[1] 排除差异和他者来谈论理性，无论在自然科学、社会科学领域还是在人文学科领域，这种态度都是危险的。

当然，评判笛卡尔的沉思只是一个引子，虽然这是个关键的引入要点，但福柯真正要面对的是整个西方文化。自1956年以来，他就开始思考希腊思想所开启的理性时代的界线，由此，疯狂史考察了自古典时代、中世纪、文艺复兴到现代，疯狂逐渐由一种非理性的复杂体验简化为被科学认识的精神疾病和心理学，"正是因为这个上帝般的主体理性的建立，疯癫才得以从本体论状态向物理—道德状态转变，并因此否定了它作为越界的存在，甚至哪怕是作为谦卑的差异而存在"[II]。通过这种考察，福柯要揭示西方自近代以来的理性主义和实证主义所遭遇的极限所在。

《古典时代疯狂史》自问世起，就遭到多方批判，其中，来自德里达的反驳引起了福柯的注意。德里达于1963年做了相关的演讲，他认为，该书不是一部写疯狂本身的历史，它应当是疯狂的自述，"让疯狂以它自身的经验，在它自己的权威下发言，而不是用理性语言，用精神病学语言对它进行描述"[III]。德里达引用了福柯本人的话来证明后者的意图就是要阐明疯狂本身的历史，未被理性捕捉之

---

[1] 米歇尔·福柯. 福柯集[M]. 杜小真, 编选. 上海：上海远东出版社，1998:168.

[II] 罗伊·博伊恩. 福柯与德里达：理性的另一面[M]. 贾辰阳, 译. 北京：北京大学出版社，2010:54.

[III] 雅克·德里达. 书写与差异[M]. 张宁, 译. 北京：生活·读书·新知三联书店，2001:56.

前的疯狂的史前史。这显然是福柯研究工作中最令人赞叹之处，但同时也是最引人非议的地方，德里达在明确了福柯的研究意图之后，开始对其进行反驳。首先，由于陷入自我冲突的陷阱之中，福柯将很难达到其研究目标，他希望回归纯粹的疯癫史前史阶段，将之称为"沉默的考古学"。既然是沉默的，又何来历史呢？福柯想要拒绝作为"大写的秩序"的理性语言，并期望能在笛卡尔所界定的理性之外寻找到一个更高的理性，至少是一种不排斥差异和他者的理性形式。德里达认为，这么做意义不大。首先，只存在着一种理性形式——"即便是沉默的考古学，难道不是一种逻辑、一种有组织的语言、一种句法、一种'作品'？"[1]人类的语言形式早已经放逐了非理性，假若我们要从这种语言形式中解放出来，只能让自己成为一个疯子，而如此的话，理性与非理性更没有交流的可能。因此，这唯一的理性秩序是无法逾越的。其次，笛卡尔并未从这种理性形式中排斥疯狂。尽管感官错误和梦境的举例可能真如福柯所言，其论证并不彻底，但德里达认为，笛卡尔对这两者的怀疑，只是要把代表哲学家的分析同代表普通生活常识的分析区分开来，他要先将哲学工作提升上来，再进入正式的论证阶段。紧接着，笛卡尔开始假设某个妖怪，把一切有关自然界和自身的错误观念放进人的头脑，由此论证对数学几何观念的怀疑，在福柯看来，这个举例指向彻底的疯狂，因为它颠覆了如数学知识那般的纯粹思想。这是德里达和福柯争论的焦点，他们同时注意到《第一哲学沉思集》中的一句话："我怎么能否认这两只手和这个身体是属于我的呢？除非也许是我和

---

[1] 雅克·德里达.书写与差异[M].张宁,译.北京:生活·读书·新知三联书店,2001:58.

那些疯子相比，那些疯子的大脑让胆汁的黑气扰乱和遮蔽得那么厉害……那是一些疯子，如果我也和他们相比，那么我的荒诞程度也将不会小于他们了。"[I] 福柯认为，笛卡尔在这里已经明确将疯狂排除在外，以确保理性的最高地位，这对他者而言有失公允，使得非理性得不到申诉。但德里达认为，福柯的解读不正确，这句话表明了笛卡尔的态度是，谈论或者回避疯狂都没有必要，因为疯狂并不是一个外在于整体理性的对立者，而是理性内部的一种思维形式，这是内部分歧，而不是两者之间的对立矛盾。疯狂之所以是不可能的，一开始就被驱逐了，是因为我们谈论的不是思想的对象，而是就思想的主体而言。理性就其整体而言是不可超越的。

再者，福柯说西方理性的历史起始于17世纪，德里达并不认同。他谈到，假如承认这一前提，那么对疯狂的排斥的确就找到了历史和意义上的前提基础，但事实是，我们无法真正寻得西方理性诞生的源头，也不可能找到理性和疯狂截然分开的分界线，理性和疯狂的历史共享同一个发展节奏，我们"可以撰写某种非理性的历史，但却不可以质疑整体理性"[II]。

五年之后，福柯再次在《古典时代疯狂史》的附录二《我的身体，这纸，这火》[III]和《答德里达》[IV]中为自己的研究做了辩护。福柯的关注点放在了一个关键问题上：笛卡尔是否有将疯狂排斥在外？从以上德里达的分析可知，他认为笛卡尔并未真正排斥疯狂，福柯则认为，

[I] 笛卡尔.第一哲学沉思集［M］.庞景仁，译.北京：商务印书馆，1986:15-16.

[II] 罗伊·博伊恩.福柯与德里达：理性的另一面［M］.贾辰阳，译.北京：北京大学出版社，2010:72.

[III] 米歇尔·福柯.福柯集［M］.杜小真，编选.上海：上海远东出版社，1998:166.

[IV] 米歇尔·福柯.福柯集［M］.杜小真，编选.上海：上海远东出版社，1998:189.

◇ 第一章 福柯对主体和医学的研究 ◇

这是德里达的误解。细读《第一哲学沉思集》可知，笛卡尔精心设计了有关梦和疯狂的对话，梦被描述为怀疑者的内在状态，而疯狂明显就是一种外在状态。德里达论证笛卡尔未将疯狂排斥出去，据此维护哲学的纯粹性和整全性，但福柯认为，沉思者在面对专事欺骗的妖怪时仍能保持理性，这不是主体与疯狂的冲突问题，而是明显地拒斥疯狂的问题。当然，无论争论结果如何，这场辩论对福柯有一定的启发。德里达认为，福柯"沉默的考古学"事业不可能实现，福柯接受了这一批评，但是，尽管他明知无法还原一个未被理性所沾染的前疯狂，《古典时代疯狂史》的字里行间却一直没有放弃这种预设，在之后的研究工作中，也从未放弃对差异和他者之排斥过程的研究。正如他对待疯狂的态度，从理性的角度来看，我们似乎可以说，疯狂没有历史，它还不足以成为理性的对立面。但是，未被理性捕捉，不被历史建构的疯狂肯定是存在过的，只是它不会驻留下来，对于它的原初状态不可能完全重构。然而，即使不能达到那种原始的纯真，我们仍然可以从历史的划分线条和空间样式，各种话语、陈述和档案，各种关系中去寻找。若要说福柯为何在明知会自相矛盾的情况下仍不放弃对纯粹疯狂的关注，这并非如德里达所说的为了达到某种绷紧的吊诡效果，而是出于对人性的关爱。除此之外，如林志明的看法，福柯同样非常关注理性，他反其道而行之，通过疯狂去寻找理性在西方文明中的起源，疯狂被建构的过程也就是理性形成的历史，这是"理性对自身的考古批判——研究理性如何捕捉疯狂的历史"[1]。基于以上理由，福柯在后续的著作和演

---

[1] 米歇尔·福柯.古典时代疯狂史[M].林志明,译.北京:生活·读书·新知三联书店,2007:导言51.

讲稿（如《不正常的人》）中延续了这一主题。

当然，福柯对于自己的研究仍是有所反省的，如同哈贝马斯所说，《古典时代疯狂史》后，他不再执着于异质因素和沉默的考古学，而是用精确话语的结构性分析代替了异质的概念，《临床医学的诞生》就出自这一观念的转变，由于它的前半部分和《古典时代疯狂史》的结尾有所衔接，同时，它也很顺利地开启了《词与物——人文科学考古学》中的根本问题——何为人，因此，《临床医学的诞生》在此阶段研究中起到了很好的承上启下的作用，研究此书的重要意义之一就在于此。

以上，我们阐述了福柯研究精神疾病和疯狂的哲学意图，他试图对"理性主体"进行考察和批判。通过对其著作《精神疾病与心理学》《古典时代疯狂史》的分析，以及他对笛卡尔的分析，主要阐述了福柯研究理性的独特思考路数。下面接着阐述福柯对康德之启蒙的回应，通过考察他怎样思考启蒙问题，以及这个问题与医学研究的关系，来引出并阐明福柯对主体问题的关注。

第二节　从康德到福柯：对启蒙问题的两种回答

一、康德对启蒙问题的回答与为形而上学奠基的人类学

如果说，对笛卡尔的理性主体的批判，引发了福柯对异质因素和界线问题的思考，那么，对康德启蒙思想的反省，则直接关系到福柯毕生的研究主题——人是什么？这是康德和福柯共同的研究主题，但他们的思考和研究方式不同。

康德在《什么是启蒙》(1784)中谈到，启蒙指人摆脱他自作自

受的未成熟状态的出口。人要有勇气挣脱这种受监护状态，运用自己的理智来达到自由。康德这篇短小精悍的文章之所以著名，原因在于它既是哲学自古以来的使命，也是近代与现代、后现代哲学的分水岭。对于前者来说，它是西方哲学自诞生起所承担的使命，而对于后者来说，它却打上了现代哲学的印记，现代性问题与主体问题都与其密切相关，上承笛卡尔，向下延续至后现代一众哲学家。可以说，现代以降的哲学家们，几乎都在思考和回答康德提出的这个问题，福柯就是其中之一。

康德紧接着讲道："我们目前是生活在一个已启蒙的时代吗？那么回答就是，不是！但却是生活在一个启蒙的时代。"[1] 人为什么迄今为止仍处于未成熟阶段呢？因为启蒙需要自由，这种自由指公开运用自己理性的自由。康德通过多方举例，尤其是通过宗教信仰方面来说明，"理性思考"是最为重要的。而为什么以往的人类未能实现这种自由？真正的启蒙应该是怎样的？可以从康德对笛卡尔派的形而上学的批判中得到答案。

我们知道，在康德之前的近代哲学中，在认识论方面，唯理论和经验论的争论是主要事件之一，再结合当时的牛顿物理学，这些哲学和科学领域的事件引发了康德的思考。一方面，牛顿物理学是成功的，然而，唯理论不能为这样的知识确证真理性，因为它建立在纯粹数学的思考模式之上，处理的是观念与观念之间的关系，与实际的事物关系不大；而且唯理论有着引发独断论的危险，比如笛卡尔，在通过对三个怀疑的论证，得出"我思故我在"，确立了理性

---

[1] 伊曼努尔·康德. 康德著作全集第 8 卷：1781 年之后的论文 [M]. 李秋零, 主编. 北京：中国人民大学出版社, 2010:45.

主体无可怀疑的地位之后，他还要继续论证自我清楚分明的观念的真理性。为此，笛卡尔必须论证上帝的存在，因为自我关于一个完满和无限的存在者的观念只可能来自上帝，而上帝不可能是一个骗子，理性内部的真理权威只有借助于上帝权威才能实现。在康德看来，这种对超验的实在的形而上学思辨是独断的，它只能在概念之间来回摸索，并由于内战而呈现为无政府状态，哲学家们各行其是地解释着理性、上帝、自然和自由等概念。另一方面，经验论者通过因果性观念和归纳推理得出一切知识都来自经验的结论。然而休谟却质疑因果性观念可能仅仅是一种习惯，尽管人类的一切知识都来源于经验，但人类却无法拥有超出经验的知识，这显然与牛顿物理学相悖。

那么，怎样为形而上学寻找到一条科学的可靠道路？超验地谈论形而上学可能是独断的，甚至是不合法的，但是，经验论也无法反驳。基于这两方面的缺陷，理性似乎无法找到一个普遍必然的标准，由这样的理性论证的形而上学也缺乏普遍性。也就是说，这样的理性是不成熟的，人类因此而需要启蒙。针对此困惑，康德提出了人类学转向的方法，被喻为"哥白尼革命"，这场革命是形而上学领域的革命，同时，它也能解决经验论无法克服的难题。

那么，何为人类学转向呢？它指的是，在数学（或形而上学）和物理学的领域，把对认识对象的分析转向对认识主体的分析，去考察主体理性的构成要素。康德讲道："人们假定，我们的一切知识都必须遵照对象；但是，关于对象先天地通过概念来澄清某种东西以扩展我们的知识的一切尝试，在这一预设下都归于失败了。因此，人们可以尝试一下，如果我们假定对象必须遵照我们的认识，我们在形而上学的任务中是否会有更好的进展。"[I]对形而上学而言，是将以往对实体研究的形而上学转向对主体研究的形而上学，这就是为形而上学奠基的人类学，康德通过三大批判予以深入剖析，并由此延伸至经验层次的实用人类学，这种人类学倾向就是康德对启蒙的回应。

因此，《纯粹理性批判》的任务就是要对人类的理性能力进行批判性的评价，它不用于扩展我们的理性，而是用于澄清我们的理性。康德说道："我所理解的批判，并不是对某些书或者体系的批判，而是就它独立于一切经验能够追求的一切知识而言对一般理性能力的批判，因而是对一般形而上学的可能性或者不可能性的裁决。"[II]科学的形而上学何以可能？这里要考察的理性能力，即人类的理性是否具有从事这一探究的能力。更具体来说，"知性和理性脱离开一切经验能够认识什么、认识多少？[III]"

康德肯定人类理性具有认知的能力，但是，与经验论不同的是，虽然他承认知识开始于经验，但并不全来源于经验，人还拥有一部分"先天知识"[IV]，它独立于经验，自身就是明晰和确定的；而仅仅从经验中借来的东西，是后天的，是真正意义上的经验。先天知识来源于人先天综合判断的能力，它负责综合统一我们的经验。那么先

[I] 伊曼努尔·康德.康德著作全集第3卷：纯粹理性批判（第2版）[M].李秋零，主编.北京：中国人民大学出版社，2004:10-11.

[II] 伊曼努尔·康德.康德著作全集第4卷：纯粹理性批判（第1版）[M].李秋零，主编.北京：中国人民大学出版社，2005:7.

[III] 伊曼努尔·康德.康德著作全集第4卷：纯粹理性批判（第1版）[M].李秋零，主编.北京：中国人民大学出版社，2005:9.

[IV] 伊曼努尔·康德.康德著作全集第4卷：纯粹理性批判（第1版）[M].李秋零，主编.北京：中国人民大学出版社，2005:13.

天综合判断如何可能？也就是说，它如何统合经验？康德说到，知识产生自心灵的两个基本来源，一个是直观，另一个是概念，"直观和概念构成了我们一切知识的要素"[1]，直观和概念有两种可能，一种是纯粹的、先天的，另一种是经验的、后天的。直观指的是我们被感官刺激的形式，即"我们心灵在以某种方式受到刺激时接受表象的感受性"。它只能被对象刺激，而不能思维，同时，人还有产生表象的能力，即对感性直观的对象进行思维的能力，称之为知性。纯粹直观仅仅包含某物被直观的形式，即空间和时间，知性的纯粹概念只包含思维一个对象的一般形式，即范畴，康德总结了量、质、关系和模态四大类，每一类中又包含了三个（或三对）范畴，一共十二范畴。[II] 除了知性的纯粹概念之外，还有经验的概念，如物理学中的概念：运动与静止，作用与反作用等。这些概念用于自然科学，当然它们也可以作为某个范畴的次一级或从属的概念用于哲学领域。

在康德看来，知性范畴是用来建立对象的，先验逻辑不同于形式逻辑，后者可以不涉及对象，只在概念之间做推理，前者却是要建立有关对象的知识，即自然科学的知识。康德所列的十二范畴表，是自然科学的形而上学的基础，经验材料要通过这些范畴——人先天的综合能力——才能构成知识，不然就只能是一堆碎片，康德在这里引入了一个非常关键的词语——"统觉"，并将之分为纯粹统觉（或源始统觉）和经验统觉。人要将繁多的经验综合成为一个连贯的诸要素的集合，一个"自我"的概念是不可缺少的，即先验统觉。

---

[1] 伊曼努尔·康德.康德著作全集第3卷：纯粹理性批判（第2版）[M].李秋零，主编.北京：中国人民大学出版社，2004:69.

[II] 伊曼努尔·康德.康德著作全集第3卷：纯粹理性批判（第2版）[M].李秋零，主编.北京：中国人民大学出版社，2004:82.

◇ 第一章 福柯对主体和医学的研究 ◇

如果没有先行于直观的一切材料的那种意识统一性，就不可能产生任何知识。康德讲道：

> 我也把统觉的统一性称为自我意识的先验的统一性，以便表示从它产生的先天知识的可能性。因为在某个直观中被给予的繁多表象如果不全都属于一个自我意识，就不会全都是我的表象，也就是说，作为我的表象，它们必须符合唯一使它们能够在一个普遍的自我意识中聚合的条件，因为如若不然，它们就不会完全地属于我。[I]

邓晓芒也分析到，是主体的能动性将知识的材料组织起来，"主体的能动性它有一个根源，就是人的主体、知性"[II]。这种知性就是人的自我意识，自我意识就是统觉，康德称为"统觉的源始综合的统一性"。

从这里可以看出，康德对形而上学的革命，与笛卡尔的不同在于，尽管笛卡尔也推崇理性主体无可怀疑的地位，但他将其建构知识的真理性归于上帝给予的天赋观念，上帝排在理性主体的前面；康德不抛弃形而上学，他将自我、宇宙和上帝并列为先验理念，将之作为一种调节性概念，用来调节唯理论和经验论的矛盾。在康德这里，理性主体是第一位的，是实在的。形而上学中有关最高、最完满的理智的概念仅仅是一个先验理念，它无法为我们扩展知识，但它为我们提供了一个处理形而上学的合理方式，这种方式是将之归入先天实践理性的范畴，作为道德形而上学的奠基。相较以往的近代哲学家，尤其是唯理论哲学家们，康德的哲学带有更显著的人

[I] 伊曼努尔·康德. 康德著作全集第3卷：纯粹理性批判（第2版）[M]. 李秋零, 主编. 北京：中国人民大学出版社，2004:103.
[II] 邓晓芒. 康德哲学讲演录[M]. 桂林：广西师范大学出版社，2006:31.

类学倾向,尽管这种人类学建立在形而上学的基础之上。正如于奇智所说:"人类学实际上是康德哲学的总括性规划。康德试图通过人类学总括性规划来凸显人类的一般尊严和幸福问题,他的各种著述正是按此规划来完成的。"[1]

以上,阐述了康德形而上学奠基的人类学的本质,接下来分析这种奠基在哲学和政治社会事务上的延伸发展,即现代性的突出特征——主体性原则在现代的表现以及问题,这正是两个世纪之后福柯所处的时代和他面临的难题,我们来看看他怎样回应"何为启蒙"以及"何为批判",并提出自己的观点。

二、作为主体的人面临的挑战与无根的现代性

前面讲到,康德考察纯粹理性,除了分析它的结构和构成要素,还要确定它运用的条件、范围和界限。同一种理性,根据其应用可分为理论理性和实践理性。我们的知识是受限的,既受限于经验,也受限于人的先天综合判断。因为我们戴着一副有色眼镜看待世界,当经验某物时,我们已经经过了先天范畴的过滤,因此,此物本来的样子,我们并不知情。康德由此将一般对象区分为现象和本体,现象如同岛屿,而本体(即物自身)是海洋,后者的范围远远大过前者。预设物自身这个概念并不是要借此增加我们的知识,而是提醒我们知识的界限,康德由此说道:"本体的概念纯然是一个界限概念,为的是限制感性的僭越,所以只有消极的使用。"[2] 但是,人类毕竟是

---

[1] 于奇智.从康德问题到福柯问题的变迁:以启蒙运动和人文科学考古学为视角[J].中国社会科学,2011(5):121-134.

[2] 伊曼努尔·康德.康德著作全集第3卷:纯粹理性批判(第2版)[M].李秋零,主编.北京:中国人民大学出版社,2004:205.

心存高远、追求自由的，除了消极的使用，本体还有积极的方面，在认识论层面，本体（物自身）构成了限制，即直观只能是领受，而不是自发性的，人的先天直观据此区别于神的智性直观。但是，在实践层面，作为物自身的自由构成了实践理性的起点。康德谈到，物自身不是被杜撰出来的，它与感性的限制有关联，现象和本体不是隔绝的，心灵同时具有认识能力和欲求能力。正因为如此，人可以同时作为现象的人和本体的人："作为一个现象的人，他可以被作为一个处在时空以及因果背景之中的存在者来进行科学研究。同时，我们的道德责任的经验也暗示了，一个人的本体本质——他超越于我们对他的感性知觉之外的样子——的特点是自由。"[I]也就是说，主体的自由将现象和本体关联起来了。

康德用先验将现象和本体勾连起来，据此来解决唯理论和经验论的争端，并为形而上学寻找新的出路。他将经验知识的确定性建立在先验知识形式之上，并区分了现象和本体，将人类知识归入现象的范围，而将本体（不可知）归入形而上学，进而，古典时期的以笛卡尔的理性主义为代表的哲学形式转变为现代以康德为代表的人类学。福柯认为，它们"把对人的有限性所作的经验分析误当成了对人的无限本质所作的先验分析"[II]。要么主张有限先于无限，或者企

[I] S.E.斯通普夫, J.菲泽. 西方哲学史：从苏格拉底到萨特及其后[M].匡宏,邓晓芒,译.北京：世界图书出版公司，2012:278.

[II] 米歇尔·福柯. 词与物——人文科学考古学[M].莫伟民,译.上海：上海三联书店，2012:8. 在《词与物——人文科学考古学》的译者引语中，莫伟民说明了经验—先验对子的悖论："由于主张有限先于无限或在企图有限的基础之上妄求无限，胡塞尔和萨特与康德就处于同一个人类学构型之中。作为先验主体哲学，现象学的做法在福柯看来是存在问题的。无论是意向性理论、意义理论，还是先验还原，现象学都不恰当地向有限的意向主体提供了'绝对的优先权'，向有限的意向活动提供了构建一切的作用，以至最终陷入了先验意识之中。福柯与存在主义也注定要发生冲突。萨特的'自为的存在'赋予'自在的存在'意义，人为世界万物的意义都是由人、意识、反思前的我思赋予的。对萨特而言，人（或意识）既是意义的读解者，又是意义的操作者和实践者。人类学或意识哲学幻想在有限之上构建出无限，把有限当作无限来加以把握，把有限毫无限制地上升为无限了。"

图在有限的基础上构建出无限,从而构成了经验—先验这一对矛盾。

福柯还从我思和非思的角度进一步做了批判,前面讲到,在笛卡尔那里,我思要能导向我在,它就不能被怀疑,它是纯粹意识而具有最高的确定性。如第一节所言,笛卡尔列举了感觉、欺骗、梦境等非理性因素,它们能够被怀疑,而我思不能被怀疑,笛卡尔将前者排除出去,借此消除其危险性,或者说,他认为我思能够统摄以上的非理性因素。而后,在康德那里,他把人理解为既是经验的,又是先验的,且两者之间有所区分,存在距离。那么问题就出现了,由于人是经验的,人本身就不能在我思的直接和至高无上的透明性中被给出;同时人又是先验的,那么人同样也不能存在于并不通向纯粹自我意识的那些外部对象中。现在,我思不能导向我在,而是要反过来,我在故我思,这里的我思,就不再等同于笛卡尔的理解了,它是可怀疑的,能够被反思的,它的可怀疑性来源于其下层巨大的非思的冰山,非思从而成为现代直至当代势必会兴起的研究主题。

现代的我思与非思是既相互联系,又相互冲突的一对对子。"这个非思在思之中,在思的周围,在思的下面,并不是思,但这个非思又不是无关于思的,若根据一种不可还原的、不可跨越的外在性来判断的话。"[I]莫伟民也说道:"对康德来说,'非思'在于自然彼岸的超越性。但对康德之后的现代思想来说,非思是我们自己的实在的向度,是与我们自身同在的一个他者[(法)l'Autre]。"[II]非思就是他者,它是一种前提性和基础性的替补角色。在黑格尔的哲学中,

---

[I] 米歇尔·福柯.词与物——人文科学考古学[M].莫伟民,译.上海:上海三联书店,2012:422.

[II] 莫伟民.主体的命运:福柯哲学思想研究[M].上海:上海三联书店,1996:149.

它是面对自为的自在；对叔本华来说，它是无意识；对马克思来说，它是异化的人。福柯断言："更基本地说，现代思想是在这样一个方向上前进的，即在这个方向上，人的他者应该成为与人相同者［（法）le Même］。"[I]整个现代思想都贯穿着去思考非思这个法则——即以自为的形式反思自在的内容，通过使人与自己的本质相和解而使人摆脱异化。福柯认为，我思与非思的对子，从一个新的角度试图解决经验与先验的矛盾，使得人们不再纠缠于经验与先验的相互还原问题，但它仍然不能将人从主体性原则的困境中解救出来。

福柯由此提出了"人类学沉睡"[II]的观点，针对康德的启蒙思想，他也写了题为《什么是启蒙》（1984）的文章予以回应。首先，他谈到这个问题的重要性，自康德以来的两个世纪，整个现代哲学都试图回答这个问题，这些回答产生了一系列的理论成果和社会政治效应，从方方面面革新了人们的思想和行为，形成了现代性思潮。紧接着，他分析了康德的启蒙概念中值得深思的几个特征。第一，康德提出启蒙问题的方式不同于以往，他没有指明特定的时代，也没有分析某些历史事件及其带来的效应，仅是以一种消极的方式将其定义为"ausgang"，即"出口"或"出路"。康德的启蒙问题仅涉及纯粹的现时性，启蒙是一个脱离未成熟状态的过程，它"是由意愿、权威、理性之使用这三者的原有关系的变化所确定的"[III]。第二，除了是一个过程，启蒙还被描述为一种指令，要有勇气和胆量去做，它"既

[I] 米歇尔·福柯. 词与物：人文科学考古学［M］. 莫伟民，译. 上海：上海三联书店，2012:428.

[II] 米歇尔·福柯. 词与物：人文科学考古学［M］. 莫伟民，译. 上海：上海三联书店，2012:444.

[III] 米歇尔·福柯. 福柯集［M］. 杜小真，编选. 上海：上海远东出版社，1998:530.

是人类集体参与的一种过程,也是个人从事的一种勇敢行为"[1]。

根据以上的特征,福柯提出了问题:"人类"一词应当如何使用?在他看来,这是个关键问题,他从这里开始思索自己的研究课题。这个问题具体表述为,假如将这里的人类理解为参与启蒙过程中的全体人类,那么,启蒙就是一种历史性的变化,涉及政治和社会实践;或者,将启蒙理解为构成人性的成分的变化,那么,这种人性的变化是什么?因为康德在此方面的回答颇为含糊,福柯试图把这些复杂的问题弄清楚。

福柯之所以要反省康德的启蒙思想,并由此延伸至自己的研究主题,与这两百年来启蒙所带来的现代性改造有关。这场改造不完全取决于康德,从思想史的角度来看,自15世纪意大利的文艺复兴运动和16世纪遍布欧洲的宗教改革运动,更重要的是17—18世纪的启蒙运动开始,人类便在政治、经济和社会、文化、教育等方面步入现代。从哲学史上来看,康德不是现代性开创者,也不是有关人之谋划的最终完成者,他是其中的关键人物。从笛卡尔确立理性主体的地位开始,经过康德的理性批判,再到费希特、谢林、黑格尔、马克思等人的完善,西方近现代思想基本完成了有关人的理念的建构。

布克哈特将启蒙以来西方思想史的变化总结为"世界的发现和人的发现"[II]。世界的发现即自然科学的理性精神成为时代的主流,笛卡尔、康德和伽利略是其先导者;人的发现则是人文精神的高扬,以及康德之后主体哲学的确立。现代性在经历了16—17世纪的婴幼儿期后,迎来了它的鼎盛期,带来了自由、民主、平等的人权思想

---

[1] 米歇尔·福柯.福柯集[M].杜小真,编选.上海:上海远东出版社,1998:530.

[II] 雅各布·布克哈特.意大利文艺复兴时期的文化[M].何新,译.北京:商务印书馆,1983:280.

和物质生活的极大丰盛,但其负面效应也很快引起了人们的警觉。在现代化的进程中,西方传统文化在三大领域都遭遇挑战,这三大领域分别是宗教、自然界(人的外部)以及灵魂或精神(人的内部)。宗教领域表现在改革后,上帝死了,它在整个社会文化和个人的精神世界中的引领力量和权威越来越弱;自然这个领域主要表现为19世纪初开始占主流的是自然科学理性和实证主义,它不仅摒弃了传统哲学有关自然的研究成果,使得传统与现代出现隔离和鸿沟,而且,自然科学的实证思维和工具理性日益显露出其功利、狭隘和僵化的一面,在带给人类福利的同时也化身为禁锢和限制其自由的牢笼;最后,西方文明中一直引以为傲的人文主义传统也受到了质疑,现代所标榜的人文精神果真源自文艺复兴,并延续了古希腊文明的精髓吗?现代人汲汲追求的人道主义精神——多元化的个体价值,真的就实现了自由,并引导人们由此过上了幸福生活吗?

对这些问题的反思是近代至后现代哲学家们共同关注的主题,黑格尔是第一位清晰阐释现代概念的哲学家,更加具体地说,他是将现代性升格为哲学问题的第一人。[1]黑格尔发现,主体性是现代的原则,即有关人的自我理解的问题,它延续了文艺复兴以来的"人的发现",它的哲学背景主要源自康德以降的主体性哲学,成为现当代伦理、艺术、科学、政治乃至社会生活等人类文明活动的内核和支撑。黑格尔的观点同时包含了现代性的合理性和它的危机。它的合理性是人从对神和形而上的关注转向关注自身,尤其是对个体的重视,其中康德的思想最具代表性,他强调人性的理性和自律,弘扬"人是目的",人只有自律地运用源自意志力的理性才能获得自由,

---

[1] 尤尔根·哈贝马斯.现代性的哲学话语[M].曹卫东,译.南京:译林出版社,2011:5-19.

这是主体性原则宝贵的精神价值；但随着主体建构工作的完成，以及在之后两个世纪不断地深入和推进，主体的无根性也逐渐显现出来，而这正是福柯身处的时代。"个人主义、工具主义理性和自由的丧失"[1]成为显著问题暴露出来。在道德领域也遭遇类似的难题，传统道德体系失去权威，现代的道德概念以肯定个体的自由和价值观为前提，一方面，道德要求接纳价值多元化，承认私人权利的至上性；另一方面，道德又要求个人的幸福目标与社会整体幸福目标保持一致，如功利主义强调应该把每个人的幸福或利益尽可能与整体利益相协调，与此同时，约翰·密尔又在《论自由》中谈到，社会能凌驾于个人权威之上仅仅在于个人损害了他人利益。这种自相矛盾的观点充斥在整个道德论争之中，使得如何处理普遍原则和个人观念之间的关系变得颇为棘手。

作为主体的人所面临的挑战，除了上述个人主义带来的流动的、无根的状态之外，更为重要的方面还有，福柯身处的时代业已将有关人的理念以知识和权力的形式在社会中发挥重要作用，且开始成为权力的服务者，致使社会更为技术化和权力化。福柯发现，康德企求从人内部的理性来达到自由的期望落空了，他引用波德莱尔对现代性的阐释："现代人并不是那种去发现自己、发现自己的秘密和他的隐藏的真理的人；他是那种设法创造他自己的人。这个现代性并不在人的自己的存在中解放人，它强制人完成制作自身的任务。"[II]基于此，他主张对启蒙进行反思和批判。

正因为康德把启蒙描述为人类运用自己的理性而不服从任何权

I 查尔斯·泰勒.现代性之隐忧[M].程炼,译.北京：中央编译出版社,2001:1-12.
II 米歇尔·福柯.福柯集[M].杜小真,编选.上海：上海远东出版社,1998:536.

威，福柯的批判是确定在什么条件下运用理性才是正当的，由此澄清人能认识什么、应该去做什么和能够期望什么，这就是启蒙与三大批判的关系。在《什么是批判》(1978)中，福柯把批判定义为"主体对权力的质疑，是主体的反抗和反思，是对主体的屈从状态的解除"[I]。他们的共同点是不盲从不屈从，不受支配，在这个共同点之上，他们的不同是，康德的批判直指人类理性的限度，从而形成他的为形而上学奠基的人类学；而福柯的批判则指向"治理人的技艺"，这形成了他有关"我们自身的历史本体论"[II]的研究进路，这是一项对我们自身进行界定的工作，澄清我们对自身和对我们的历史的意识，对我们之所说、所思、所做进行批判，"话语""知识"和"权力"因此成为他的研究焦点。

第三节　人的问题和我们自身的历史本体论

前面讲到，康德三大批判都是围绕着人类学规划展开的，从三个批判问题：我能知道什么？我应当做什么？我可以希望什么？最后落脚到"人是什么？"上。康德讲道：

形而上学回答第一个问题，道德回答第二个问题，宗教回答第三个问题，人类学回答第四个问题。但从根本上，人们可以把所有

[I] 米歇尔·福柯.福柯文选Ⅱ：什么是批判[M].汪民安,主编.北京：北京大学出版社,2016:170.

[II] 米歇尔·福柯.福柯集[M].杜小真,编选.上海：上海远东出版社,1998:540.

这一切都归给人类学,因为前三个问题都与最后一个问题相关。[1]

我们知道,三大批判正是回应前三个问题,而这三个问题都归于第四个问题——人是什么?由人类学来回答,这里的人类学指的是哲学人类学,之后,康德又从实然经验层面撰写了《实用人类学》,康德在本书中将人类学(关于人的知识的学说)分为生理学方面的和实用方面的,"生理学的人类知识关涉大自然使人成为什么的研究,实用的人类知识则关涉人作为自由行动的存在者使自己成为或者能够并且应当使自己成为什么的研究"。当然,这并不意味着康德的"实用人类学"能够作为一种在他自己意义上的"道德形而上学",因为这种人类学并不涉及"应然"的道德律令,而是在经验层面上谈论人的认识能力、感官、想象力、情感、欲求等。

在《古典时代疯狂史》的译者导言中,林志明谈到,福柯翻译并给《实用人类学》撰写导论,他在这里首次提出了"人之死",并对"哲学人类学的封闭性"[2]做了批评,这个封闭性也就是后来《词与物——人文科学考古学》中现代认识型所说的"自我表象"。福柯并没有完全脱离康德哲学开辟的道路,他不仅支持康德对启蒙的一部分看法,而且,他对主体的研究,很大程度上可以看作是对康德和启蒙思想的回应。

林志明将《古典时代疯狂史》中对康德批判哲学的回应称为"位移",这个描述较为精准。事实上,在康德的哲学中,《实用人类学》已经在其思想内部做了转移,从三大批判到实用,意味着从"抽象

---

[1] 伊曼努尔·康德.康德著作全集第9卷:逻辑学、自然地理学、教育学[M].李秋零,主编.北京:中国人民大学出版社,2010:24.

[2] 米歇尔·福柯.古典时代疯狂史[M].林志明,译.北京:生活·读书·新知三联书店,2007:导言37.

和纯粹的层次,转移到具体和实用的层次"[1]。这是福柯关注该书的原因。但是,这种转移仍然保留在先验的内部,它是形而上学的人类学,是三大批判在经验层次上的转移,福柯将之称为"人类学的沉睡",在理性的内部来确证理性的权威,这种封闭性仍有着自身无法克服的矛盾,即如何处理从物自身向现象过渡的问题。哈贝马斯在谈论《古典时代疯狂史》的研究意图时也说道:"谁如果只是想揭露以主体为中心的理性的真实形象,他就不能让自身沉湎于理性的'人类学睡眠状态'所滋生出来的梦境之中。"[2]为了更好地解决康德的遗留问题,并批判地承接《实用人类学》的中心问题"人是什么",福柯先是探讨了疾病和疯狂作为理性的边缘或极限体验被提出来,这就是《古典时代疯狂史》中所做的对《实用人类学》更进一步的位移。完成疯狂史和医学史研究的四年后,福柯出版了《词与物——人文科学考古学》,研究对象扩展到整个"人的科学",这是其学术征途的又一次突破,它在内容上延续并发展了《临床医学的诞生》中对人以及生命、死亡的探讨,且进一步突显了福柯秉持的主体研究主题。

于奇智列举了《实用人类学》的四大问题[3]和《词与物——人文科学考古学》的四大问题,认为后者的考古人类学是对康德先验哲学和实用人类学的有力推进。康德探讨人是什么或者说理性是什么,而福柯谈论人如何或理性如何——人如何成为生命,人如何化作劳

---

[1] 福柯.古典时代疯狂史[M].林志明,译.北京:生活·读书·新知三联书店,2007:导言39.

[2] 尤尔根·哈贝马斯.现代性的哲学话语[M].曹卫东,译.南京:译林出版社,2011:284.

[3] 于奇智.从康德问题到福柯问题的变迁:以启蒙运动和人文科学考古学为视角[J].中国社会科学,2011(5):121-134.

动,人如何成为语言主体,福柯要"弄清'我们自身'如何在经验中完成自己的主客体的双重塑形"[1],即我们自身的历史本体论。从《精神疾病与心理学》到《临床医学的诞生》,直至其晚期的著作,福柯始终围绕着这个问题,这也是他对启蒙之反思的终极问题。本节我们来探讨"我们自身"和"历史本体论"这两个概念的内涵,并由此解释福柯的研究方法。

"我们自身"这个概念同"主体"直接相关,而主体的概念从近代哲学开始得到加强。这个概念首先起自笛卡尔"我思故我在"的抽象主体,这一抽象主体经过康德的三大批判,将自身作为理性至上的先验主体,形成了反思哲学的基础。哈贝马斯分析到,在18世纪末之前,科学、道德和艺术分属于不同的领域,处理各自的问题,但康德之后,它们都汇聚到一个焦点上,那就是主体。将主体作为首要关注的对象,将主体理性作为最高权威,这必然催生两个问题,一是主体性原则及其内在的自我意识的结构能否作为确定性的源泉,这个问题在胡塞尔、海德格尔和萨特等人那里得到进一步的探讨;第二方面则更为复杂,即我们怎样评价现代性最重要的组成部分之一——人文主义,我们要回归怎样的人以及如何回归。这是20世纪以来哲学家们共同关注的重要话题,福柯更是将此类问题作为其最直接的研究目标,这一点集中体现在《词与物——人文科学考古学》中对人文科学的考古学研究上。

继《精神疾病与心理学》《古典时代疯狂史》《临床医学的诞生》之后,《词与物——人文科学考古学》开始直接对人文科学进行分析,

---

[1] 于奇智. 从康德问题到福柯问题的变迁:以启蒙运动和人文科学考古学为视角[J]. 中国社会科学, 2011(5):121-134.

福柯要说明主体性原则以及由内在的自我意识的结构所构建的现代人文科学，并非人的真相，正因为如此，依据这些人文科学形成的现代"人文主义"的概念内涵，也需要质疑和批判。

正如福柯在《法兰西学院候选陈述》中所说的那样，他打算在研究了疯狂、性经验以及临床医学后，在接下来的研究中做一个翻转："不考虑整个实践和制度层面（不过并没有放弃有朝一日重新讨论它们的念头）；而是考虑特定时期这些知识领域中的少数几个，依次考察它们，以便界定它们所提出的问题和使用的概念的类型，以及界定它们所检测的理论的类型。"[I]《词与物——人文科学考古学》着手对几门具体的人文科学进行研究，换个角度继续探讨现代人文主义。另外，从福柯的研究进路来看，《词与物——人文科学考古学》跟随在《临床医学的诞生》之后，两者相辅相成，联系紧密。正如莫伟民所说，对于人文科学来说，医学非常重要，因为它是"第一个关于个体的科学话语"[II]，正是在医学话语内，个体成了实证知识的对象，他既是主体，也是客体，这种思维开启了关于人的科学，《词与物——人文科学考古学》则紧接着这个主题继续展开研究。

在《人死了吗?》的访谈中，福柯对于人文主义在我们文化中的确切地位与意义提出了颠覆性的见解，人文主义也许并不如一般所宣扬的，是西方文化中延续至今的、区别于其他文明的古老传统，甚至这个概念本身可能就是一种幻影。按照研究者们的普遍意识，西方人文主义肇始于公元前5世纪的希腊，中世纪之后，人文主义开

I 米歇尔·福柯.福柯读本[M].汪民安,主编.北京:北京大学出版社,2010:79.
II 莫伟民.主体的命运:福柯哲学思想研究[M].上海:上海三联书店,1996:91-92.

始显现出来，15世纪的文艺复兴和16世纪的宗教改革，聚焦的正是人文主义的兴起，古典时期发展了人性的各种重大主题，18世纪创立了实证科学，现在，我们能够借助生物学、心理学、社会学等学科，通过实证的、科学的、理性的方法认识人。福柯认为，这些观点值得反思，只要切实对16世纪以来的各个时期的文化做一番考察，就会发现，16、17、18世纪的文化中，人根本没有任何位置。真正的人文主义运动应当始于18世纪末，《词与物——人文科学考古学》就是要集中说明这一观点，即18世纪末19世纪初，人如何出现？他是由哪些部件组成的？通过对这些问题的阐述，福柯试图表明："人们之所以想到要科学地认识人类并不是出于对人的伦理关注，恰恰相反，是因为人们首先把人建构成一门可能的学问的对象，才使得现代人文主义的所有伦理主题得以发展。"[1]这颠覆了人们对西方人文主义的常规理解，《词与物——人文科学考古学》论证的"人之死"，正是指19世纪以来的关于人的科学，它们不仅没有实现人文主义所标榜的人道关怀，反而通过知识—权力的运作，参与了对人的管制和规训。

如上所述，《词与物——人文科学考古学》与康德人类学的主题相同，都探讨人是什么。只是，福柯将康德的形而上学奠基的人类学转变为"我们自身的历史本体论"。于奇智讲到，由于"我们自身"具有超越先验和普遍的能力，从而"把康德问题从先天性引向实证性，从正常事件引向反常事件，从必然事件引向偶然事件，从宏大

---

[1] 米歇尔·福柯.福柯集[M].杜小真，编选.上海：上海远东出版社，1998:78-79.

事件引向微末事件"[I]。这一研究路数的独创性,从两个方面表现出来:一是《词与物——人文科学考古学》中对"人文科学"的界定和解析,二是福柯所独创的考古学和谱系学的方法原则。下面逐一进行说明。

一、福柯对人文科学的解析

《词与物——人文科学考古学》第十章对人文科学(human science)出现的背景和概念做了详细说明。福柯说道:

> 当人们决定把人(不管愿意与否,并凭着或多或少的成功)当作科学对象的一员时(在这些对象中,也许仍未能证明对人加以排列是完全可能的),人文科学并不出现;当人在西方文化中,既把自己构建为必定被思考的,又构建为将被认识的时,人文科学出现了。[II]

这里,福柯点出了人文科学出现的前提条件:当人既被当作认识的主体,又被当作认识的对象时,人文科学就出现了。福柯谈论人文科学的方式有其独创性,他不将构成知识的经验置于历史先验中,也不诉诸意识本身来证明其科学性,而是通过"历史实证论"的方式进行说明,这个确定性来源于对人最为基本的状态的分析。由于人是生活着、劳动着和讲话着的存在,人具体存在的规定性就体现在这三种因素之中。福柯通过"认识型"(épistémè)[III]这个核心

[I] 于奇智.从康德问题到福柯问题的变迁:以启蒙运动和人文科学考古学为视角[J].中国社会科学,2011(5):121-134.

[II] 米歇尔·福柯.词与物——人文科学考古学[M].莫伟民,译.上海:上海三联书店,2012:450.

[III] 关于épistémè,一般翻译为知识型或者认识型,尚志英和许林《求真意志》(1997)、赵敦华《现代西方哲学新编》(2005)、刘北成《福柯思想肖像》(2012)都翻译为知识型;莫伟民《词与物——人文科学考古学》(2001)翻译为认识型。这两种译法都可以,这里统一采用"认识型"这一翻译。另外,还有人翻译为认识体系(潘培庆《福柯思想辞典》,2015),意思大致相同。

概念来分析整个人的科学的变迁，认识型是福柯的自创概念，"指'词'与'物'借以被组织起来的那个知识空间"[I]。下面以表格的形式加以说明。[II]

"认识型"的变迁

时期\内容	基本特征	知识形式	知识领域			哲学形式
			生命	劳动	语言	
文艺复兴时期（1500—1600）	相似	神秘科学	巫术和博学		比喻	神学
古典时期（1600—1800）	表象	自然科学	自然史	财富分析	普通语法	理性主义
现代（1800—1950）	自我表象	经验科学 人文科学	生物学 心理学	经济学 社会学	语文学 文学	人类学
当代（1950年至今）	下意识	反人文科学	精神分析	人类学	语言学	考古学

从以上表格可知，福柯划分了四个时期，文艺复兴时期、古典时期、现代和当代。在这四个时期中，福柯重点分析了两个时期，它们是西方认识型中两个巨大的间断：第一个间断开创了古典时代（大致是17世纪中叶，对应笛卡尔的理性主义），第二个间断在19世纪初（对应康德的先验主体哲学），标志着现代性的开始。[III] 下面，我们来对这四个时期的知识体系做一个简单的梳理。

文艺复兴时期，认识型的基本特征是相似性，这种相似性通过

[I] 莫伟民.主体的命运：福柯哲学思想研究[M].上海：上海三联书店，1996:95. 莫伟民对福柯的"认识型"与库恩的"范式"做了区分：首先，两者的适用范围不一样，库恩着重解释自然科学，尤其是物理学，而福柯研究的是整个西方知识体系；其次，认识型与规则紧密相关，每个时期的认识型遵循一种规则，而范式没有这层含义；最后，范式暗含了某个历史时期的主流理论优越于其他理论的意思，而认识型没有这层意思。

[II] 赵敦华.现代西方哲学新编[M].北京：北京大学出版社，2005:297.
莫伟民.主体的命运：福柯哲学思想研究[M].上海：上海三联书店，1996:143.

[III] 米歇尔·福柯.词与物——人文科学考古学[M].莫伟民，译.上海：上海三联书店，2012：译者引言3.

记号来标定，相似性知识就建立在对这些记号的记录和辨认上。福柯讲到，西方世界的符号体系一直是三元的，包括能指、所指和关联（能指和所指之间的阐释），相似性既是符号的形式，也是符号的内容。因此在这个时期的知识中，这三项是作为单一的形式来发挥作用的。

同时，这个时期的知识是一个大杂烩。艾伦·G.狄博斯（Alen G. Debus）在《文艺复兴时期的人与自然》的结尾处也提到这一点，他讲道：

> 这一时期的学者不仅熟知欧几里德、亚里士多德、希波克拉底、托勒密和盖伦，而且也熟知赫尔墨斯全集和炼金术与占星术的著作。这一时期也确实存在着对建立一门新哲学的广泛吁求，而且再次表明，这既是培根、笛卡尔和伽利略的梦想，同时也是帕拉塞尔苏斯、康帕内拉和玫瑰十字会会员的梦想。尽管我们指出数学抽象和量化的出现对于近代科学的发展来说必不可少，但这在当时的意义似乎不如现在这么重要。[1]

这一段话中，作者以现代科学的立场，认为文艺复兴时期知识存在混杂性，而且，数学受到忽视。这种情形是怎样发生的？它的缘由是什么？艾伦·G.狄博斯仅从陈列的历史事件中提出了疑问，没有做深入的历史和哲学分析。下面根据福柯对文艺复兴时期和古典时期认识型的说明，来解答这个问题。

古典时期认识型的基本特征是表象，这时候词与物分离了，文艺复兴的自然符号转变为人工符号，这种符号不再靠近物这一端，而是更靠近词这一端，它更有利于人类精神的运作，使得知识体系

---

[1] 艾伦·G.狄博斯.文艺复兴时期的人与自然[M].周雁翎，译.上海：复旦大学出版社，2000:156.

更简洁流畅，易于推广，比如拉瓦锡在《化学基本论述》中对元素的定义和编排，较之文艺复兴时期的炼金术中"杂乱无章"的象形化学符号，更清晰、简洁且成系统。这里，"古典符号指称其客体是通过表象其客体来进行的"[I]。这个时候，语言也发生了变化，它不再贴近物，而是自成一个体系，由此诞生了普通语法，以及之后的语文学和语言学。

文艺复兴时期的知识是在相似性的主导下对世界平铺直叙式的描述，这类知识的特点是"揭示隐秘的神秘科学，相信书本，服从权威，它的主要内容是发现人与外物之间具有隐秘影响力的巫术、旁征博引的博学和对权威文本的注释"[II]。这个时期的知识，博学是其主要的知识门类，也是其主要特征，由数学引导的精确、简练的知识则位居其次；而古典时期的知识，其目标是在表象的主导下为世界建立一个完整的、连续的等级序列。古典知识包含了"一门普通秩序科学的设想；能分析表象的符号理论；把同一性和差异性整理成有序图表"。这时候的"理性主义"将16世纪以来的各种迷信和不可思议的观念，比如法术、炼金术和占星术等进行了过滤，把"科学"从神秘主义中分离出来，将自然界归于一个科学的秩序之中。[III]

古典知识需要建立有序图表，它是如何确立"物之序"的呢？福柯讲到，它通过数学科学（mathesis）[IV]、分类学（taxinomia）和发生学

I 莫伟民.主体的命运：福柯哲学思想研究[M].上海：上海三联书店，1996:110.

II 赵敦华.现代西方哲学新编[M].北京：北京大学出版社，2005:298.

III 米歇尔·福柯.词与物——人文科学考古学[M].莫伟民，译.上海：上海三联书店，2012:96.

IV 米歇尔·福柯.词与物——人文科学考古学[M].莫伟民，译.上海：上海三联书店，2012:96.

（genesis）来构建世界的秩序。首先，数学科学主要指运用代数学知识进行精确观察和测量的方法，数学的重要性在此时突显出来。通过对认识型的比较分析，福柯解释了数学在文艺复兴时期被轻视，却在古典时期受重视的原因。其次，分类学运用符号建立起一张具有可见性差异的图表，比如疾病分类学的图表。最后，发生学建立了一个渐进的序列。福柯说道："古典语言的深刻使命总是创立'图表'：或是作为自然话语、真理的汇集、物之描述、精确的认识体系，或是作为一部百科全书字典。"[I]在其中，词形成了一张网络，从这张网络出发，存在（being）显现自身，表象（representation）得到整理。

那么，在古典知识中，人处于什么位置呢？福柯通过对画作《宫娥》的分析来形象说明这个时期的知识中，表象的主体是隐蔽的，主体不能表象自身，只能作为客体被表象。也就是说，此时的人是自然的一部分，古典时期的知识不突出主体，而将其作为自然界的一部分加以描述和分析。在这种认识型中，自然科学探讨人，就像探讨种和属一样，它隶属于自然史图表中的一个位置，普通语法和财富分析中也使用了需求、欲望、记忆和想象这样的概念，但并不存在有关人自身的认识论意识，由"我思"蕴含的有关存在方式的询问没有得到表达，人性的每一个概念，以及它起作用的方式，都排除在古典认识型之外。福柯讲道："文艺复兴'人本主义'和古典'理性主义'都能恰当地在世界之序中给予人一个特许位置，但它们都不能思考人。"[II] 这一点，区别于现代以"自我表象"为特征的实证

[I] 米歇尔·福柯.词与物——人文科学考古学[M].莫伟民,译.上海：上海三联书店，2012:405.

[II] 米歇尔·福柯.词与物——人文科学考古学[M].莫伟民,译.上海：上海三联书店，2012:414.

科学和人文科学。

到19世纪，这一知识的整体构型发生了变化，如第二节所述，康德的先验主体思想成为这个时期认识的先决条件，除康德之外，维克多·库赞、奥克斯特·孔德、狄尔泰、柏格森都是这个时期的典型代表。科学的权威取代了形而上学的权威，结构的重要位置被功能取代，表象理论消失了；语言，作为表象与存在物之间的中间环节也消失了；而一种深刻的历史性渗入"物（thing）"的中心，它不仅依据其连贯性把物隔离起来加以限定，还把由时间的连续性所蕴含的秩序形式强加到物上；交换和货币的分析让位给了生产的研究，有机体的研究走到了分类学特性的前面。莫伟民分析道：

> 历史在现代知识型中所起的基本作用类似于秩序在古典思想中所起的作用。事物成其为事物，并非因为事物在理想分类体系中的地位，而是因为事物在真实历史中的地位。从现在起，现存事物的秩序并不受制于外在于事物的理想本质，而是为深藏于事物内部的历史力量所决定。[I]

随着"物"变得愈来愈具备自我反省的能力，并只在自身的生成变化中探寻它们的可理解性原则，使得"人"第一次进入了西方知识领域。莫伟民谈道："当福柯谈论人在各个时代的存在与不存在时，他指的是人类表象力量对特定时代来说是或不是知识客体。"[II]这里的"人"指的是"关于人本身的认识论意识"[III]。也就是说，"人出现了"，意味着人的认识论意识成了研究的对象。在此意义上，19世

[I] 莫伟民. 主体的命运：福柯哲学思想研究 [M]. 上海：上海三联书店，1996:127.

[II] 莫伟民. 主体的命运：福柯哲学思想研究 [M]. 上海：上海三联书店，1996:140.

[III] 米歇尔·福柯. 词与物——人文科学考古学 [M]. 莫伟民，译. 上海：上海三联书店，2012:402.

纪以来的认识型将人的表象力量作为了知识客体,人同时成了知识对象和认识主体。由此而诞生的知识就具有了双重性,它们要求人既是它们的主体,也是它们的客体。人作为经验知识的客体,在19世纪形成了生物学(biology)、经济学(economics)和语文学(philology)[I]等经验科学;人作为经验知识的主体,形成了心理学、社会学和文学。现代医学同时融合了生物医学和现代人文科学,生物—心理—社会医学模式尤其突显了这种认识型的特征,正如福柯所说:"种种'人的科学',如同化学或医学或其他这样的科学,也是现代认识型的组成部分。"[II]

综上所述,古典时期主要的知识形式是自然科学,而现代时期的知识形式分为经验科学和人文科学,这个时候人的主体性地位已确立起来,认识型的基本特征从古典时代的"表象"转变为现代的"自我表象",此种转变的意义何在呢?正如福柯对主体性原则的评语,在这里,人被理解为一种存在者——只有在他的内部,知识才成为可能。当代认识型的精神分析、人类学和语言学才是福柯着重分析的人文科学。福柯大多数著作中着重谈论的变迁,都以19世纪初为分隔线。他说,在18世纪末和19世纪初,实证体系发生了变化,这并不是因为理性取得了任何进步,而是物的存在方式,以及在对物做分类时把物交付知识之秩序的存在方式,发生了深刻变化。因此,这些人文科学有其特殊的历史时段,它们大多诞生于18世纪末19世纪初,这些学科的出现有其特定的社会背景和认知意志,比

[I] Michel Foucault. The Order of Things: An Archaeology of the Human Sciences [M]. New York:Vintage Book,1994:350.
[II] 米歇尔·福柯.词与物——人文科学考古学[M].莫伟民,译.上海:上海三联书店,2012:476.

如说，由于工业社会必须对自由个体实施新的规范，这对于19世纪建立心理学来说是必需的；还有，自从法国大革命以来，社会平衡，尤其是资产阶级确立的平衡产生了种种风险，社会学的出现也是必需的；最后，资本主义发展中对于人力资源的需求和管理，自然而然需求性学和医学的产生和发展，并通过这些学科来实施生命权力。由此就得出了福柯对人文科学的定义：人文科学指的是那些利用某些经验，试图将人结构化、实证化、历史化的学科，它们依此定义主体，并赋予主体意义。它们突出"人"，继而又将"人"放入一种限定框架之中。

以上通过对人文科学的概念和特征（限定性）的阐述，解释了何为"我们自身"。接下来，继续说明福柯的研究方法，包括知识考古学和谱系学，前者围绕着对"知识"和"科学"之概念的解析展开说明，后者则通过对"身体"和"历史研究"的阐述来加以说明。

二、"知识"与"科学"

《知识考古学》对知识考古学的研究方法做了集中说明，这尤其表现在对"知识"和"科学"的区分和界定上。福柯谈到，他的研究方法不同于结构主义和解释学。以往的哲学家们，无论他们是站在拥护人文科学的立场还是批判的立场，都逃不出对理性的分析。而现在，他真正要做的工作，是"尽力去发现这种非辩证思维所特有的、绝对现代性的形式"。福柯说："我认为现在建立的这种非辩证思维不涉及自然或存在的问题，而涉及什么是知识。"[1] 从《古典时代疯狂史》对他者的研究开始，福柯就在思考界线问题。在他看来，古

---

[1] 米歇尔·福柯. 福柯集[M]. 杜小真, 编选. 上海：上海远东出版社, 1998:80-81. 福柯谈道, 在他所处的哲学背景中, 分析理性的表现无处不在, 17世纪分析理性的基本特征是以自然为参照, 19世纪辩证理性的发展主要以存在为参照, 即以个人与社会、意识与历史、实践与生活、意义与非意义、有生命体与无生命体的关系问题为参照。

◇ 第一章　福柯对主体和医学的研究 ◇

希腊的理性没有对立面，是一种能模糊甚至超越二分法的非辩证思维。他试图了解，在非辩证思想中，假如把他者与同者的对立视为次要问题，关于自我的知识会是何种模样。[I] 下面来看看，福柯怎样运用非辩证思维分析现代知识。

　　L. 德赖弗斯和保罗·拉比诺（Hubert L. Dreyfus & Paul Rabinow）以及路易丝·麦克尼（Lois McNay）都认同，自《临床医学的诞生》开始，尽管福柯从海德格尔的思想中获益颇多，但他"对重新恢复人的被忽视的日常自我解释不感兴趣"[II]，他感兴趣的是严肃语言行为，具体说，是那些被称之为人文科学的诸学科，它们怎样影响了社会实践，或者说它们所造成的社会效应。[III] 福柯认为，要探究一门学科的本质和它的形成根源，不能仅仅从科学的认识论的连续性中进行考察，而要对其话语实践的规则、它所形成的研究对象、陈述的整体、概念定义以及理论选择序列进行考察，这才是哲学的实证性或实在论的态度，他并不将那些严肃语言称之为"科学"，而是"知识"。福柯考察的是"知识"而不是"科学"，正是这一点将知识考古学与认识论哲学的研究区分开来。从某种意义上来说，前者的范围比后者大，科学完全可能在知识的某个范围内发挥作用，也可能

I 罗伊·博伊恩. 福柯和德里达：理性的另一面 [M]. 贾辰阳, 译. 北京：北京大学出版社, 2010:86.

II Hubert L. Dreyfus, Paul Rabinow. Michel Foucault: Beyond Structuralism and Hermeneutics [M]. Chicago: The University of Chicago Press, 1982: XXIII. 此处英文原文为：Foucault is not interested in recovering man's unnoticed everyday self-interpretation. 中文版（光明日报出版社, 1992, 导论第8页）翻译为"福柯对重新发展人的被忽视的日常自我解释不感兴趣"，其将 recover 翻译为"发展"，本书翻译为"恢复"。

III 路易丝·麦克尼. 福柯 [M]. 贾湜, 译. 哈尔滨：黑龙江人民出版社, 1999:85-88. 作者在这里对福柯有所批判，认为其理论立场隐含着精英主义和诗意的实践。英文版见：Lois McNay. Foucault: A Critical Introduction [M]. Cambridge: Polity Press, 1996:82-83.

"有一些知识是独立于科学的,但是,不具有确定的话语实践的知识是不存在的,而每一个话语实践都可以由它所形成的知识来确定"。"这个由话语实践按照规则构成的,对科学的结构而言不可或缺的一组元素,尽管它们并不必然会成为一个整体,可以称之为知识。知识是可以在话语实践中谈论的东西,这些由不同的对象所构成的领域,它们将获得或不能获得科学的地位。"[1]

利奥塔也表达了相近的观点,在《后现代状况——关于知识的报告》(1979)中,作者集中讨论了当代科学的合法化问题。开篇,利奥塔同现象学家们和解释学家们一样,批判了一种观点:科学是不断积淀而成的,而且它相对于叙事知识来说,更能代表知识的整体。作者针对此观点做了详细论证:

首先,在高度进步的工业社会,科学可能比从前更受制于统治力量,相较古希腊基于好奇心的科学探索,近现代以后的科学研究带有更强的功利性和实用色彩。当代的科学不得不面对自己的合法化问题,科学必须承认,它自身包含的特质,不仅仅是认识论的,同时也是社会政治的。正因为如此,为了概念区分更为清晰,我们延续古希腊而来的对科学的概念界定,而把现今包含着一系列价值判断、社会政治事件和历史考量的科学的整体称之为知识。利奥塔说,"知识"不能被简化为"科学",也不能简化为"学问(learning)"。就语用学而言,科学由一套定义性的陈述组成,这套陈述有两个附加条件:第一,必须经得起反复验证;第二,在书写时,必须使用

---

[1] Michel Foucault. The Archeology of Knowledge [M]. London:Routledge,2004:201.

相关专家都能接受的通用术语。[I]而知识不仅仅是这样一套陈述,知识是一种能力问题。

这种能力的发挥,远远超过简单"真理标准"的认识和实践,再进一步,扩延到效率(技术是否合格)、公正和快乐(伦理智慧)、声音和色彩之美(听觉与视觉的感知性)等标准的认定和运用。唯其如此,我们才能了解知识不但使人有能力发挥"良好的"("健全的")定义性言论,同时也能发出"健全完美"的指示性和评论性言论。[II]

其次,如上所述,讨论知识是什么,要将之放到"高度进步的工业社会"的框架之中来规划探讨,这时候我们还必须认识到,社会并不是一个整合统一的有机体,历史也不是,我们常常预设,在一系列叙述事件里有理论的一致性,但事实并非如此。利奥塔对于结构性宏大叙事的质疑,与福柯的立场一致。福柯倾向于用某一学科或领域的具体话语来代替涉及所有话语的"元话语",据此展开研究,他用精神病、医学、惩罚与规训的机制、性经验等的专题研究代替了对理性、社会和人的一般性研究。在界定构成知识的经验时,福柯指出,经验包含着"一种文化中的知识领域、规范化形态、主体化方式这三者之间的相关性"。他通过"话语"[III]和"身体"两个立足点来收集经验,围绕着话语和身体形成了他的研究方法——知识考

[I] 让-弗朗索瓦·利奥塔. 后现代状况: 关于知识的报告[M]. 岛子, 译. 长沙: 湖南美术出版社, 1996:74.

[II] 让-弗朗索瓦·利奥塔. 后现代状况: 关于知识的报告[M]. 岛子, 译. 长沙: 湖南美术出版社, 1996:75.

[III] 福柯的"话语",指的是严肃语言行为,也就是说,他关注的是业已成为人们普遍认可的正规学科或者不被承认但仍在暗处发挥作用的不正规学科,话语理论涉及的范围是与这些学科的形成、构建、实践有关的一切领域。另外,福柯对此保持着中立和"实证"的态度,他不是通常意义上的结构主义,他并不认为话语是一个受规律支配的体系,而研究重点就是找出这个规律;同时他也不是后结构主义,即他也不偏向于认为话语是自主和自指的。

古学和谱系学。

需要说明的是，考古学和谱系学并没有明确的时间先后顺序，说后者是对前者不足的一种转向或挽救，也有争议。事实上，福柯的前期著作中，虽然强调了知识考古学研究，但并未忽略对社会实践的考察，两者甚至常常混为一谈。只是前者偏向话语研究，而后者偏向权力研究，它们统一于主体建构的主题。《超越结构主义和解释学》中也谈到，知识考古学之后，福柯改变了其偏向，运用尼采的谱系学形成了新方法，"该方法使他能够探讨真理、理论、价值、社会制度以及它们出现在其中的若干实践之间的关系，这使得他愈加关注权力、身体与人文科学的关系"。L.德赖弗斯和保罗·拉比诺说到，这并不是说福柯放弃了知识考古学，事实上，知识考古学作为一种前期的研究技术服务于谱系学，"他只是放弃了对受规律支配的话语实践体系的研究工作"[I]。"身体"由此成为福柯后期著作和演讲稿中的重要字眼，他将"身体"作为最细微和局部的社会实践与权力的大规模组织的连接点，这一点是他的独创。而在医学以及性经验的探讨中，"身体"也是重点研究对象，从这里我们可以发现福柯研究的系统性，以及医学自始至终在其中占据的重要地位。

知识考古学有三个显著特征。首先，它根据"认识型"给知识重新分类，其划界原则不同于认识论哲学的界定。其次，知识考古学有着"认识论断裂"[II]的立场，它能绕开时间之序。大写的历史观将当代看成由启蒙运动发动的思想前进的进程，将自然科学和人文科

[I] Hubert L. Dreyfus, Rabinow P. Michel Foucault:Beyond Structuralism and Hermeneutics [M].Chicago:The University of Chicago Press，1982:XXV.

[II] 米歇尔·福柯.福柯读本[M].汪民安，主编.北京：北京大学出版社，2010:48.福柯在《论科学的考古学》中提到，认识论断裂的提法来自加斯东·巴什拉的一系列著作的启发。

学描绘成不断逼近真理或客观性的发展状态,并预设了科学揭示真理的必然性,这一点正是福柯要质疑的。最后,知识考古学要探究"主体的位置",而不是以主体至上和稳定不变的观念为思想前提。我们知道,在一般的思想史和科学史中,都赋予了主体优先于话语实践的特权,默认是主体的思想或发现引领了科学的进步,自我反思的主体被看作是知识的首要来源。但实际上,主体不是单纯独立于社会之外的,它不断被新科学干预和改变,它并不稳定,主体自身就是由规则所决定的,这些规则远远不是用"先验意识"就可以囊括的,它还包括了自身之外的一系列偶然因素。"不是个人赋予话语以意义,而是'话语构成'(discursive formations)提供了一大批个人可以占据的主体位置。"[I]

那么,福柯到底如何划定他的考察范围呢?如同他自己提出的问题,"如果我们将非连续性的概念系统运用于被称为观念史、思想史、科学史和认识史的领域——这些领域的边界是如此不确定,因而它们的内容也还是悬而未决的——之上"[II],那么"知识"的考察范围应当怎样界定呢?在《知识考古学》和同年为申请法兰西学院院士时对自己学术研究的一个总结展望,以及刊于《分析手册》的《论科学的考古学》(1968)等文章中,福柯探讨了这一问题。

首先,他将自己即将考察的对象聚焦于"话语构成",无论是正规科学还是非正规科学,它们都由一整套陈述(口头的或书面的陈述)建构而成。这个话语构成的总体或全体陈述就形成一种既定领域的知识,话语本身的特点是离散和异质的,但有一个共有的空间

I 路易丝·麦克尼.福柯[M].贾湜,译.哈尔滨:黑龙江人民出版社,1999:68.
II 米歇尔·福柯.福柯读本[M].汪民安,主编.北京:北京大学出版社,2010:52.

或系统在使用这一类话语,有一系列规则使得处于其中的多样性陈述得以被命名、描述、分析、赋值或判断。福柯要着重分析研究的,正是某一组陈述或话语是如何构成的,比如疯狂的话语、临床医学的话语、普通语法的话语等。因此,"考古学并不贯穿意识—知识—科学这条轴线,它贯穿话语实践—知识—科学这条轴线"[1]。正是基于这一原因,福柯早期著作偏向于话语研究。这种知识考古学的实证性,易于让人认为他考察的就是学科的结构,他是结构主义者。事实上,他的前期著作《临床医学的诞生》和《词与物——人文科学考古学》的确借用了结构主义的诸多词语,偏向于研究古典时期和现代知识的组织所具有的形式结构,但他并不认为医学话语或者人文科学话语是一个受规律支配的体系,同时也不认为,这个话语是完全自主、自指的,他处在这两个极端的中间地带。更重要的是,福柯的哲学是"破"的哲学,而不是"立"的哲学,从这两点来讲,福柯并非结构主义者。

再者,如前言和第一节所言,福柯的研究目标集中在"人的主体建构"上,各类人文科学怎样解释人,怎样在科学的层面建构主体,这主要是知识考古学的任务;紧接着他要澄清,这些人文科学的话语怎样被应用,怎样发挥社会效应,进而反过来作用于人本身,即怎样在权力的层面上实现人的主体塑造,这主要是谱系学的任务。下面,我们继续探讨谱系学的内涵。

三、福柯的历史观与谱系学

第一节和第二节介绍了福柯整体研究规划的独创性,并从"知

---

[1] 米歇尔·福柯.知识考古学[M].谢强,马月,译.北京:生活·读书·新知三联书店,2013:204.

识"和"科学"的概念区别上，侧重说明了知识考古学的含义。接下来，主要对福柯的历史研究做详细说明，据此阐明谱系学的研究方法。

作为拥有思想史教席的哲学家，福柯善于把哲学和历史学结合起来展开研究，关注知识、学术、理论同真实历史的奇特关系，甚至，可以这样表述，他的所有著作都可以归入历史研究的领域之内，但他的历史分析有其独特之处。以往的历史是"大写的历史"[（法）L'HISTOIRE]，它的书写方式是一种连续的、有起点终点的同质话语的叙述，这种历史观的预设是先验主体的理性。它默认存在着一个具有普遍形式的、能起到理性奠基作用的主体，这个历史形成是一个拥有起源、因果关系、连续性以及可预见之未来的过程。福柯的研究中有大量的历史和社会材料分析，但其历史研究不同于一般的思想史，不同于结构主义，也不同于解释学的"历史先验论"，而是"历史实证论"，这种实证性的历史研究否认存在着一个先天的、稳定的，并在历史的形成过程中起着基础性作用的主体。

因此，福柯不仅批判了笛卡尔的理性、康德的先验意识和人类学，他还要批判以黑格尔为代表的历史主义的历史观。莫伟民谈道："因为倡导历史连续性、进步乃至解放等总体历史观的历史主义事先假定了先验主体的奠基作用和构造作用，而近代西方哲学的基础恰恰就是在先验层面上把主体与思维的'我（即意识）'等同起来……如果历史主义者所做的，就是从因果关系的角度描绘一个在过去有其起源并且在未来有其连续性的总体化历史过程，并认为历史的目标和本质就是人的自我意识的实现、人的理性的和预定的实现，那么，很显然，福柯就不是历史主义者。"[1]这段话表明，假如仅承认"大

---

[1] 莫伟民.论福柯非历史主义的历史观[J].复旦学报（社会科学版），2001, 3:76-82.

写的历史"这一种历史观,那么福柯也许不算严格意义上的历史主义者,准确来说,他并非是"目的论历史主义"意义上的历史主义者。福柯的历史观与他的主体建构研究的基本立场是一致的,这个立场是,主体不是先天的和不变的,主体是被建构出来的,不能作为知识和历史的基础和前提,相反,我们要去追究主体被建构的过程,正是这种历史观产生了知识考古学和谱系学的研究方法。

从此角度再次检视知识考古学的由来和实质,就会发现,它既是一种话语理论,也是一种历史观和非传统的知识论。我们知道,考古学考察了许多非严格意义上的科学,也就是福柯所界定的"知识",他讲道:"知识论乃是对一些话语的描述,而这些话语是在一特定时刻的社会中,作为科学的话语而发生作用,同时又作为科学的话语而被制度化的。"[1] 考古学通过话语理论来探讨知识的形成,话语理论离不开社会实践的实证性研究,因而考古学和谱系学有所关联,同时,它们与历史研究不能割离,知识考古学不仅是对传统科学认识论的革新,也是对科学史的革新。

再以《古典时代疯狂史》为例,福柯讲到,自17世纪中叶的古典时期,将疯狂笼罩在理性的框架之下加以阐释的处理方式,在历史上并非是一以贯之的。在文艺复兴时期,疯狂与疾病、爱情、死亡、末世有关,因此也与神圣相关,但这个时期的疯狂没有被理性同化。福柯引用大量带有疯狂主题的诗歌、文学和绘画等,来说明疯狂所代表的意义和它的存在位置,他说道:"疯狂具有绝对的特权:它支配人类身上所有的坏东西。但它不也在间接地主宰着它所能创造的好处吗?它不也是在主宰着创造政治智者的野心吗?主宰

---

[1] 冯俊,等.后现代主义哲学讲演录[M].北京:商务印书馆,2003:444-445.

着增厚财富的悭吝、主宰着驱动哲学家和学者的大胆好奇心吗？"[I] 在福柯看来，这里的疯狂是人的一部分，它是人与他自己之间的一种微妙关系，因为疯狂产生自"我执"，源于人对自己的幻觉。它使得人拥有了"批判意识和悲剧体验"。但逐渐地，到16世纪以降，"疯狂的批判意识不断被摆在明亮处，而它的悲剧性形象却逐渐步入暗影……疯狂的宇宙性和悲剧性体验被批判意识独享的特权遮盖住了"。到古典时期，疯狂开始以一种否定的形式与理性相关，之后，它被整合进理性之中，由理性来赋予其意义，"为它划定范围、将它纳入意识，并有能力将它定位"[II]。到19世纪，理性又将疯狂界定为心智疾病。

以上是对疯狂的实证历史考察，大写的历史并非如此，它从一开始，就把疯狂放在不变的一致性中，等待着精神医学将之发展为实证科学，被医疗意识构建为自然的疾病。

类似的，《临床医学的诞生》也颠覆了传统的医学史和认识论，福柯并不认为医学是在一种同质和一致的，有起源、因果和未来的连续性中前进和发展的，并在此过程中，不断摈弃和克服迷信和无知愚昧，逐渐臻于完善；相反，古代医学向现代医学的转变，是不同空间重新组合的结果。到《词与物——人文科学考古学》，福柯更是明确将人文科学知识划分为具有不同认识型特征的间断性的历史组合。

在《尼采・谱系学・历史学》（1977）中，福柯探讨了谱系学和历

[I] 米歇尔・福柯.古典时代疯狂史[M].林志明,译.北京：生活・读书・新知三联书店,2007:35.

[II] 米歇尔・福柯.古典时代疯狂史[M].林志明,译.北京：生活・读书・新知三联书店,2007:51.

史的关系,并阐述了他偏向于间断性,拒绝整体性、同一性以及连续性的历史观。福柯讲到,尼采在《不合时宜的沉思》第二篇批判了一种历史,"一种将时间最终的多样性编织成自我封闭的整体的历史;一种把一切归结为人类主体、给全部往昔变迁提供和谐形式的历史;一种用末世论的眼光展望未来的历史"[1]。历史学家预先设定了永恒真理、不死灵魂和自我同一的意识,历史一旦受到这种超历史视角(suprahistorical perspective)的摆布,形而上学就会使之符合客观科学的要求。谱系学正是要摆脱这一点,从而它被称为"实际的历史",即上述所说的历史实证论。那么,实际的历史与传统的历史有怎样的关系?为什么说前者更能还原真实的面目呢?实证的历史反对将偶然和突发的事件纳入目的论进程或者因果序列之中,而是要将实际的事件以其独特性和间断性得以重现,当我们这样做时,我们更接近历史的真相,更能还原其强度。实际的历史从近处着眼,看似将目光投向贴近、琐碎、分散之物,投向身体等看似衰落和低下之物,却是为了从抽象、纯粹中抽身出来,从远处来把握真理。福柯以医学和哲学来举例,实际的历史研究类似医生的诊疗行动,他们凑近观察来诊断和鉴别;而传统的历史研究会选择哲学,它依据其形而上学前提,习惯将目光投向遥远和高贵之处,就像形而上学家,他们强调彼岸,但实际关注的是此岸。

拥有这样的历史观的谱系学,注重对起源[(德)Entstehung、Herkunft]和身体的研究。福柯澄清,这里的起源,不是传统历史所说的"Ursprung",而是"Entstehung"和"Herkunft"。这两类起源的区别是什么呢?谱系学家需要运用历史来驱除有关形而上学之起

---

[1] 米歇尔·福柯.福柯集[M].杜小真,编选.上海:上海远东出版社,1998:156.

◇ 第一章　福柯对主体和医学的研究 ◇

源的幻象，要处理大量枯燥、琐碎的文献工作，要超出单一的合目的性去寻找历史事件的独特性，不去预设它的必然进程；要在意想不到之处，在大量的细节材料中去发现"微小的真理"，它着眼于情感、爱欲、空间、差异、枝节、偶然等中存在的——被自起源始便具备同一性的历史所排斥和掩盖的——事件。

谱系学所探究的起源并非形而上学描绘的高贵的起源，后者认为一切事物在开端时更珍贵和完美，人们习惯于在这种起源中去构建理想意义和合乎目的论的元历史，并将之视为无可辩驳的真理。而谱系学关注的起源是卑微的，也没有绝对的真理为之保驾护航。之所以要追寻来源的复杂序列，并不是为了给发展强加一个早已注定的形式，并预示未来会在持续具有生命力的起源的作用下逐步显现。事实上，事物的背后并无本质，或者说，这些本质仅是以零星的方式存在，来源研究旨在"揭示在我们所知和我们所是的东西的基底根本没有真理和存在，有的只是偶然事件的外在性"[I]。因此，谱系学研究起源并不是为了奠定基础，而是要触动那些被禁止的东西，要破碎掉那些被认为是统一的东西，起源的追溯会因为这样的研究方式而更具有真实性。

福柯还从尼采的思想中得到启发，认为来源深入身体（body）。按照传统的观点，身体服从于生理规律，它并无历史可言。尼采却将之提升到哲学和历史的层面，告诫人们关注身体特征，他甚至讲道："迄今的一切哲学研究根本与'真理'无涉，而是涉及别的东西，我们称之为健康、未来、发展、权力、生命……"[II] 若要探寻来源，身

[I] 米歇尔·福柯.福柯集［M］.杜小真，编选.上海：上海远东出版社，1998:151.
[II] 尼采.快乐的科学［M］.黄明嘉，译.上海：华东师范大学出版社，2007:38.

体以及所有深入身体的东西,食物、气候、土地等,都是起源的所在,"谱系学作为一种血统(descent)分析,处于身体和历史的节点上"。[I]基于对起源和身体研究的重视,医学更是成为福柯谱系学研究必然会涉足的领域。

最后,实际的历史是一种透视性的知识,而不像传统历史学家那样,极力隐藏自己的观察位置和态度,竭尽全力表现出公平客观的研究立场,以便赋予历史研究以科学地位。这在福柯看来是一种伪善,不啻为蛊惑人心的煽动者,他们摈弃身体,消除自身个性,覆盖上普遍性的面具。由于他们克制自己的个性意志,将知识的客观性置于人类意志的前面,倒置了权力意志与知识的关系,进而他们也必然对上帝、终极因和目的论抱有信仰,并是禁欲和苦修者。福柯认为,19世纪以来,欧洲这样的历史毫无个性可言,"创造力减退、自身事业失落、不得不以往昔和其他地方发生的事情为依据,所有这一切使19世纪陷于一种自卑粗俗的好奇"[II]。

以上,我们围绕着福柯对启蒙的回应,对理性主体的批判,梳理了他整体研究的思想脉络。从他的整个学术生涯中,我们发现,医学在其中占据了重要位置,对其的研究对于理解福柯的哲学思想具有重要意义。同时,福柯对于医学的诸多思考,可以视作对当前人文医学研究的批判,或者说,对其有着不同寻常的启发。接下来,我们来概括说明福柯医学研究的内容。

I 米歇尔·福柯.福柯集[M].杜小真,编选.上海:上海远东出版社,1998:153. 此段中的关键词descent直译为血统,衔接上文对herkunft和body的阐述。

II 米歇尔·福柯.福柯集[M].杜小真,编选.上海:上海远东出版社,1998:161.

第四节　福柯医学研究内容概述

如本章开篇所述，福柯的研究目的，是要分析在我们的文化中把人变成主体的客体化方式，即人把自己转变为主体的方法以及给予我们自身以科学地位的方法。医学是这一主题中最有代表性的研究对象之一。

福柯所关注的对人的建构，即将我们自身作为主体和作为客体所进行的塑形或者说建构。在相关的诸议题中，对人的本质或者主体的真相等概念和思想的阐述，福柯不同于其他哲学家。他并不直接抽象剖析有关人性的各种具有普遍价值的结构体系，而是对决定着西方社会现状的最主要的论述类型进行研究，分析建构和扩散这些论述的一系列事件，对这些事件进行历史和哲学的分析，以便揭示西方人究竟如何通过那些经历的事件，使自己成为现代这样的主体。在福柯去世前出版的《快感的享用》和《关注自我》，以及后期的演讲《主体解释学》中，他明确总结了以上的主题。正因为如此，在提出问题、展开研究和论证的过程中，哲学家分析了许多有关主体建构的领域和学科。其中，医学占据了基础性地位，成为福柯重点研究的领域之一。他从乔治·康吉莱姆和加斯东·巴什拉那里得到启发，从思想史和科学史的角度切入，运用上一节所述的知识考古学和谱系学方法对医学如何建构人做了详细深入的分析。

福柯在《自我技术》中谈道："在我们的文化中，人类通过不同的方式来发展出关于自身的知识：经济学、生物学、精神病学、医学以及刑法学等，逾25年以来，我始终试图勾勒出这一发展过程的历史脉络。"[1]如本章第一节所述，早期他研究了精神疾病、疯狂等主流社会的异质现象，通过这类被理性边缘化的话题探索西方理性的边界，从被排斥被遮蔽的一面来解读理性。在这个过程中，他也专门谈论了医学和疾病，疾病带有某些异质成分，与疯狂和性一样，有过类似的被排斥、限制和隔离的遭遇，这是福柯早期研究医学的意图。

之后，对医学的探讨开始直接与主体研究相关，《临床医学的诞生》借助医学来揭露理性主体的真实形象。该书中，他试图阐明医学在现代人的主体建构中所发挥的作用，这一作用在古今医学的巨大转变中发挥得淋漓尽致。18世纪中期以后，医生观察的眼光发生了变化，进而构建知识的语言本身发生了变化，对健康、疾病、病人的理解也发生了变化，对生命和死亡的理解方式也发生了变化，进而我们对人和身体的定义也发生了变化。具体到医学本身来说，现代与古代不同的观察方式、理论体系以及临床实践，使得医学干预人的方式变得更为深入和狭隘，由此产生了一系列全新的伦理问题，许多古老的医学伦理问题也变得更为棘手。《临床医学的诞生》所揭示的现代医学从诞生之日起便带出娘胎的问题，如今正——浮现出来，成为20世纪之后生命伦理和医学伦理的热点。正如他在本书结论中所说的那样，医学在整个人文科学的大厦中占据了基础位置，尤其是现代医学，它在人的建构中的作用举足轻重。

1969年福柯为申请法兰西学院院士对前期研究工作进行总结时，谈到自己考察临床医学的缘由和方法：

处于诞生时期的临床医学以更加精确的术语提出了这个问题；

---

[1] 米歇尔·福柯.福柯读本[M].汪民安,主编.北京：北京大学出版社,2010:240.

◇ 第一章　福柯对主体和医学的研究 ◇

事实上，在19世纪初期，它与合法的（constituted）科学或者正在合法化的科学——如生物学、生理学以及病理解剖学——联系在一起；不过，它也与医院、福利机构、教学门诊等一系列机构以及行政调查之类的活动联系在一起。我想知道的是，在这两个参照点之间，一种知识是如何形成、自我改变以及得以发展的，如何为科学理论提供到那时为止依然未被察觉到的新的观察领域、新的问题以及新的对象；另一方面，科学知识是如何被纳入科学理论当中、如何具有一种规范性价值以及如何成为伦理标准的一个来源的。[1]

这一段话里，福柯提出了他的问题：医学是怎样与一些合法化的科学、一些机构制度联系起来，并开始为主体代言的。这种代言表现为形成了一套被广泛接受的"何为主体"的权威话语和干预主体的合法手段，开始具有了一种规范化的价值和伦理标准。同年，在《知识考古学》中，为了明确说明其研究方法，福柯也举了医学的例子，来说明如何运用考古学方法展开研究。

知识考古学之后，尽管研究主题未变，福柯开始将"话语"理论转向以"身体"为中心的研究。结合身体、权力以及尼采哲学的启发，福柯形成了后期谱系学研究方法。该方法使他扩大了经验的范围，他对文化形势进行了诊断，把当前社会的普遍政治经济特征命名为"生命政治"。生命政治是名义上以改善个人与大众福利为目的的所有领域内日益增强的有序化秩序，对这种秩序的详细考证证明，它本身是一种策略，没有人在其中指挥，但越来越多的人陷入其中，它唯一的目的是增强权力和秩序本身。因此在《规训与惩罚》中，福柯通过对心理分析室、忏悔室、学校、医院、监狱等人类活

---

[1] 米歇尔·福柯. 福柯读本［M］. 汪民安, 主编. 北京：北京大学出版社, 2010:79.

动领域如何组织的考察，论证了我们的文化怎样通过愈加理性化的方式使个体规范化，即把个人变成有意义的主体和驯良的客体。

《临床医学的诞生》之后，福柯将医学与人之建构的关系扩展为"生命政治"的主题。最后，在寻求主体之自由解放的出路上，福柯更是没有放弃医学，而是把医学养生法作为了关注自我的一部分。医学这一主题，贯穿福柯整体研究的始终，为他的主题论证提供了丰富的资源；反过来说，福柯的医学研究，对当前的人文医学做了有力批判，并引导该领域的研究者们转换思路，去寻找更有效更具创新性的研究路径。

总之，福柯考察医学，是要考察医学如何建构人。在医学体系的内部，可将问题描述为"医学怎样建构医生和患者（医学主体）"；在医学体系的外部或者说更为一般的情景中，则将问题描述为"医学在现代性主体的建构中起到了怎样的基础性作用"。福柯在《知识考古学》中对这一研究思路做了说明：

首先，在医学中，医学主体指的是以医生为代表的医务工作者们，"医学陈述不能随便出自任何人；它的价值、成效，甚至它的治疗力量和一般来说作为医学陈述的存在与法定的个人不可分，这个法定的个人拥有使用它们的权力，并声称因为它们而拥有战胜痛苦和死亡的力量"。[1] 作为医学知识的代言者，他们的身份如何被确认？其中包含了哪些能力和知识标准？与医学有关的教育规范以及确保知识实践和研究试验的合法条件有哪些？尤其是18世纪中叶到19世纪初，医生的地位发生了哪些深刻的变化？这些都要运用知识考古学来分析，先考察临床医学的知识体系如何形成，它怎样解释身体

---

[1] Michel Foucault. The Archeology of Knowledge [M]. London: Routledge, 2004:56.

◇ 第一章 福柯对主体和医学的研究 ◇

和疾病,从而使得医生形成相应的思维和行动模式,也就是说,这些模式定义了医生。我们需要考察医生作为提问的主体、看的主体、听的主体、记录的主体,他的处境是怎样的;类似的,患者也是医学主体,他们也在世纪之交得到了重新的确定,同样要考察他们是如何被建构的。

其次,一种既定话语存在于能使其获得合法性和有效性的机构之中,这个机构和相关制度,必须得以考察。我们知道,医生的话语能得以合理陈述的机构是医院,尤其是大型综合医院,它们同样在19世纪初发生了深刻的变化,因而,医院的功能、性质以及它所制定的规章制度,都需要考察。这里,需要运用谱系学的研究方法,来考察医学权力如何结合知识体系,创造一套规范化的检查策略,来实现医学的社会扩张,以及对人之身体的规训。

通过以上分析,我们才能确定医学主体的位置和状态,即他们的受限状态。接下来再运用这一结论来反思和批判当今的人文医学,最后,为受限的人寻找解放之路。

根据福柯研究者们的主流观点之一,福柯的思想可以大致划分为三个时期:20世纪60年代的知识考古学,70年代的权力谱系学和80年代的伦理学。本书也沿用此划分,主要阐述内容大致分为三个部分:

第一部分偏重于对现代医学的理论部分——生物医学的建构过程做知识考古学分析,即医学联合一系列合法化科学(生物学、生理学以及人体解剖学、病理学等)形成以实证主义为特征的理论体系,这个体系怎样给予身体、疾病和生命死亡以科学的解释。

第二部分偏重于对现代医院如何规训身体做谱系学分析,论述权力与知识结盟,以"微观权力"为中心来规训身体的策略。福柯将这一主题放置在新的国家治理和生命政治的大背景之中。结合这两个部分的叙述，最终阐明医学如何建构人，而后，人又如何从建构到消失在医学知识和机构制度的壁垒之中；我们可以运用福柯的这一研究结论来批判当今的人文医学。

第三部分偏重说明人寻回自主性、回归自身的方法。在福柯的晚期思想中，他直接聚焦于主体本身，结合古希腊和罗马时期的"关注自我"的思想以及启蒙后一些哲学家、文学家的相关思想，提出了实现主体之自由的伦理方法。其中的养生法对于医学主体自主性的实现，以及引导人文医学开辟新的研究进路等方面具有较大的价值。

第五节　参考文献概述

在中英文的相关研究中，专门和系统的福柯医学思想研究的专著较少。下面对其做一番梳理说明。

在英文研究领域，如柯林·约翰和罗伊·波特（Colin John and Roy Porter，1994）[I] 主编的《权力、医学与身体》和黛伯拉·勒普顿（Deborah Lupton，2003）[II] 的《医学作为一种文化》，两者作为社会学研究，收录的相关文章主要引用了福柯的身体和权力理论来解释社

[I] Colin Jones, Roy Porter. Reassessing Foucault:Power, Medicine and the Body [M]. London:Routledge, 1994.

[II] Deborah Lupton. Medicine as Culture: Illness, Disease and the Body in Western Societies [M].London: Sage Publications, 2003.

◇ 第一章 福柯对主体和医学的研究 ◇

会医学问题；德鲁·莱德（Drew Leder，1992）[I]主编的《医学思想和实践中的身体》和马可·谢里（Mark J. Cherry，1999）[II]主编的身体研究的论文集，在谈及卫生保健中的个人责任和自由问题时，也引用了福柯的身体和权力理论。艾伦·彼得森和罗宾·巴顿（Alan Petersen and Robin Bunton，1997）[III]合著了《福柯，健康和医学》，该书在对医学化（medicalization）的批判中运用了福柯的"规训"理论。还有一些书籍和论文，运用了《临床医学的诞生》中的理论和核心概念（如透视和空间）来分析当代发展愈加复杂的医学体系中的伦理和社会问题，如凯瑟琳·沃德比（Catherine Waldby，2000）[IV]、萨曼莎·亚当斯、内达兹达·帕特娃和罗纳德·莱内斯（Samantha Adams，Nadezhda Purtova and Ronald Leenes，2017）[V]、约翰·隆（John C. Long，1992）[VI]、克里斯·菲洛（Chris Philo，2000）[VII]、艾伦·布里克利和约翰·布莱（Alan Bleakley and John Bligh，2009）[VIII]等人所做的工作。其中，凯瑟琳·沃德比的《可视化的人类工程：信息化身体和后人类医学》运用福柯关于视觉化和身体空间的重要思

[I] Drew Leder. The Body in Medical Thought and Practice [M]. Dordrecht:Kluwer, 1992.

[II] Mark J. Cherry. Persons and Their Bodies: Rights, Responsibilities, Relationships [M]. Dordrecht, Boston, London:Kluwer Academic Publishers, 1999.

[III] Alan Petersen, Robin Bunton. Foucault, Health and Medicine [M]. London:Routledge, 1997.

[IV] Catherine Waldby. The Visible Human Project:Informatic Bodies and Posthuman Medicine [M]. London: Oxford University Press, 2000.

[V] Sarnantha Adams, Nadezhda Purtova, Ronald Leenes. Under Observation: The Interplay Between Health and Surveillance [M]. Cham: Springer, 2017.

[VI] John C. Long. Foucault's Clinic [J]. The Journal of Medical Humanities, 1992, 13(3):119-138.

[VII] Chris Philo. The Birth of the Clinic: an Unknown Work of Medical Geography [J]. Area, 2000, 32(1): 11-19.

[VIII] Alan Bleakley, Bligh J. Who Can Resist Foucault [J]. Journal of Medicine and Philosophy, 2009, 34:368-383.

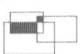 现代医学对人的建构 XIANDAI YIXUE DUI REN DE JIANGOU

想观点,来分析现代以及未来医学中信息化管理和个体化医学的发展,是一本值得关注和研究的福柯医学相关著作。

在中文领域中,此方面的系统性著述更为少见,仅有一本对《临床医学的诞生》的哲学解读,来自于奇智的《凝视之爱:福柯医学历史哲学论稿》。[I]该书系统解读了《临床医学的诞生》,可谓填补了中文研究的空白,对相关研究者来说,具有相当好的参考价值和启发意义。但其中较少涉及医学专业知识,没有对当前医学现状的评论和分析。除此之外,其他的研究则以零散的论述和应用型研究居多,几乎都是结合福柯的部分理论所做的医学史或医学社会学研究,如杨念群[II]、黄金麟[III]、李尚仁[IV]、雷祥麟[V]等人,均在不同程度上运用了福柯的空间、权力以及规训理论,来分析西医东渐过程中的文化冲突和调适等。

综上,在中英文研究领域,关于福柯的医学哲学思想的系统梳理和解读不多。大都集中于医学的身体规训机制,以及医学权力如何在人群控制中发挥作用的社会学研究。其中,空间、权力和身体理论与医学的关系是最为常见的关注点。事实上,这些常被关注的部分,并非福柯医学研究的全部,从某种意义上来说,它们并未触

[I] 于奇智. 凝视之爱:福柯医学历史哲学论稿 [M]. 北京:中央编译出版社,2002.

[II] 杨念群. 再造"病人":中西医冲突下的空间政治(1832—1985)[M]. 北京:中国人民大学出版社,2006.

[III] 黄金麟. 历史、身体、国家:近代中国的身体形成(1895—1937)[M]. 北京:新星出版社,2006.

[IV] 李尚仁. 帝国与现代医学 [M]. 北京:中华书局,2012.

[V] 雷祥麟. 负责任的医生和有信仰的病人:中西医论争与医病关系在民国时期的转变 [J]. 新史学,2003,14(1):45-96.
雷祥麟. 习惯成四维:新生活运动与肺结核防治中的伦理、家庭与身体 [J]. 中央研究院近代史研究所集刊,2011,74:133-177.

◇ 第一章 福柯对主体和医学的研究 ◇

及福柯研究医学的真正意图。他之所以将医学作为重要的研究对象,是因为医学与其毕生研究主题直接相关,它在人之建构中有着重要的分量。福柯由此讲道:"人们不难理解在关于人的科学的体制中医学竟然占有如此重要的地位:这种重要性不仅仅是方法论方面的,而且因为它把人的存在当作实证知识的对象。"[1]

基于以上的研究背景,本书的基本任务是从福柯历年的著作、文章和演讲稿中,系统梳理出医学部分,阐明其研究内容和观点方法。除此以外,还会延续上述研究者们的主题,结合医学现状反思和批判当前的人文医学研究,即将福柯的医学思想观点,具体运用到对当前重大医学伦理问题和人文医学研究瓶颈的分析之中。依据上述研究内容,本书所涉及的文献主要包括两类:第一类是福柯本人以及相关著作,第二类是医学类文献,包括医学史、科技史类,以及人文医学的相关著作等。

以下对本书的参考文献做概括说明。

1. 第一类是福柯的著作、文章和演讲稿,与之相关的其他哲学家的著作,以及研究福柯的文献。

(1)福柯的著作、文章和演讲稿:本书重点研读的著作为《临床医学的诞生:医学认知考古学》(1963)、《词与物——人文科学考古学》(1966)、《规训与惩罚》(1975)和《性经验史》(第二、三卷,1984)。涉及的相关著作有《古典时代疯狂史》(1961)、《精神病学与心理学》(1962)、《知识考古学》(1969)。法兰西学院课程演讲稿有《不正常的人》(1974—1975)、《必须保卫社会》(1975—1976)、《安全、领土与人口》(1977—1978)、《生命政治的诞生》(1978—1979)

---

[1] 米歇尔·福柯. 临床医学的诞生 [M]. 刘北成, 译. 南京:译林出版社, 2011:220.

以及《主体解释学》(1981—1982)。另外，杜小真主编的《福柯集》(1998)、汪民安主编的《福柯读本》(2010)以及詹姆斯·弗比恩(James D. Faubion)主编的《权力：福柯的重要著作，1954—1984》(*Power: Essential Works of Foucault, 1954—1984*)中的部分文章，也是本书的核心研读文献。

（2）与福柯相关的其他哲学家的著作主要涉及笛卡尔、康德、梅洛-庞蒂、德勒兹、乔治·康吉莱姆、本雅明、皮埃尔·阿多、于尔根·哈贝马斯、孔德、贝尔纳、坎农等人的著作和思想。

（3）对福柯的研究文献主要选取的是路易丝·麦克尼(Lois McNay)、罗伊·博伊恩(Roy Boyne)、阿兰·谢里登(Alan Sheridan)、J. 丹纳赫和 T. 斯奇拉托以及 J. 韦伯(Geoff Danaher, Tony Schirato, Jen Webb)、于奇智、莫伟民、刘北成、汪民安、包亚明等人对福柯的研究。

2. 第二类是医学文献。包括历史类著作（医学史、生命科学史、科学技术史、药物史、疾病史、疾病文化史等），医学伦理和人文医学类著作，以及医学专业知识的相关文献。

（1）历史方面主要选取的是亨利·E. 西格里斯特(Henry E. Sigerist)、洛伊斯·N. 玛格纳(Lois N. Magner)和罗伊·波特(Roy Porter)的医学史和医院史著作，艾伦·G. 狄博斯的文艺复兴时期的自然史，亚·沃尔夫的16、17世纪的科学技术史和威廉·F. 拜纳姆的19世纪的医学科学史。中文领域研究西医在中国的发展史等，都为本书提供了切实的参考资料。

（2）在医学伦理和人文医学方面，主要选取了苏珊·桑塔格(Susan Sontag)、罗伯特·汉(Robert A. Hahn)、图姆斯(S. K. Toombs)、丽塔·卡伦(Rita Charon)、弗兰西斯·柯林斯(Francis S. Collins)等人

的研究著作，这些著作包括了医学的社会学、人类学以及文学叙事的研究，以及与基因工程相关的生命伦理研究等。

目前，国内在人文医学研究领域颇有建树的代表人物有张大庆、刘学礼、王一方、杜治政等，他们在引进和翻译国外医学史、医学哲学著作，以及推进人文医学新理念进入临床等方面做了大量的工作。本书也涉及对他们的翻译著作和论文的探讨。

（3）医学专业知识文献包括古代医学和现代医学两个部分。本书涉及的有关古代医学的核心文献是《希波克拉底文集》，相关文献主要是对古希腊罗马医学的研究书籍，如栗山茂久（Shigehisa Kuriyama）对古代医学中身体知识的研究；现代医学则主要参考了一部分教材，如《诊断学》《生理学》《系统解剖学》《病理学》《流行病学》《卫生监督学》《医学社会学》《医患沟通》等，除此之外，还有疾病分类学的相关文献和著作。

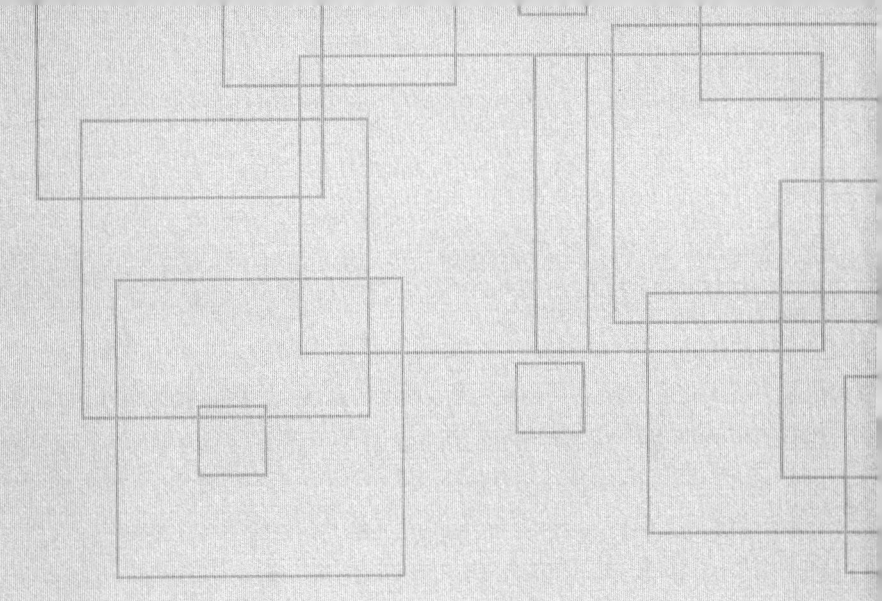

第二章　CHAPTER 2

现代医学对人的客体化建构

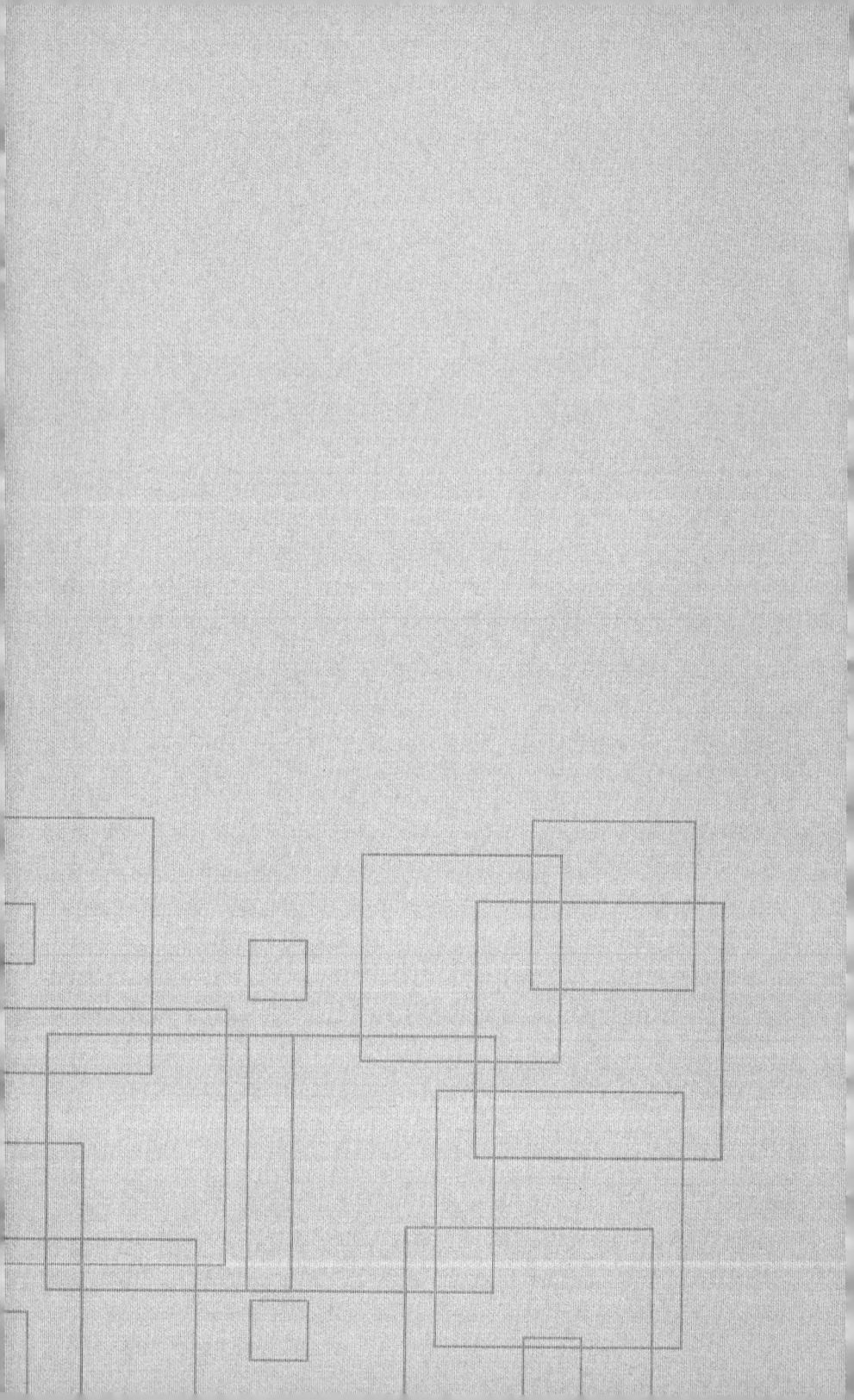

◇ 第二章 现代医学对人的客体化建构 ◇

如前言所述，福柯关注医学，因其在人之建构中有着重要的分量，尤其是现代医学，它把人的存在当作实证知识的对象。它解释何为身体，何为生命和死亡，何为疾病和健康。那么，从古代医学向现代医学转变的过程中，人是如何被当作实证知识的对象的呢？《临床医学的诞生》对此做了集中探讨。同时，在《古典时代疯狂史》《词与物——人文科学考古学》《知识考古学》中，也有对此问题的相关阐述，下面将予以综合说明。

对许多读者和研究者来说，《临床医学的诞生》缺乏吸引力。语言表达晦涩委婉，且涉及大量医学史料和专业词汇，令其阅读难度陡增。但是，福柯宣称这是他最富有魅力的早期作品之一。[1] 它有着极富创意的研究方法和理论见解，不同于目前人文医学研究界的主流观点和立场，具有较强的对照性参考价值，是必须攻克的难关。

本书第一章第三节，介绍福柯的研究方法时谈道，他研究的是"知识"，涉及话语实践，这个"话语"的实证考察范围是较广的。就医学而言，他要通过对临床话语之总和的分析来说明现代医学知识体系的形成，据此澄清医学建构主体的方式。在《临床医学的诞生》研究阶段，他对这个"较广的考察范围"有偏向性。此时还未

---

[1] 阿兰·谢里登. 求真意志：米歇尔·福柯的心路历程[M]. 尚志英, 许林, 译. 上海：上海人民出版社, 1997:48.

着重于医学的政治和社会实践,而是偏向于对医学话语的结构做解码分析,此时的论证偏向医学专业,较为技术化。他环环相扣地讲述现代医学通过怎样的临床经验,根据哪些特征和标准构成了病理学体系,当然,这其中也包含了社会政治的部分,来综合说明其诞生的过程和本质。最终澄清医学在主体建构方面所发挥的基础性作用,以及它所伴生的自身无法克服的伦理困境。

该书开篇前言的一段话可以看作全书提纲挈领的概括,它这样谈道:

> 现代医学把自己的诞生时间定在18世纪末的那几年。在开始思索自身时,它把自己的实证性的起源等同于超越一切理论的有效的朴素知觉的回复。事实上,这种所谓的经验主义并不是基于对可见物的绝对价值的发现,也不是基于对各种体系及其幻想的坚决摒弃,而是基于对那种明显和隐蔽的空间的重组;当千百年来的目光停留在人的病痛上时,这种空间被打开了。[1]

首先,作者直接点出了现代医学的诞生时间,它与古代医学的清晰划界位于18世纪中期到19世纪初,在这一段时间里,医学发生了重大转变,并由此诞生现代医学。自此开始,本书中谈及古代医学与现代医学的概念,以及比较两者的区别与联系时,皆以此划界为准。

接下来,本段话概括了现代医学实证性的来源,它是超越了一切理论的有效的朴素知觉的回复,这个"朴素知觉"指的是视觉。作者进一步解释道,这个以视觉为中心的经验主义并没有完全停留在对可见之物的观察上,也没有彻底抛弃古代医学的体系,它是以

---

[1] 米歇尔·福柯.临床医学的诞生[M].刘北成,译.南京:译林出版社,2011:前言4.

◇ 第二章 现代医学对人的客体化建构 ◇

"空间重组"的方式来建构新医学的。福柯随即运用考古学来探讨了这个空间重组的过程。

在此,我们需要解释该书名中的"临床医学"的概念以及它与现代医学的关联。临床医学,顾名思义就是在病人床旁实施诊疗,即实践医学。古代医学同样会亲临床旁诊治病人,那么,临床医学这个晚近概念,与古代实践医学有何区别呢?

一般的医学史的解释是,西方医学历经两千多年,发展出复杂庞大的理论体系和派别,与此同时,治疗的发展却滞后。17世纪之后,随着宗教和哲学思想的变革,尤其是弗兰西斯·培根(Francis Bacon, 1561—1626)对科学之性质和目的的重新界定,使得从医者更为倡导实用性,批判庞大复杂的理论建构,这促成了新的实践医学理念的产生。它的精神实质是抛弃旧有的医学理论的束缚,斩断医学理论与哲学的隶属关系,重视医学实践和实际解决病人问题的能力。西登哈姆作为新的临床医学的创始人,正是抱持着这样的信念,作为英国实用医学的杰出代表,他开始将当时的分类学思想运用到医学领域中,把无数先辈对各类疾病症状、病程和治疗效果的观察和记录整理形成疾病分类学。以往的医生只是根据疾病的主要症状做出模糊诊断,而有了疾病分类学的指导后,情况就大不相同了,医生可以根据分类图表精确诊断疾病,实施最为恰当的治疗。与此同时,西登哈姆也在医学教育改革上提供了新的思路,并为赫尔曼·布尔哈夫(Herman Boerhaave)所继承和发展,他改革了临床医学教学,并成为医院医学的开创者。

这就是医学史对古代的"临床"概念以及17世纪以来该概念的变化所做的简要说明。

《临床医学的诞生》中"临床医学"除了上述含义,还有其特殊的指称，它包括以下三点：第一，这里的临床医学指医学经验——医生在病人床旁的诊疗实践中形成的经验，它属于认识论的范畴，即医生观察病人和疾病，并据此经验形成医学知识的方式。第二，它特指整个现代西方医学，这个新医学在迄今两百多年的时间里，以迅雷不及掩耳之势席卷整个世界，迅速占据权威地位，毫无争议地成为世界医学的主流。探究其诞生，评判其价值，有着非比寻常的意义。第三，它包含了行动或实践的含义，即医学的诊疗实践。事实上，与医学诊疗有关的一切活动，都被囊括进临床医学之中，它主要包括两大类：医院医学和社会医学（或预防医学）。这就是福柯的"临床医学"所包含的三重含义，他在引言中明确说明，这种医学的诞生，既不是一般科学史所描述的那样，承接古代医学的连续性发展而来，也不是彻底抛弃古代医学理论，全然断裂性的全新知识，而是多种空间内医学经验和知识的重组，它的突出特点是实证主义。

以上对《临床医学的诞生》做了概述性说明，如第一章第一节对福柯整体研究工作的梳理，《临床医学的诞生》（1963）和《词与物——人文科学考古学》（1966）不仅在创作时间上临近，在研究内容上也有着紧密的顺承关系。接下来，本章将对这两本书进行联合解读，主要运用知识考古学方法来考察现代医学话语的形成过程。

第一节　空间与视觉

《临床医学的诞生》前言的第一句话就点明了三个关键概念：空间、语言和死亡，福柯以"视觉（gaze）"将这三个概念贯穿起来。

下面，通过对"空间"和"视觉"这两个概念的澄清，具体说明医学考古学不同于大写的医学史的研究方式。

一、以空间为架构的医学史

第一章第二节详述了福柯的历史观，并在此基础上形成了知识考古学和谱系学的研究方法。其中讲到，福柯强调实证的历史，不仅将之用于对疯狂史的分析，也运用到医学史和人文科学的分析之中。在医学史分析中，他特别使用了"空间"的概念，下面我们来对此概念和相关的历史分析做详细说明。

福柯的历史研究不以时间为主线，而是立足于空间，这是福柯的间断性历史观的突出特征，在《不同空间的正文与上下文》(1967)中福柯讲到，当今时代应该是空间的纪元。

我们身处同时性的时代(epoch of simultaneity)中，处在一个并置的时代，这是远近的年代、比肩的年代、星罗散布的年代。我确信，我们处在这么一刻，其中由时间发展出来的世界经验，远少于联系着不同点与点之间的混乱网络所形成的世界经验。[I]

福柯确信，我们的时代的焦虑与空间有着根本的关系，比之与时间的关系更甚。现代的确是一个空间的时代，它的特点是共时性、并列性和多元化并存；它是一个网络，一种"拓扑学"[II]结构，而不仅仅是线性的；它不仅仅是一种时间的历史，更是一种空间的历史，空间化的表现手法能更好地突出间隔、间断、距离、分散、差异以

[I] 包亚明. 后现代性与地理学的政治[M]. 上海：上海教育出版社，2001:18.

[II] 吉尔·德勒兹. 福柯 褶子[M]. 于奇智，杨洁，译. 长沙：湖南文艺出版社，2001:53-99.

及叠合等意向。

他运用这种独特的历史阐述方法来分析权力—空间的知识体系。以"空间"为中心，福柯谈论了地理的空间、话语体系的空间、历史的空间等，来阐述权力的空间化，通过空间来讲述知识与权力的关系，他讲道："人们通常以空间着魔（spatial obsessions）责备我，这些着魔的确曾使我分心。但是，我认为通过它们，我的确达到了我追寻的根本目标：权力与知识间可能存在的各种关系。"[1]开始是一类直接与空间相关的知识，如建筑学、艺术类知识等，之后扩展到一些规划科学，如自然史的分类学、医学乃至人文科学。

首先，我们来看地理空间，这是较容易理解的一种空间形式。从《古典时代疯狂史》开始，到《临床医学的诞生》以及《规训与惩罚》，福柯描述了许多地理空间，比如《古典时代疯狂史》中的愚人船、禁闭所、麻风病院、精神病院，《临床医学的诞生》中的医院和社会医学的监控空间，《规训与惩罚》中的圆形监狱、学校和医院（再次提及），直至最后扩展至全社会的"全景敞视主义"。福柯主要探讨了18世纪之后的地理空间（建筑设计和城市布局）与社会秩序之间的政治关系，他提醒人们注意，这些建筑学理论从未构成一类被仔细分析的独立领域，而当我们注意到它如何与经济、政治、制度交织在一起时，就会发现，建筑学和城市规划是了解权力运作的绝佳案例。

在《空间、知识、权力》（1982）中，福柯谈到，他特别关注18世纪后社会空间发生的巨大变化，这种改变带有极强的政治性，也与自由主义密切相关。当然，这并不是说18世纪之前的建筑学不带

---

[1] 包亚明.后现代性与地理学的政治［M］.上海：上海教育出版社，2001:29.

◇ 第二章　现代医学对人的客体化建构 ◇

有政治性，而是说城市规划、公共设施、建筑物等，18世纪之后引起了从政者的广泛关注和反省。

我的意思只是在18世纪时，我们可以观察到一个对应于社会统治目的和技术的功能，反映在建筑的功能上。我们开始看到某些形式的政治文献，讨论这社会秩序应如何，城市应如何，提出维持秩序的条件；提出应避免传染病、避免叛乱，允许正当以及道德的家庭生活等。在这些目标下，他们构想着城市应如何组织、公共基本设施应如何兴建，以及住宅应该怎么盖。我并不是说这种反应只在18世纪才有，但是在18世纪时，对这些问题有一个很广泛而普遍的反省发生。[1]

这些变化不可能是建筑师的功劳，而是从政者的想法、选择和他们关注对象的方式发生了变化。这种变化是，从前从政者会思考什么形式的统治理性才能渗透进身体政治最基本的元素之中；而现在从政者考虑的是，什么是统治行为的限定原则，可使得事件处在顺应统治理性、无须干预的最佳状态之中。这种理念又与自由主义和社会的概念密切相关。由此，地理空间化问题就成为一个引人关注和值得研究的问题，它可能不是个新问题，但占有一个新的重要性。

其次是知识空间，在研究地理空间的同时，福柯也发展了对知识空间之组织的思考。知识组织的等级划分、分配以及明确的范围限定，这些都以非物质和完全并列的方式模仿了围墙、栅栏等隔离方法。在解释分类学图表、医学的身体透视以及认识型的特征等问题时，福柯使用了诸多空间隐喻的词汇，如栅格、几何图、垂直、

---

[1] 包亚明.后现代性与地理学的政治［M］.上海：上海教育出版社，2001:1.

坐标、横向、纵向、界线、迷宫、网络等。另外，在福柯看来，话语本身也具有空间性，语言用来建立图表或确定秩序时是在空间中展开的，《词与物——人文科学考古学》据此来说明不同认识型的特征。福柯解释道，《词与物——人文科学考古学》的确使用了许多空间隐喻，但这些隐喻不是作者自主创造出来的，而是研究对象决定的。"17世纪认识论的变化与转变，令人惊讶地看到：知识的空间化是把当时的知识建构成科学的因素之一。"[1]比如林奈的分类学，福柯分析道，分类学家们根据研究对象（如植物、动物等）的结构制定分类的规则，使得研究对象被空间化了，并结合表格、图片等排列形式，这些都是实在的空间技术，而并非隐喻。

总之，空间对于福柯而言，是一个至关重要的概念或者方法论原则，它是权力和知识的话语向实际权力运作转化的关键，语言在空间中与行动合为一体。

接下来，我们来看以空间为架构的历史观在医学史研究中的具体运用。从严格意义上讲，《临床医学的诞生》是知识考古学方法的首次运用，而考古学正是以实际的历史分析来考察知识的可能性条件。在本书的前言中，福柯列举了18世纪中期和一百年后的两个病历记录，由此引出问题：为什么两个病历记录的语言风格有如此大的变化？是什么促成了话语的突变？要探究这个问题，我们不能停留在其主题内容或者逻辑形态上，而要回溯至词与物尚未分离的领域，那个看的方式和说的方式还浑然一体的层面，并根据不同阶段可见物和可说物之间的不同关系，来描述现代医学以"解剖病理学"为核心的空间化过程，这就是福柯开展的医学史研究工作。

1　包亚明. 后现代性与地理学的政治 [M]. 上海：上海教育出版社，2001:15.

紧接着，他也用类似的方式考察了人文科学的可能性条件，在《词与物——人文科学考古学》的前言里，福柯表达了与医学史研究类似的立场。他声明，考察人文科学的可能性条件，这种分析不属于科学史。"它旨在重新发现在何种基础上，知识和理论才是可能的；知识在哪个秩序空间内被建构起来；在何种历史先天性基础上，在何种确定性要素中，观念得以呈现，科学得以确立，经验得以在哲学中被反思，合理性得以塑成。"[I] 福柯表明自己的立场，他设法阐明的是认识型［（法）épistémè］，它并不暗指那些先于知识的理性价值或客观性形式，知识考古学不默认一种越来越完善的历史，而是阐明人文科学的可能性状况的历史。福柯申明，尽管他批判启蒙理性、主体性原则和目的论的、发展进步的历史观，并对现代医学中的伦理困境做了分析批判；但在《临床医学的诞生》中，他并不打算褒贬某一种类型的医学，也无意于指责所有的医学或主张废除医学。"本研究与我的其他研究一样，旨在从厚实的话语中清理出医学史的状况。"[II]

在《词与物——人文科学考古学》前言中，福柯还讨论了《古典时代疯狂史》与《临床医学的诞生》以及《词与物——人文科学考古学》的历史研究的联系和区别。这三者在时间上有着相同的连接方式：时间段划分相同，都将19世纪看作步入现代性门槛的转折点，并着重分析了古典时代和现代两个时期。不同的是，疯狂史阐述"异"之历史，"异"指的是一个文化中，既是内在的，同时又是

I 米歇尔·福柯.词与物——人文科学考古学［M］.莫伟民，译.上海：上海三联书店，2012：前言10.

II 米歇尔·福柯.临床医学的诞生［M］.刘北成，译.南京：译林出版社，2011:12.

陌生和被排斥的部分；而医学和人文科学是"同"的历史，"同"是一个文化中，既被分散，又被联系在一起，分门别类整理成同一性的部分。"从异的受限经验到医学知识的构成形式，从这些形式到物之序和'同'之思"[1]，经过这样一条思考路径，知识考古学要分析整个古典知识，并由此踏进那个至今尚未走出的现代性的门槛。

综上所述，福柯研究医学，并不遵循传统的医学历史和知识论，在一种同质和一致的，有起源、因果和未来的连续性中进行讲述。他运用了知识考古学来研究古代医学向现代医学的转变，认为现代医学的诞生是不同空间重新组合的结果，这一研究方法，在《词与物——人文科学考古学》和《知识考古学》中得到了集中表达。《临床医学的诞生》中对医学史的研究，限定在一段较为有限的时间内，即疾病分类学和近代医学向现代医学转变的时期。尽管在时间上颇为短暂，大约五十到一百年光景，但在空间上，却贯通整个医学的变迁。在空间的历史观下，福柯将古代医学向现代医学的转变概括为三次空间化，前两次涉及知识（或文本）空间以及与之相关联的身体空间，第三次是地理和社会空间。结合《词与物——人文科学考古学》，我们这样来解读《临床医学的诞生》——将现代医学诞生过程中的三次空间化（尤其是前两次空间化）的分析，对应上《词与物——人文科学考古学》中的时期和认识型的划分。

现代医学在疾病分类学图表、身体和医院（和社会）三个空间中构建了新的体系：第一次空间化围绕着疾病分类学的原始构型展开，这种知识从以相似性为特征的博学转向以表象为规定和特征的自然史；第二次空间化围绕着病理解剖学所展示的身体结构而展开，它

---

[1] 米歇尔·福柯.词与物——人文科学考古学[M].莫伟民，译.上海：上海三联书店，2012：前言14.

是以自我表象为特征的经验科学，主要是生理学和生物学，以及其与现代人体解剖学的联姻；第三次空间化是场域的更新和扩展，其中最重大的历史事件是流行病的防治，现代大型综合医院和医学院的建立，医院和医学院为医生划定了一个观察场所，在这里，医生能进行系统和同质的观察，并确保其长期性、合法性和规范化，医学据此向整个社会开放。通过这三次空间化，现代医学建立起来，并在主体建构中起到重要作用。正如《临床医学的诞生》前言中所说的，现代医学形成于这三个空间的重组，也就是说，医学在图表、身体和医院（和社会）三个空间中形成了新的体系，包括知识体系和机构制度。

本章主要探讨前两种空间化，来澄清生物医学之实证体系的缘起和实质。医院空间在下一章的谱系学分析中加以阐明。由于医学在社会化的过程中融入了社会学、心理学、人类学等人文社会科学，形成了新医学模式，下一章部分论述要再次回到《词与物——人文科学考古学》，共同阐述人文医学的实质。

二、视觉与现代医学

福柯用空间的方式来研究医学，而贯穿图表、身体和医院（和社会）这三大空间的则是"视觉"，这个词的法语为 regard，英语为 gaze，人们更倾向于翻译为"凝视"[I]。于奇智解读了"凝视"，认为其含有看、探索和沉思三重含义，而这三者都具有认识论的价值，"医学成为科学，离不开看（观察）、科学探索和哲学沉思"。[II] 这种理解

[I] 米歇尔·福柯.临床医学的诞生[M].刘北成,译.南京：译林出版社,2011:前言1.
[II] 于奇智.凝视之爱：福柯医学历史哲学论稿[M].北京：中央编译出版社,2002:79.

无可厚非，但在本书中，则直接取其直观含义，即视觉，原因有二：

其一，通篇阅读《临床医学的诞生》会发现，福柯之所以使用"凝视"，是一种富有创造性的、生动的措辞方式，有强调"看"这一行为之意，隐喻了它在现代医学中的重要意义。它的实际含义就是"看"，即指的视觉，并不需要做特别的命名和解读。

其二，尽管"凝视"的确有上述认识论的三重含义，但在论述过程中，本书会将这三者分开讨论，而不以"凝视"这一称呼将三者混为一谈。比如，凝视的直接含义——看，本书中将看病人和检查症状并由此积累经验称为临床观察，而并不直接称之为凝视。本书中其他与之相关的词语还有可见（visible）、不可见（invisible）、感知（perceive）、知觉（perception）、看见（see）等；本书对"凝视"的哲学探讨，会紧密联系到与之相关的"知觉"概念，用视觉来描述感觉经验则更符合一般的哲学称呼。事实上，福柯在该书中明确表达，现代医学是以视觉为起点的，这个视觉即直视（法语为 regard de surface，英语为 the surface gaze）患病的身体。[1]鉴于以上原因，本书将用"视觉"这一称呼来代替"凝视"。

视觉是西方文明的起点之一，同本体论和认识论都有着紧密的关系，它出现在柏拉图有关光和洞穴的隐喻之中，它和空间、广延等一起成为认识论探讨的重要对象，它也是现代科学的基础观察工具和原始经验资料的重要来源。古生物学家德日进（Pierre Teilhard de Chardin，1881—1955）在《人的现象》（1948）中，专门以"看

---

[1] Michel Foucault. Naissance de La Clinique [M].Paris:Presses Universitaires, 1963:130. 这里的 regard de surface（英译 surface gaze），刘北成翻译为表面目视，本书中译为"直视"，原因在于，现代医学的视觉并不只是停留在表面，还会不断深入到更为微观的层面，但这种深入，其背后的理论支撑仍是表浅和实证的，故翻译为"直视"。在后面的行文中，提到 regard de surface 的部分将直接沿用"直视"这一翻译。

见"为标题做了序言:"这部著作表明了一个强烈的愿望,就是力求看见并说明……看见,可以说,这就是整个生命之所在……毫无疑问,这就是为什么生物界的历史被归结为日益完善的视觉创造的缘故。这创造是在目力可以越来越清楚地进行分辨的宇宙内部完成的。一种动物是否完善,会思考的人是否具有优势,不正是以他们的目光的穿透力和综合能力来衡量的吗?"Ⅰ 海克尔(Ernst Haeckel, 1834—1919)也说:"一切生物学的探讨,一切有机体形态和生命活动的研究,最初是用眼睛观察看得见的躯体来进行的,从躯体中我们观察到了有关形态学和生理学的现象。无论是对人,还是对所有其他有生命的天然物体的研究,都采用了这一基本方式。"Ⅱ

如德日进和海克尔所言,有关生命的知识,以及生物学的知识,都由视觉来主宰,医学作为生命知识的一种,自然也是如此;但现代医学的视觉,也就是福柯着重分析的视觉,与德日进和海克尔的视觉含义有所不同,也与古代医学观察症状的视觉概念不同。下面将详细分析。

从哲学层面来说,《临床医学的诞生》中的视觉是一个复合概念。医学考古学关注"看"和"说"的关系变化以及可见物与不可见物的分配问题,这句话也可以表述为"词与物"的关系,或者说,可感知者与可陈述者的关系,这里的看与对象、感知和知觉的概念相关,书中所提到的"预先武装起来的医生的观察目光""进行观察的凝视""普遍化的医学意识""医学实践与知觉世界的联系""解剖临

Ⅰ 德日进.人的现象[M].范一,译.沈阳:辽宁教育出版社,1997:序言.

Ⅱ 恩斯特·海克尔.宇宙之谜[M].郑开琪,袁志英,陈少新,等译.上海:上海译文出版社,2002:21.

床医学感知""除了视觉之外,还需要听觉和触觉"等描述,都体现了视觉中包含的知觉意义,福柯对此的描述与梅洛-庞蒂的相关理论有一定的相关性。在《可见的与不可见的》开篇中,梅洛-庞蒂就谈到知觉信念及其模糊性,他以一句司空见惯的话引入:"我们通常说,我们看到事物本身,世界就是我们看到的那个东西。这种信念的怪异之处在于,当提问我们是什么,看是什么以及事物或者世界是什么的时候,人们就会陷入难题。"梅洛-庞蒂据此三个问题展开对行为、知觉和身体等理论的独特思考,力求以知觉现象学来克服主客体、身心的二元对立。

在《知觉现象学》中,梅洛-庞蒂对笛卡尔和康德有关主体和意识的理论,以及胡塞尔的现象学与科学客观性的论争,提出了自己对上述问题的见解。一方面,他批判经验主义或自然主义,因为它们试图把以知觉为代表的主体经验,解读为对象超越知觉时所发现的客观世界各种构成要素之间的相互关系;另一方面,他也不认同唯心主义的意识观念,它们试图从主体方或超越主体时所发现的先验理性或一般知性的认识机制来解读经验。

梅洛-庞蒂介于这两者之间,其理论的立足点是身体。身心二元论认为世界是由两种截然不同的实体即精神与物体组成,精神的本质特征是"思"(产生意识),具体有认识、意志、感觉、感情、欲望等形式;物体的本质特征是"广延",它具有位置、形状、大小、重量、运动等形态。二元论认为,两者之间没有共项,也没有任何交叉点,它们属于相互独立的不同领域,而人是拥有两个完全不同实体之共存的例外。梅洛-庞蒂则认为,身体集合了以上所有特征,身体是一个关键点,它并非是世界内部的一个物质对象,也不同于意识。他通过分析身体、空间、他人、时间等经验要素来思考存在,用这种方法将意识的现象学转向身体现象学,即现象学的实证主义,并依此表明,主体不是宛如观赏风景或看画像似的从外部眺望世界的非世界性的主体,而是"挺身走向世界的"主体。

人在世界上存在,人只有在世界中才能认识自己。当我根据常识的独断论或科学的独断论重返自我时,我找到的不是内在真理的源头,而是投身于世界的一个主体。[1]

福柯也接受这样的处理方法,将身体感官(如视觉)和身体场(如医院、学校、监狱等)作为收集经验的来源,在侧重谱系学研究的阶段,身体更是成为他权力理论的着力点。

梅洛-庞蒂将意识的现象学转向身体现象学,身体的探究离不开对感觉经验的阐释,他随即集中分析了感觉经验中的代表——视觉。《知觉现象学》解释了视觉的复合性,以及它的可逆性和交互性。书中批判了以往对视觉或感觉的生物学、心理学解释:感觉不是单纯的刺激,把感觉作为客观世界中发生的事件,从其外部加以分析,或者把感觉当作纯粹的所给,都是无效的。我们的眼睛长期被视觉这一概念以及使这种概念制度化的构造所侵蚀,比如解剖学上的解释,光线、图像、视网膜以及物理成像原理,视觉成为知觉主体与被知觉对象之间通过眼球这一媒介发生的事件。在这里,看的主体与被看的对象保持着距离,没有相互作用。

将以上的生物学和心理学的视觉观延伸到哲学上,在传统的认识论和真理论中,由于视觉与对象之间保持着距离,它受到对象的形态和知觉影响相对较少,因此在各种感觉中,它最受信赖。古往今来,人们以视觉模型谈论认识,以"光"的隐喻谈论真理;而其

---

[1] 莫里斯·梅洛-庞蒂.知觉现象学[M].姜志辉,译.北京:商务印书馆,2012:6.

他的感觉如嗅觉和触觉，由于是没有距离的感知，有时被看作是无法构成真相和美的判断的低级感觉。鹫田清一在《梅洛-庞蒂：认识论的割断》中举了艺术鉴赏的例子，通过视觉和听觉这两种有距离的感觉来享受美术和音乐被人普遍认可，并在艺术鉴赏的形式中被制度化，比如美术馆、剧场、音乐厅等空间的设计，是将作品世界与鉴赏主体分离开而构想出来的。[I]不发生接触，不发生关系，与对象、他人隔开的设施和制度，使得看（听）的主体与被看（听）的对象空间隔离，切断主体与客体的交往和相互转换。

但实际的情形却不是如此。视觉是可逆的，视觉紧贴在物体上，是在以接触物体、陷入物体的意象中的状态在看。梅洛-庞蒂说：

身体接触物体、观看物体，并不是指把可见者作为对象置于自己的面前。可见者在身体的周围，甚至入境而在身体之内，从外部或内部编织成视线或手。[II]

与物体交流的视觉，并不只是作为我们身体的某个器官发生的"刺激-兴奋"，而是面向物体的运动和行动，这一行动会使得视觉反弹回来，并改变原有的视觉，这就是视觉基础上的"联觉"概念。孤立地分离出视觉或听觉加以分析或者讨论它们的比例关系，是一种颠倒的议论，不符合真实的知觉世界，而知觉是以身体为支点，以视觉为首的各种感觉的联合，视觉虽是首要的，但如果没有触觉，视觉无法感知空间和距离；假若没有听觉和嗅觉，人看到一个真实的苹果和一个大理石高仿的冰冷假苹果将没有区别。因为知觉的主

I 鹫田清一．梅洛-庞蒂：认识论的割断[M]．刘绩生，译．石家庄：河北教育出版社，2001:100．

II 莫里斯·梅洛-庞蒂．知觉现象学[M]．姜志辉，译．北京：商务印书馆，2012:40．

第二章　现代医学对人的客体化建构

动性是由身体本身的空间性和运动机能赋予的,将身体视为生理学的科学研究对象。作为物体的身体,或者视为传统心理学之体验的身体,都不是恰当的理解,自在的科学对象与自为的关于对象身体的意识应当统合起来,因为主体是以身体居于世界之中而存在的,身体本身是一个空间,并开放动态地与某个世界相连,成为与其他世界连接的枢纽,这个身体的空间性构成了一切知觉活动的最初条件。

福柯也接受以视觉为首的知觉概念,以及其中所包含的知识和行动的意义,《临床医学的诞生》就是在此理解框架内使用视觉这一概念的。具体运用到医学的分析中,由于医学的三次空间化中可见物和可说物的关系不同,因此这三次空间化中的视觉含义有所差别,福柯的重点放在第二次空间化的视觉上,这个视觉概念最为复杂且重要。

《临床医学的诞生》第一章开篇讲道:

> 疾病的"实体"与病人的肉体之间的准确叠合,不过是一件历史的、暂时的事实……疾病构型的空间与病患在肉体中定位的空间,在医疗经验中叠合,只有一段较短的时间,在这个时期,病理解剖学获得特权地位。正是这个时期,目视(regard)享有主宰权力。[1]

这一段话点明了现代医学与古代医学之区分的关键,即视觉发生了变化,它转而注视的是医学身体的内部空间,并诞生了病理解剖学。福柯认为,新医学正是以这种视觉和这样的身体空间为起点建构的。第二次空间化的视觉指的是直视打开的身体,这个身体空间起先特指带着疾病的尸体,之后,随着身体检查和检验工具的进

---

[1] 米歇尔·福柯.临床医学的诞生[M].刘北成,译.南京:译林出版社,2011:1-2.

展,身体空间又扩展到了活体。

在阐明了空间和视觉的概念后,接下来,将详细阐述疾病分类学空间和病理解剖学的身体空间中,视觉的变化以及可见物和可说物的关系变化怎样成为新医学知识诞生的条件。

第二节 疾病分类学

在阐述福柯笔下的疾病分类学(nosology)空间之前,先略述医学史上对疾病概念和疾病分类学的描述。

人们对于疾病的理解,随着时间、文化和环境的不同而不同,西格里斯特(Henry E. Sigerist, 1891—1957)讲到,一些民族和国家的医学,如古埃及和古希腊,认为疾病是身体或(和)灵魂某样成分的缺乏或者过度。[1] 致病因子(病因)也是多方面的,人们对此想象力极为丰富,它可能是一种寄生虫感染、撒旦或巫女施咒、外来精灵附体,甚至旁人动了手脚,将某些不属于他的物件弄到体内或从身体里偷走一部分生命要素,等等。另外,疾病也可能是一种看不见的实体(包括精神和物质),拥有不可抗拒的力量,进入人的身体引起病痛,疾病由此拥有独特的形式,有生命和发展周期,成为一个独立的实体。疾病是独立于患者的实体,这种疾病观是疾病分类学的思想源头。

疾病分类学产生于16世纪,传统历史考证认为,它的产生与当时的诊疗实践有关,更大范围来说,与16世纪伊始的整个哲学、科

---

[1] 亨利·E. 西格里斯特.西医文化史[M].朱晓,译.海口:海南出版社,2012:106.

学大背景相关。治疗方法单一滞后与理论体系庞大芜杂的不协调，使得人们开始密切注意各种疾病的特异性及其特殊要求。亚·沃尔夫（Abraham Wolf, 1876—1948）认为，医学上的这种专门化倾向发端于帕多瓦的吉罗拉莫·弗拉卡斯托罗（1478—1553），他在1501年专门研究了斑疹伤寒，详细描述了它的病因和治疗方法；梅毒和百日咳分别于1517年和1578年被人们注意，得到描述记录；1583年，格奥尔格·巴蒂施发表了最早对眼病的说明，并记录了各种治疗眼疾的新器械和手术；1590年有人率先描述了高山病。之后，咽喉疾病、间歇热、白喉、皮肤病、佝偻病、心脏病、糖尿病、职业病、痛风、舞蹈病、绦虫病、结核病、黄热病和精神病等得到了描述和记载。[I]

同时，与疾病分类学相关的整个生命科学研究，都在发生类似的变化。玛格纳（Lois N. Magner）讲到，17、18世纪生物学家们对各式各样、数量众多的动植物进行资料收集和分类，其中林耐的热情尤其突出，他是科学分类法的主要奠基人。地球上的物种现今估计有两百万种，亚里士多德描述了约五百种动物，到1600年，人类描述了约六千种植物，随着认识的不断深入和扩大，面对巨大数量的资料，科学的分类就显得尤其重要。人们必须找到一种系统的分类体系，最简单的比如纲、目、属、种的划分。构建好一个体系后，通过体系就可以寻找物种，并能为新发现的物种定位，安排它们在体系中的位置。[II]

以上是一般的历史对于疾病和疾病分类学的描述。接下来看福

[I] 亚·沃尔夫. 十六、十七世纪科学、技术和哲学史［M］. 周昌忠，苗以顺，毛荣运，等译. 北京：商务印书馆，2012:550-554.

[II] 洛伊斯·N.玛格纳. 生命科学史［M］. 李难，崔极谦，王水平，译. 天津：百花文艺出版社，2002:479. 英文版见：Lois N. Magner. A History of Life［M］. New York: Marcel Dekker, 1994:325-326.

柯怎样用知识考古学和认识型的概念来说明疾病分类学。由于《词与物——人文科学考古学》是对人的科学的总体性说明，这里，将会以《词与物——人文科学考古学》为先导，对疾病分类学所处的知识大背景和架构做一番说明，其间会穿插并最终回到《临床医学的诞生》，具体阐述疾病分类学和医学。

第一章第三节讲到，在《词与物——人文科学考古学》中，福柯总结了四个时期认识型的特征：文艺复兴时期（1500—1600），以"相似"为基本特征；古典时期（1600—1800），以"表象"为基本特征；现代（1800—1950），以"自我表象"为基本特征；当代（1950年至今），以"下意识"为基本特征。疾病分类学属于以"表象"为基本特征的古典时期的知识。

文艺复兴时期的知识形态主要是以"相似"为特征的博物学，其中可见物是记号，不可见的形式就是相似性，相似性的知识就建立在对记号的记录和辨认上。古典时期认识型属于"理性主义"和"自然主义"。17世纪开始，对矿物、植物和动物的描述和分类在不断进步，并取得了丰硕的成果；18世纪的博物学，对自然产物（指区别于人类手工产品的矿物、植物和动物）已有了较为彻底的了解。博物学从本质上讲就是对自然产物做概括性的描述，博物学家、植物学家和动物学家把注意力放在物种的外在形象和地理分布上，并探究不同植物和动物之间可能存在的关系，主要目的是对生命体和矿物质进行更完全的计数以及更精确和更实在的分类。"17世纪标志着陈旧的迷信或不可思议的信念的消失，以及大自然最终进入科学秩序之中。"[1]这个时期，分析取代了类推，每个相似性都要受到"比

---

[1] 米歇尔·福柯.词与物——人文科学考古学［M］.莫伟民,译.上海：上海三联书店，2012:73.

较"的验证,相似性之间互相作用的无限性取消了,首要处理的是物的秩序,这是古典时期的自然史与文艺复兴时期的博物学的区别。

表象型的知识把自然作为主要的表象对象,因此自然科学成为古典时期主要的知识形式。此时的知识转向以建立图表和结构为主的秩序科学,依此区别于文艺复兴时期的知识形态:"在自然史的知识形成过程中,'结构'是极其重要的。原始知识必然需要安排成结构,但结构反过来成为限制和界限,并将知识上升到另一个阶段。"[1] 疾病分类学正是在这样的认识型中构建起来的,它与自然史同属于一种认识型。

弗朗西斯·培根和笛卡尔的哲学为此时的自然科学方法论奠定了基础,福柯总结了两人对"相似性"的批判。培根在经验的层面上做批判,认为这是一种幻象,一种个体和群体人类精神的自发虚构,一种张冠李戴的学说;笛卡尔虽然抛弃了相似性,但他并不抛弃"比较",并将之规定为尺度的比较和秩序的比较,因此观察和测量以及由此而来的数学方法显得尤为重要。显然,在观察和测量中,视觉的作用尤其突出,理性于是变成了以视觉为首的感官材料分析。具体到疾病分类学结构的构型原则,则是一种以"症状"的观察和排序为特征的知识积累。观察的"表象"即是症状;当我们全神贯注于疾病本身时,对症状的研究最为重要,观察力是医生最重要的能力之一。

医学史家的论述也可以验证福柯对认识型和疾病分类学的分析。比如,西格里斯特就讲道:"我们可以不夸张地说,古希腊人大概不

---

[1] 米歇尔·福柯. 词与物——人文科学考古学[M]. 莫伟民,译. 上海:上海三联书店, 2012:180.

会忽略任何一个可以用他们的五官察觉得到的疾病症状。"[I] "解释疾病的途径是依靠症状，而医生最必需的就是他观察各种征兆的能力。"[II] 医生的观察力是医学思维和诊疗的基础：他们观察病人的脸，留意眼睛、耳朵、鼻子、唇舌以及脸的轮廓、颜色和表情，对皮肤、头发和指甲也不会放过，他们注意病人在床上的姿势和动作；他们聆听病人的发音、心跳、呼吸音和咳嗽；他们用触摸来判断病人的体温，切脉，记录肿瘤的大小、软硬及痛感；甚至嗅病人散发的气味和尝病人的排泄物。[III] 西格里斯特从主流医学史的角度出发，认为正是凭借这种基础，随着时间的推移，医疗实践经验得到积累，从而越来越多的疾病得到识别。

但是，正如福柯历史观的看法，对史料的分析，若仅仅停留在此论述层面上，那么将无法真正接近真相。我们再讲回西格里斯特，他在强调了症状观察的重要性后，讲道："我们不能满足于依着症状在表面上各自所呈现出来的特征去观察它们，我们必须循着症状想到机体的里面去，并且像生理学家一样力图揭示这些现象的起因。"[IV] 这段话里有几处疑点未得到说明，就被含混带过了。第一，既然认为对症状的观察是怎样强调都不过分的，之后又为什么说不满足于症状，甚至认为观察到的症状是表面的，各自为政的，可能无法据此探明疾病的起因和本质？第二，对于医生而言，假如仅仅观察症状不够，那么，为什么深入身体内部就能使得观察有效？也就是说，

I 亨利·E.西格里斯特.西医文化史［M］.朱晓，译.海口：海南出版社，2012:100.

II 亨利·E.西格里斯特.西医文化史［M］.朱晓，译.海口：海南出版社，2012:96.

III 亨利·E.西格里斯特.西医文化史［M］.朱晓，译.海口：海南出版社，2012:100.

IV 亨利·E.西格里斯特.西医文化史［M］.朱晓，译.海口：海南出版社，2012:95.

从观察症状到深入身体，这两者的关联何在？前者到后者是如何过渡的？对于这一点，西格里斯特没有说明，仅仅以一种理所当然的语气带过，这也是许多医学史和人文医学研究者们共同的思考盲点。第三，据此段话所言，生理学能够让我们深入身体并探明疾病发生的起因，那么，生理学是如何在医学理论和诊疗中占据基础性位置的？这一切是如何发生的？这三个疑点，容易被历史所掩盖，而福柯的知识考古学和谱系学研究，没有绕过这几个关键点，而是将之袒露出来，并予以详细解答。

面对主流医学史的描述和主要观点，福柯对其含糊不清，甚至造成误解之处做了批判和澄清。他认为，"测量"和数学方法固然重要，机械论也的确在较短的时间内（17世纪下半叶）为医学的某些知识领域提供了理论模型，比如将人体的四肢运动机能描述为杠杆和滑轮的工作机制，将肺描述为风箱的压缩与舒张运动，以及笛卡尔对哈维心血运动论的机械论改造，他将心脏解释成一个机械蒸馏装置，"在此，笛卡尔试图把哈维的活力论体系转化为彻底的机械论体系"[1]。除此之外，还存在着形式多样的使经验知识数学化的尝试。

福柯澄清道，在笛卡尔的影响和牛顿模式的掩饰下，观念史家容易形成将古典时期的理性主义限定为使自然成为机械的和可计算的这样一种习惯，同时，也有一些人竭力对此进行反驳，而保存了一部分不可理性化之物。然而，在福柯看来，这两种分析形式都不充分，古典时期的认识型中基本的东西，既不是机械论的成败，也不是使得自然数学化的可能与不可能性。实际上，古典认识型中"数

---

[1] 艾伦·G.狄博斯.文艺复兴时期的人与自然[M].周雁翎，译.上海：复旦大学出版社，2000:84.

学科学"才是主导的,全部认识与"数学科学"的关系是在可度量和不可度量的事物之间去确立一门有序连续性的科学。

在这种意义上,真正对之起核心指导作用的哲学思想是莱布尼茨的,而不是培根和笛卡尔的自然科学方法论。尽管"数学科学"离不开数学,但它的重点放在秩序上,是确立一门有关定性秩序的数学。它的特殊工具不是代数方法,而是人工符号体系。福柯说,如果西方文化的整个认识型没有与一门普遍的秩序科学保持联系的话,那么,所有这些经验科学都不可能建立起来……这一与秩序的关系,对古典时代来说,是必不可少的,恰如认识型与阐释的关系,对文艺复兴时期来说,是必不可少的。[I] 正因为如此,在文艺复兴时期和古典时期的医学中,福柯看重疾病分类学,他深入分析了疾病分类学的图表空间,以及在这种知识框架主导下的疾病概念和观察、收集经验的方式。

首先,医生仅仅停留在对病程中症状的观察上,这是一种"非常简单"[II]的知识,医生在一个没有深度的平面上,随着时间的流逝来观察和记录症状的出现和消退,而不做任何的逻辑推测和关联性思考,只以"平铺直叙"的方式来限定疾病,并以表格和图像的方式固定下来;其次,相似性规定了本质,通过症状形式上的相似性将不同的疾病区分开来,并通过出现频率的密集程度确诊疾病;最后,相似性形式揭开了疾病的理性秩序,它同时具有文艺复兴时期和古典时期知识中的自然主义精神和科学精神。因此,产生于文艺复兴时期,成熟于古典时期的疾病的分类学,与动植物的分类学同属于

I 米歇尔·福柯.词与物——人文科学考古学[M].莫伟民,译.上海:上海三联书店,2012:76-77.

II 米歇尔·福柯.临床医学的诞生[M].刘北成,译.南京:译林出版社,2011:4.

自然的一般秩序，都是自然史的一部分，疾病分类的基本空间把疾病构造成一个自然种类。由此我们应当这样理解疾病：

它是自然的一般秩序。与动物或植物的情况一样，疾病的活动基本上是特定的："上帝在制造疾病或培养致病体液时，与其养育植物和动物一样，严格地遵守着法则……那种留意观察'四日热'开始发作的次序、时间以及它所特有的颤抖、发烧现象等全部症状的人，会有许多理由确信，这种疾病是一个特殊种类；正如一种植物总是以同样的方式生长、开花、凋谢，因此人们只能相信这是一个物种。"[I]

当然，疾病又有着完全不同于动物、植物等物种的地方，那就是它必然会被干预，原因来自两个方面：一方面来自病人，疾病虽是独立和自然的，但除了这种本质之外，还增添了病人的体质、年龄、生活方式以及一系列相对于疾病核心本质显得很偶然的事件；另一方面来自医生，医生要服从疾病分类学的规定，必须将疾病从病人的上述干扰因素中抽象出来。在分类理念的指导下，治疗的成功取决于对疾病的准确认识。他们不会过早或匆忙实施治疗，而是平心静气观察疾病，直至其展露出真实的面目，当症状增多且变得越来越明显时，只需"减轻其剧烈程度和疼痛程度"，当疾病稳定下来时，必须顺其自然循序渐进。这种治疗观念遵循的是从希波克拉底以来一贯的原则，即《论古代医学》中的主要论点，自然具有强大的治愈疾病的能力，因此医生的职责就是培养与自然治疗能力相协调、促进机体恢复平衡的技术。[II]

[I] 米歇尔·福柯. 临床医学的诞生[M]. 刘北成, 译. 南京：译林出版社, 2011:6.

[II] Mark J. Schiefsky. Hippocrates on Ancient Medicine[M]. Leiden, Boston: Brill, 2005:185.

总之，疾病分类学至少包含了两大要素：第一是将疾病看作一个实体，如同自然界中的动物或植物的某个物种，对疾病的症状进行观察和如实记录，是一种遵循自然秩序的理性精神；第二，疾病和身体是分离的，或者说生病正是疾病入侵身体进而造成了身体机能和体液的紊乱。我们可以这样认为，这个时期的医学知识中，对疾病的认识和对人（身体）的认识是分开的。

这就是福柯对疾病分类学的图表空间的分析，它是文艺复兴时期到古典时期的医学对于疾病的理解。接下来进入身体空间。

第三节　古代医学的身体理论

"身体"[I]是医学的理论研究和实践对象，如同亚里士多德所说："聪明的医生总是下功夫研究人的身体，政治家也必须下功夫研究灵魂。"[II]一个医学体系如何理解身体，如何界定健康和疾病，决定了这个医学体系的诊疗原则和行动模式。因此，对身体观的探究，是剖析一个医学体系的关键，同时，正因为古代和现代医学在认识和解释身体、生命以及它们与疾病的关系等方面发生了重大变化，谈论身体就成了一个不能回避的重要议题。在此，我们需要先对古代医学中的身体理论以及人体解剖做一番说明，再进入福柯对身体空间的阐述。

[I] 或称为肉体、人体等，英文用 body、flesh、living body 或 human body 等表达。在身心二分法观念下，身体作为我们观看、接触、从"外部"感觉到的对象，倾向于被分配到经验的客体方面，即与我们的意识或精神对立的位置上。

[II] 亚里士多德.尼各马可伦理学［M］.廖申白，译.北京：商务印书馆，2003:32.

◇ 第二章　现代医学对人的客体化建构 ◇

一、《希波克拉底文集》对身体的解释

西方医学的奠基之一是公元前5世纪至公元前4世纪的《希波克拉底文集》。以现代医学史家们的科学眼光来看，希腊医学呈现多元化形态。[I] 原因一方面是文集作者对自然、人性、疾病、好医生有着多种解释方式，以思想多样性的方式在思考；另一方面，希波克拉底的医学身体观建立在当时的哲学理论之上，与多种哲学理论相交融，其中最有代表性的是四体液和四元素说，它的内涵是：人体中的四种体液——血液（blood）、黏液（phlegm）、黄胆汁（yellow bile）、黑胆汁（black bile），四种特质——多血质（sanguine）、黏液质（phlegmatic）、胆汁质（choleric）、忧郁质（melancholy），与四种环境——热（hot）、冷（cold）、干（dry）、湿（moist），以及宇宙的四种元素——气（air）、水（water）、火（fire）、土（earth）之间形成复杂的对应关系。[II] 它们交织成一个性质-空间图式，利用这个图式，再结合长久积累流传下来的有关缓解症状的诊疗经验来分析身体病痛的机理，实施使之恢复平衡的技艺。体液病理认为身体生来就不稳定，健康和疾病是某种形式的平衡和不平衡的状态疾病是身体平衡失调的结果。针对这种理论的诊疗方法，主要是催吐、导泻和放血疗法，通过放出多余的体液（治疗的主要方面）或补充液体使之恢复平衡从而达到治疗的目的。体液病理经过希波克拉底（及其门人）总结，之后又经过盖伦的理论完善，成为西方绵延近两千年的医学理论基础。

I　谢尔登·沃茨.世界历史上的疾病与医学［M］.张炜，译.北京：商务印书馆，2015:33—39.

II　Lois N. Magner. A History of Medicine［M］.Boca Raton:Taylor & Francis, 2005:99. 附有四体液和四元素（the four humors and the four elements）的图式。中文版见：洛伊斯·N.玛格纳.生命科学史［M］.李难，崔极谦，王水平，译.天津：百花文艺出版社，2002:82.

古代医学的身体观与当时的哲学思想休戚相关，医学与哲学的关系也处于既相互区别又彼此联系的复杂状态中。希波克拉底生活的年代之前有泰勒斯、阿那克西曼德、阿那克西米尼、赫拉克利特和德谟克利特等人，他们的自然哲学思想都倾向于探究始基古希腊 αρχη 和宇宙，始基即在运动和变化中始终起作用的要素，它可以指事物的最初状态、构成事物的基本要素，或者事物存在和运动的缘由[1]；宇宙则是本原分化演变的产物，本原是在宇宙内部起作用并赋予宇宙万物特定秩序的原因。比如泰勒斯的水、阿那克西米尼的气、赫拉克利特的火、恩培多克勒的元素、毕达哥拉斯和其学派的数等，都是自然哲学家们对本原的思考。他们思考宇宙的组成，也返回自身思考身体的组成，并以身体的小宇宙对应自然的大宇宙。希波克拉底的身体观就建立在自然哲学的理论之上，主要融合了同时代的恩培多克勒（Empedocles，前493—前433）的理论，后者认为"火、土、气、水是组成万物的根，万物因四根的组合而生成，因四根的分离而消失"，而组合和分离的运动能力来自爱和憎。[II] 它们既组成宇宙万物，也组成身体。希波克拉底在此基础上形成体液论和四元素说。

希波克拉底及其门人虽然沿袭了恩培多克勒四元素说，但他们对身体的看法远远不止如此。原因在于医学的特殊性，它既有关于身体和疾病的理论认识，同时更注重实际诊疗，从中积累经验，形成对缓解病痛有效的技艺。比如在《论古代医学》中，作者认为，虽然医生和哲学家都认为，不了解人，便不可能有医学，也不可能

I 文德尔班.哲学史教程[M].罗达仁，译.北京：商务印书馆，2010：49.第一个使用"始基"的可能是米利都学派的阿那克西曼德，这个概念隐含着世界统一的假定。

II 北京大学哲学系外国哲学史教研室.西方哲学原著选读[M].北京：商务印书馆，2004：41-44.

治疗病人。但是，了解一个人的本性，它同时可能是哲学问题，也可能是医学问题，而从事医学研究的人应当将这两个问题区分开来。总之，人是什么，什么原因促成了人，以及与之相关的一系列问题，都是医生必须了解的，这些知识，与古代自然哲学既有联系，又是相对独立的。它的独特之处在于，医学偏向于对身体内部与症状、疾病的发生有关的组成元素和组合方式的探究，古代医学对此的理解如下：

根据四体液图的表述，血液来自心脏，代表热，时间对应春季和人的童年阶段，若它在身体内占优势，则可能造成"多血质"的体质；黏液来自脑，代表冷，时间对应冬季和人的老年阶段，若它在身体内占优势，则可能造成"黏液质"的体质；黄胆汁来自肝，代表干，时间对应夏季和人的青年阶段，若它在身体内占优势，则可能造成"胆汁质"的体质；黑胆汁来自脾胃，代表湿，时间对应秋季和人的成年阶段，若它在身体内占优势，则可能造成"忧郁质"的体质。医学要严格考证身体的外环境，尤其是食物、饮料、生活习惯和天气对身体的影响。医生要兼顾考虑身体内外环境两种因素，才有可能实施治疗和照护。

《希波克拉底文集》十分注重四种体液、四种体质与热、冷、干、湿之间的相互作用和平衡。在《人的本性》(*Nature of Man*)中，作者首先阐明构成身体的不可能是单一的元素，因为单一的元素不可能增殖，然后作者详细介绍了由四种元素组成的人体的四种体液，这四种体液又形成了人的体质，"当这些要素的数量和能量互相适当结合，并且充分混合时，人体便处于完全健康状态"。它们是身体得以维持健康和生长发育的基础，它们发生紊乱使平衡失调时会引起疾病。"当这些要素之一太少或太多，或分离出来不与其他要素混合时，人体便感到痛苦。因为当一种要素析出单独存在时，不仅使它停留的地方患病，而且必然泛滥成灾，由于积聚太多而引起疼痛。事实上，当某种要素流出身体的量超过应有的限度时，造成的空虚也使人疼痛。同样，若由于元素析出在体内漂移造成某一内脏空虚，则如上所说，人会感到加倍疼痛，因为流出和流入的地方均感疼痛。"[1]

这是古代医学对身体内外部变化和疾病之关联的解释方式，身体内部的体液、内脏和体质状态与外部环境构成一个大的平衡系统，并可能在融合不和谐时导致疾病。在《空气、水、地方》中，作者谈到，如果想要证实医学是一门严格的技艺，具有理性精神，而不是骗术或无用的，那么医生首先应当考察一年中各个季节可能对身体产生的影响，容易出现的季节性疾病，尤其是流行病；其次要认识冷热风对于冷、热、干、湿的影响，以及可能造成的体质紊乱；最后还有水质，以及与之相应的饮食方式，可能造成的疾病和预防、治疗的方法。除此之外，医生还要总结各个地区或族群的人们的身体状况、生活环境等可能与疾病存在的关系，寻找并总结这些规律。对于医学来说，这是必须和有效的，因为这些知识源于古代医学对身体外部环境理解的一个重要原则——身体是嵌入世界之中的。

在中国和西方的医学中，这种观念是一致的。栗山茂久在《身体的语言》中，用"风"（主要指代时间和地域两大因素）这一共通又相异的概念来解释中西方医学对"身体嵌入世界之中"的理解。《希波克拉底文集》中，如《流行病Ⅲ》(*Epidemics* Ⅲ)、《誓言篇》(*The Oath*)、《空气、水、地方》(*Airs Waters Places*)、《论气息》(*Breaths*)、《论体液》(*Humors*)、《养生法Ⅱ》(*Regimen* Ⅱ)、《圣病》(*The Sacred*

---

[1] W H S Jones, Litt. D. Hippocrates:VOL Ⅳ (Nature of Man) [M] .Cambridge, Massachusetts: Harvard University Press, 1957:11-13.

Disease），这些著作中详细讨论了"风"（pneuma）对身体的影响，以及可能因此而产生的疾病，并告诫医生必须精通一年四季和不同区域风的变化和它对身体造成的影响。事实上，风既存在于身体内部，也存在于身体外部。"所有人类和动物的身体一般靠三种营养物供给营养，它们是固体食物、饮料和风，风在体内称为气息（breath），在体外称为空气（air）。风在体内和体外都是最有力量的。"[I]《论气息》中，描述了病痛如何从禁锢于体内的气息中产生，同时也描述了"pneuma"如何充塞于天地之间，带来冬夏之变化，甚至导引太阳与星辰的运转。[II]作者总结，希腊医生对风的认知有两大特点，一是对北风和南风的注重；二是通过对干、湿的谈论，将风与体液论结合起来。栗山茂久讲道：

在希腊医学中，风并非以其自身的特殊力量影响事物，而是借着干燥或湿润、温暖或寒冷。由于一切事物都受制于干、湿、热、冷的对立，因此北风与南风才会造成无可抗拒而且彻底的变化——对人如此，对陆地与海洋也是如此，而且不只是对人体有影响，而且连日月星辰等"庞大有力的天体"都会受到影响。[III]

首先，"只有检查过病人的体质（constitution）、年龄、体格（physique）、发病时的季节、发病的方式，才能实施治疗"。[IV]其次，

[I] W H S Jones. Hippocrates: VOL II (Breaths) [M]. Cambridge, Massachusetts: Harvard University Press, 1957:229-231.

[II] W H S Jones. Hippocrates: VOL II (Breaths) [M]. Cambridge, Massachusetts: Harvard University Press, 1957:230.

[III] 栗山茂久. 身体的语言：古希腊医学和中医之比较 [M]. 陈信宏, 张轩辞, 译. 上海：上海书店出版社, 2009:234-235. 英文版见：Shigehisa Kuriyama. The Expressiveness of the Body and the Divergence of Greek and Chinese Medicine [M]. New York: Zone Books, 1999:248-250.

[IV] W H S Jones, D. Litt. Hippocrates: VOL IV (Nature of Man) [M]. Cambridge, Massachusetts: Harvard University Press, 1957:27.

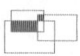

因为多余引起的疾病，应当施以泻法，如用静脉放血术（venesection）、催吐药和泻药来清除体内多余的液体，控制发热、积脓或疼痛；而那些因为吐泻导致的疾病，就应当施以补法，通过食物和饮料给予补充；运动过度的给予休息，安逸致病的施以运动。

因此，古代医学诊疗的总原则是，医生要同与疾病相关的各种因素抗衡，对之进行调节，如体质、季节、年龄、饮食和运动休息等，急则缓之，缓则急之，使得疾病的部位得到充分休息，这才是合理的，在此基础之上，再辅以手术修复和药物治疗。如同《论技艺》（The Art）所强调的，假如医生仅仅懂得使用药物，如泻药、收敛药等，以及某些外科整复技巧，那这种技艺就显得较为无力了。真正有名望的医生，应当靠养生法和以上与哲学有关的思维方法来治疗疾病。

二、人体解剖

人体解剖学知识是形成身体观的重要组成部分之一，在医学史上，它与医学的关系错综复杂，时而亲密，时而疏远，但无论怎样，它都是医学知识体系的重要组成部分。澄清其形成渊源，以及在医学诊疗活动中所起的作用十分必要。虽然《临床医学的诞生》中有关人体解剖的阐述不多，但是若要透彻理解病理解剖学在现代医学的空间重组中所起的核心作用，仍必须通盘考察人体解剖学。

在谈论现代与古代医学对待人体解剖学的态度之区别时，福柯指出了传统历史描述的偏颇，主流医学史普遍按照编年顺序来记录人体解剖学和生理学不断发展成熟的过程，并以连续发展进步的思想前提理所当然认为它们应当在医学诊疗中发挥重要作用，而不去探究两者形成年代之巨大差异的根源，以及各自在现代医学的诞生

◇ 第二章　现代医学对人的客体化建构 ◇

中的位置和作用。这种传统的历史记载无疑掩盖了真相,《临床医学的诞生》中有一句关键话语:"生理学知识原先对于医生来说是极其次要的、纯粹理论性的,此时则逐渐占据了全部医学思想的中心。"[I]这一"倒置"不仅适用于生理学,同样也适用于人体解剖学。这种"倒置"是如何发生的,如何从这种特殊现象中发现并分析现代医学解释人之方式的转变,福柯都给予了详细解答。但是在澄清这些问题之前,我们必须先梳理人体解剖学和生理学的源头。本节讲述人体解剖学,下一节讲述生理学。

　　如上所述,古希腊人十分看重"风"对身体内在状态的影响和在身体外部环境中发挥的作用,但他们对"风"的看法也在变化,《圣病》和《空气、水、地方》等作品中认为风无处不在,到了希波克拉底之后就很少见了。栗山茂久谈到,希罗费罗斯(Herophilus,约前330—前260)和埃拉西斯特拉图斯(Erasistratus,前310—前250)并没有像《流行病学第一册》的作者那般观察风的变化;盖伦的作品中只有一篇文章(他评论《论体液》的文章,而且只占了其中一章)对风有所探讨。[II] 希波克拉底之后的医生仍然提到"pneuma",但是在希波克拉底之后,人们赋予"pneuma"的意义有了变化,他们不再重视寒冷的北风以及温暖的南风,却从体内气息、内在力量、灵魂上发展出了更加细腻的分析;相应的,医生不再理会从外在影响人类生活的气流,他们在渐渐淡化身体的外在因素,而愈来愈重视从内在展开形塑活动的人类气息,从而开始重视人体解剖学的知识。

[I] 米歇尔·福柯.临床医学的诞生[M].刘北成,译.南京:译林出版社,2011:39.
[II] 栗山茂久.身体的语言:古希腊医学和中医之比较[M].陈信宏,张轩辞,译.上海:上海书店出版社,2009:243.

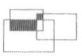 现代医学对人的建构 XIANDAI YIXUE DUI REN DE JIANGOU

到盖伦时期,这种倾向逐渐清晰起来,盖伦的身体观与希波克拉底身体观有何区别呢?第一,盖伦的人体解剖学更为细致丰富;第二,他们对"pneuma"的看法不同。按照栗山茂久的考证和分析,这两种变化实则是一种变化的两个方面,即从亚里士多德开始到盖伦,内在气息论渐渐与解剖学的具体身体结构联系起来,人体解剖开始在医学中崭露头角。比如亚里士多德的先天元气(symphyton pneuma)理论中,假设了一种不受季节及区域气流影响的内在气息,这种内在气息对形体产生具有决定性的影响,先天元气形成子宫里的血液,形塑了胚胎并使其有分节,一旦内在结构完整分节之后,先天元气便会确保其稳固性;天地之间的四种元素光靠其自身无法形成及保全身体的结构,一定要有这种内在气息的形塑才能完成。

总之,古希腊的医生均认为"pneuma"会影响人的外貌、行为举止,希波克拉底认为这种影响因素来自供给人类存在环境的风,而从亚里士多德到盖伦之间的学者则将其视为内在气息。《论古代医学》中讲道:"我们必须区分'力量'(forces)所引起的病痛以及'形体'(forms)所引起的病痛:'我所谓的力量是指对身体运作会有影响的体液变化;而所谓的形体则是身体器官'。"[1]据栗山茂久考证,"器官"(organon)这个词未在《论古代医学》中出现过,现代对《希波

---

[1] W H S Jones.Hippocrates: VOL I (Ancient Medicine) [M].Cambridge, Massachusetts:Harvard University Press, 1957:57-59. 这一部分讲到,必须了解什么病是由力量(powers)引起的,而什么病是由结构(structures)引起的。W.H.S. Jones 使用的两个英文翻译与 Shigehisa Kuriyama 不完全相同,后者用的 forces 和 forms (*The Expressiveness of the Body and the Divergence of Greek and Chinese Medicine*:262)。接下来一句为"What I mean is roughly that a 'power' is an intensity and strength of the humours, while 'structures' are the conformations to be found in the human body",这一段可以作为希腊医学体液病理和固体病理理论的原初表达,其意为力量指的是体液的强度和力度,而结构指的是人体内有待发现的形态。因此这里 Shigehisa Kuriyama 直接翻译为"身体器官",中文版见《身体的语言》第246-247页。这是一个现代译法,容易造成误导,但他接下来也考证了"器官"这个概念和说法并未出现在《论古代医学》中,与之相关的通常出现的词是 object, frame 等,而没有使用 organs。

◇ 第二章 现代医学对人的客体化建构 ◇

克拉底文集》中"器官"以及"解剖结构"的译文都来自希腊文中的"schēma",这个词的本意是形体或形状,有关器官组成身体的理论在希波克拉底之后才成熟,然后才有了人体解剖学;同时,"organa"这个词的原始意义是工具,作为有着特殊用途的器具,它一方面包含了功能的概念,另一方面预先设定了使用者的存在。亚里士多德对解剖的兴趣在于目的论,通过对动物的身体构造、后代繁衍,以及习性的研究,探求规范所有动物的自然规律,包括人类。盖伦的解剖学著作《论身体各部分的功能》(*On the Usefulness of the Parts of the Body*)被誉为古代解剖结构最完善的记载,栗山茂久引用了盖伦在本书中的总结,除了医生以外,另有三种解剖学家,"以追求知识为乐的自然学家;想要证明一切自然现象都有其道理的人;研究生理和心理功能的学生"。[I] 总结起来,包括从医者和不从医者,人们对于解剖学感兴趣的根本原因在于"视身体构造为创造能力的表达"[II]。亚里士多德、狄奥克莱斯(Diocles,前4世纪)[III]、亚历山大大帝时代伟大的解剖学家埃拉西斯特拉图斯、盖伦直至维萨里,都将人体视为造物主智慧的体现,并通过对人体构造的研究来通达造物主或自然界的终极目的,而要知晓这种精巧的设计和领悟其中蕴含的目的,不能只是直白、机械地观看那一堆堆的血肉、骨头和器官等,而是需要经过训练的心灵之眼(或科学之眼)来观察。"不要管物质

[I] M. C. Lyons, B Towers. Galen on Anatomical Procedures [M]. Cambridge: Cambridge University Press, 2010:33–34.

[II] 栗山茂久. 身体的语言:古希腊医学和中医之比较 [M]. 陈信宏,张轩辞,译. 上海:上海书店出版社,2009:109.

[III] 亨利·E. 西格里斯特. 最伟大的医生 [M]. 李虎,张盛钰,柯秋梦,译. 北京:北京大学出版社,2014:18–20. 此处记录了狄奥克莱斯的生平。

上的差异,专注于那纯粹的艺术本身。"[I]

这是一种特殊的观察方式。为此,传统解剖学一开始就包含了三个层面的含义:一是身体的形状,二是作为工具的功能,三是使用工具的使用者。对身体的研究,首先是对身体各个组织器官形状的视觉感知;其次是这些组织器官在身体行动中所扮演的角色和它们各自的功能,以解剖学的眼光来看待身体,就必须把每个部位都视为具有特定目的的结构;最后这些形状和功能所指向的最终目的,也就是说,在这些之上,身体有一个活跃的灵魂,作为使用者来统领和引导身体的形成和行动,解剖学也因此从一开始就重视身体与灵魂的关系。作为首次提倡以解剖学为求知方式的亚里士多德,他在灵魂论中提到,所有生物都是灵魂的工具,这也是亚里士多德目的论的基础。[II]盖伦也同样遵循这种从身体到灵魂的递推关系。

17世纪之后,西方的物理医学派开始以纯粹的"机械论"[III]观点来分析身体,淡化灵魂或者将灵魂从对身体的研究中排除出去。尽管在笛卡尔之后,对身体的研究渐渐偏向机械论模式,从身体角度来

[I] 栗山茂久.身体的语言:古希腊医学和中医之比较[M].陈信宏,张轩辞,译.上海:上海书店出版社,2009:114.

[II] 亚里士多德.灵魂论及其他[M].吴寿彭,译.北京:商务印书馆,2011:97.

[III] 艾伦·G.狄博斯.文艺复兴时期的人与自然[M].周雁翎,译.上海:复旦大学出版社,2000:2.本书中对两个时期的机械论有系统的介绍。机械论有两个兴盛期,第一个在1550—1650年这一百年间,这个时期的重要人物有笛卡尔、伽利略、波雷里、波义耳和牛顿。笛卡尔在其著作中谈论了心物二元论,并阐述了身体(机器)与灵魂之间的关系;之后拉·梅特里发表了《人是机器》(1749),使人们注意到生物体机制与哲学唯物主义之间的必然联系。这种理论受到形而上学和神学的反感和排斥,它似乎对生命的理解没有价值,因为"机器"的概念,无论是简单的还是复杂的,仅仅指用来完成特殊工作的机械装置,尽管它可能是互相关联的各部分的组合,但也只是机械地完成预定的动作。第二个是19世纪初,1840年之后,由于生物学和生理学的产生和发展,人们不得不再次启用机械论的思想,物理学也融入生理学研究中,当时正值能量守恒定律建立,将生命机体当作机器看待的观念得到了新的进展,呼吸和消化也因此成为生理学的核心研究。

◇ 第二章　现代医学对人的客体化建构 ◇

理解灵魂的观念仍然占据着一定的空间。正如栗山茂久所言，盖伦认为，假如只是将尸体切开，眼睛看着骨头、血肉、肌腱，这不算是解剖学。解剖学家不能被眼前可见的东西蒙蔽，要看到形式，而非物质，要去看那肉眼看不见的东西。[I] 这一观念在身体理论中消退得颇为缓慢，并成为机械论与活力论论争的思想源头。

通过历史回溯可以发现，古希腊的解剖学以动物为主，解剖的动机来自对它们组织构造的好奇，希望通过了解自主性运动的原因和机制，来窥探生命的奥秘。从希波克拉底至盖伦的这段时间内，解剖很大程度源于理性的兴趣，这是一个哲学活动，更甚于医学活动，与观察自然的意义相同。尽管解剖学对理解身体有益，但这时候的解剖学并没有和医学，具体地说与疾病的诊疗扯上关系，《希波克拉底文集》中对解剖也没有表现出太大的兴趣，也就是说，古代医学中，它与医学的实践即医学技艺本身关系不大。[II] 人们认为，借由解剖尸体去追求人体的真相未必是自然的途径，比如帕拉塞尔苏斯，就认为研究毫无生气的尸体没有任何用处。当时的主要治疗方法：放血、催吐、导泻和运动、按摩、食疗与药疗，很大程度上并不需要解剖学知识的帮助，除了处理骨折、放血部位和血管的选择等。西格里斯特作为现代西医视野下的史学家，认为解剖学对外科学而言必不可少，那么不能碰触尸体的古人，就只能发展出一些接

[I] 栗山茂久.身体的语言：古希腊医学和中医之比较[M].陈信宏，张轩辞，译.上海：上海书店出版社，2009:113-114.

[II] 大量的医学史文献都表明了这一点。洛伊斯·N.玛格纳（Lois N.Magner）、罗伊·波特（Roy Porter）、谢尔登·沃茨（Sheldon Watts）的医学史著作中都明确谈到过。比如谢尔登·沃茨讲过，盖伦生活的罗马时代，应当有机会进行人体解剖研究，但他并没有这么做，他试图从当时庞大芜杂的医学理论体系和哲学体系中，总结概括出一套系统的解释，来展示体液论的合理性，并运用一系列技艺来保持体内的适度平衡。相对于他正在计划的宏大医学研究而言，人体解剖的作用不大。

近体表或局部的外科手术,"外科医师从其实践中获得的那一点点有限的知识就能够满足需求了,至于器官之间的系统关系,他不必充分知晓"[I]。这一观点显然有失偏颇。

到希腊化时期(大约亚历山大大帝死后到公元前30年间),由于公开解剖得到短暂解禁(之后大约在公元前2世纪末时再次被禁止[II]),亚历山大城的科学家们带来了解剖学的鼎盛期。尽管当时的人在多大程度上接受了人体解剖还存在争议,但历史证实希腊医生和科学家们于公元前280年开始研究人体的内部结构,并取得了一定的成绩。如希罗费罗斯研究循环系统,发现了动脉和静脉的不同,他还广泛研究了神经系统,包括大脑、脊髓和神经之间的联系,并有力地驳斥了亚里士多德的观点,后者认为心脏是人体最重要的器官,是智慧之源泉,希罗费罗斯指出大脑才是神经系统的中心。埃拉西斯特拉图斯则萌发了利用解剖学的理论来实施诊疗的念头,试图在解剖学的基础上发展出一种固体病理学的理论,运用机械的、局部的观点来谈论病理现象,取代体液论来指导医学实践;但其医疗实践仍严格限定在放血疗法上,并认为疾病主要是由于多血症,即局部血液过量所引起的,因此埃拉西斯特拉图斯特别注意心脏、血管和动脉的解剖,但他的解剖学知识与临床实践很难真正融合。据洛伊斯考证,尽管亚历山大博物馆在科学、技术和医学方面拥有高水平的创造性,但有证据表明,在希罗费罗斯和埃拉西斯特拉图斯时期,医学已经开始衰落了。在临床领域,客观的科学研究与病人的迫切需求之间呈现出紧张状态,人们质疑解剖学研究的价值,不仅

I 亨利·E.西格里斯特.西医文化史[M].朱晓,译.海口:海南出版社,2012:4.

II 洛伊斯·N.玛格纳.医学史[M].刘学礼,译.上海:上海人民出版社,2009:90.

◇ 第二章　现代医学对人的客体化建构 ◇

不能运用于临床，还分散了医生照顾病人的精力和注意力。

同时，由于身体神圣不可侵犯，从古代雅典一直到中世纪，除了中间极短时间的解禁之外，人们普遍反对尸体解剖；紧接着到14世纪中叶，鼠疫流行期间，教皇批准验尸寻找瘟疫的根源；到1400年左右，在欧洲大多数医学院，人体解剖成为一门课程，但在当时，对此的学习兴趣和意图不同于现代医学教育；16世纪，安德烈·维萨里（Andreas Vesalius，1514—1564）[1]对解剖学进行了革新，他把重点放在精确性和直接的观察上，力求真实地还原人体结构，纠正了盖伦解剖学的诸多错误，使其趋于成熟；17世纪，威廉·哈维发现了血液的单向流动以及心脏搏动泵血维持血液循环的功能，激励着一大批的英国研究人员继续他在心脏、肺和呼吸方面的探索工作（虽然他的发现并未对放血疗法产生影响）；到18世纪，系统解剖有了长足的发展，科学家们开始深入各个器官内部，进行更为细致的解剖研究；19世纪中叶以后，欧美诸多国家开始陆续通过解剖法，允许医学院解剖尸体、成立解剖学博物馆和实验室等。1830年，美国马萨诸塞州第一个通过解剖法，但系统解剖和病理解剖被允许时，人们仍普遍对这些"掘尸人"深感厌恶和充满敌意，维萨里本人为获得研究材料，曾到公墓去收集骨头，偷取被绞死的强盗的尸体。玛格纳提道："维萨里在哪里进行他著名的演讲和演示，哪里就有盗墓案发生。""美国曾尝试以解剖学知识来建立专业化认证。这导致了声名狼藉的尸体交易黑市的出现。仿照英国的例子，医生们成功地利用了法律把尸体分配到医学院校。但是可耻的尸体攫取和解剖室恶

---

[1] 维萨里于1543年出版《人体结构》，主流医学史家们认为，该书纠正了盖伦和古代人体解剖学中的诸多错误，是第一本真正关于人的解剖学著作。

作剧事件仍然常常使公众愤怒。那些倡导改善医疗和外科训练条件的人不得不提醒当局者及门外汉:如果外科医生不在尸体上实践的话,病人将被作为学习实践对象。有一句被全世界的医学检查者和病理学部门引用的拉丁语格言'这里是死人乐意帮助活人的地方',强调了医生和研究者们必须从尸体解剖获得见识。"[I]杜菲在研究美国现代医学进程时,也记录了相关尸体解剖引起的民众暴乱事件。[II]

从上述历史和哲学分析可知,医学和人体解剖的起源都较早,两者在大多数时候是平行发展的。虽然在现代医学体系中,学医首先要了解身体的结构和功能,从学习解剖学和生理学开始,但实际上,医学在很长的时间里并不遵循这种思维方式,古代医生们的思维完全是非解剖学的,他们并不从身体的内部去探寻疾病的本质和发展,"不论就研究广度和深度而言,古代的解剖学都超出了当时医生的治疗所需"[III]。曾经对医学实践而言不甚重要的人体解剖学,到19世纪之后,开始变得不可或缺,其重要性必须得到法律保护,即使引起公众反对也应该坚持,人们普遍强调医学能从死人那里学到更多。那么,它成为医学实践之关键性基础学科的契机在哪里?死亡为何开始对医学而言如此重要?这些问题的答案都要在病理解剖学的诞生中去寻找。

I 洛伊斯·N.玛格纳.医学史[M].刘学礼,译.上海:上海人民出版社,2009:182.

II 约翰·杜菲.从体液论到医学科学:美国医学的演进历程[M].张大庆,李天莉,甄橙,等译.青岛:青岛出版社,2000:124-127.

III 栗山茂久.身体的语言:古希腊医学和中医之比较[M].陈信宏,张轩辞,译.上海:上海书店出版社,2009:108.

第四节　现代医学身体空间

在本章第一节分析视觉概念时，着重指出，福柯所说的现代医学的视觉，它的起点是直视打开的身体。这个身体指的是带着疾病的尸体。由此，视觉同病理解剖学一道，成了现代医学的起点。那么，这里的疑问是，古代医学存在哪些内部无法克服的矛盾而促成了视觉的变化以及病理解剖学的产生？对此问题的解答，可引出莫尔加尼（Giovanni Battista Morgagni，1682—1771）的病理解剖学和比夏（Francois Xavier Bichat，1771—1802）引领的医学空间重组。

一、莫尔加尼与固体病理学

前面讲到古代医学尤其是古典时期的身体观和疾病分类学，当时，医学的治疗世界封闭且保守，进展缓慢，理论世界却庞大复杂，作为一门学科其内部发展不平衡。传统观点认为，追求疗效的确定性是医学的本质特征之一，然而体液病理学的模糊整体观制约了医学的确定性和治疗上的发展。福柯对此有独到的见解，他认为，并非体液论阻碍了治疗的进展，而是疾病分类学的疾病观。因此，促使古代医学转变的根源就在于"身体与疾病分离"这一思想基础，即身体理论与疾病分类学无法融合的矛盾。

福柯详细讲到，这种矛盾在诊疗中的表现如下：为能无限接近疾病的自然秩序，甄别各种疾病症状之间的细微差别，医生需要保持理性和严谨的目光，去除掉疾病的容器——病人的身体状况造成的混淆和遮盖，还要尽量忽略施加于其上的治疗，甚至不去干预它的自然进程。但这几乎是不可能的，这违背了诊疗疾病的初衷。医学注定了必须有介入和干预，病人在显露疾病的同时也在掩盖它，医生在如实观察疾病的同时也在干扰它。一方面，医学要求在纯粹的自然状态下观察症状，为了求得知识，必须先辨识确认；另一方面，为了达到治疗的目的，而不得不对其进行干预，因而疾病总是被添加和被改变。如此就出现了一个难题：人体的空间结构如何与疾病分类学的结构准确叠合起来？或者说，二维空间的疾病类型图表如何呈现在三维空间的由物质所组成的身体之中呢？[1]

疾病同时依赖两种构型：一是分类学的空间中所标示的坐标；二是疾病在身体中的存在，并通过身体的表征而具体化。如上述所言，这里的关键问题在于：疾病分类学的空间构型如何与身体的自然空间构造相吻合，从而解释疾病怎样在身体中分布、展现和扩展；如何改变身体的实体、运动或功能；如何在身体的某一点上造成症状，引起反应和尸检时的可见病灶，并最终导致疾病的转归。福柯认为，这些疑问引发的医学思维的变化，诞生了在现代医学中至关重要的学科之一——病理解剖学，它是古代医学和现代医学的分界点，是一门诉诸视觉的学问。

医学史中一般这样描述：旧的医学经验向新医学经验转变的过程中，最强烈的呼吁莫过于抛弃旧有的医学理论，斩断医学理论与哲学的隶属关系，将目光从体液论的理论体系和分类图表的结构性框架中解放出来，还以自由、纯粹的观察。培根倡导的科学实验和实用型医学、西登哈姆推崇的疾病分类学，以及布尔哈夫开发的临床教学，都主张医学的发展应当偏重诊疗效果，而不在于构建有关身体和疾病的理论体系。然而，这里的回归自由、纯粹观察，回归

---

[1] 米歇尔·福柯.临床医学的诞生[M].刘北成，译.南京：译林出版社，2011:9.

病人床旁，到底指的是什么？设若仅仅指将关注点聚焦于病人身上，这与希波克拉底以来的医学并无二致，那么它到底指什么呢？福柯给出了回答，这个"超越一切理论的有效的朴素知觉"，并非真的如描述的"自由""纯粹"。它指的是打开"身体的可触摸空间"，用肉眼直接观察患病致死的尸体，以此为起点重新构建新医学——这就是病理解剖学的起源。比夏的一句话最能说明这一点，他说："只要解剖几个尸体，你就会立刻驱散单凭观察所不能驱散的黑暗。"[1]

第二节在讲述疾病分类学时说到，古代医学作为一门经验科学，其经验建立在对症状的感知之上，观察身体的表面"地图"，皮肤、瞳孔、指甲、舌头的色泽、隆起的包块、骨折或受伤的部位和严重程度，还看各种排泄物的性状等；除视觉外，医生还用触觉感觉患者的脉搏、皮肤的温度和松紧度、肌肉的力量强弱；用味觉品尝患者的汗或尿液；用听觉感觉心跳和呼吸；等等。这种经验积累并不以视觉为首要的感觉材料的来源，而是各种感知的并列使用。然而，新医学的感觉经验不同于此，它的分析和处理对象是对身体的直视。病理解剖学的开创者是莫尔加尼（Giovanni Battista Morgagni，1682—1771），他认为对症状的观察远远比不上对病变器官的观察具有确定性，在这一视觉转换中，现代医学产生了。

莫尔加尼在器官的层面上分析疾病的发生，他通过七百多例尸检研究发现，在分类学空间中存在的疾病可以在肉体器官上找到清晰可见的点，这就是现代医学的"视觉化的身体工程（visible human

---

[1] 米歇尔·福柯.临床医学的诞生[M].刘北成，译.南京：译林出版社，2011:165.

project，VHP）"[1]的起点，这种解剖感知牵涉两个重要的概念：病质（qualité）和病灶（site）。

病质（或者说特质）指一种或多种疾病可能引起的某个特定器官重量、质地等发生的变化，将这种特殊的变化记录下来，成为描述疾病的重要资料：一般形态学变化，包括水肿、脂肪变、玻璃样变、黏液样变、色素沉着等；特殊疾病的变化，如动脉粥样硬化的病理变化，肺痨、中风、躁狂症等病引起脑组织的不同变化等，通过观察和记录这些资料，疾病就与身体发生了联系。

病灶指的是打开尸体，寻找疾病在身体内部留下的轨迹。新医学经验用对固定点的定位来取代对症状发生频率的记录，它包括了"定位"（localization）和"原发性"（origin）两种含义。症状可能倏尔而逝，而病灶却会留存下来，曾经临床医学观察中给症状提供的概率指数让位给一种必然的结果，这种结果不是与时间上的频率有关，而是与位置的稳定性有关，这修正了以往临床经验按照时间的顺序观察症状和预测征候的思维方式。

福柯引用了比夏在《普通解剖学》中的话："如果人们不知道疾病的位置（病灶），那还谈什么观察？"他也引用了布伊奥（bouillaud）在《医学哲学》中的话："如果医学里有某种公理的话。那就肯定是这样一个命题：不存在没有病灶的疾病。如果接受相反的观点，那就不得不假定没有器官也能有功能，这显然是荒谬的。确定病灶或给疾病定位，乃是现代医学最精致的征服活动之一。"[II]福柯引用的这

I　Catherine Waldby. The Visible Human Project [M]. London: Routledge, 2000. 本书中，作者运用福柯的理论，详述了现代医学的可视化身体工程。

II　米歇尔·福柯.临床医学的诞生 [M].刘北成，译.南京：译林出版社，2011:156-157.

两段话非常能说明问题，它代表了上述固体病理学的思考方式：功能只能是依附于器官的功能，因此疾病一定会留下可以用肉眼观察得到的病灶，不然就是无法理解的，甚至是荒谬的。然而，对照本章第二节讲述的古代医学的身体观，我们知道，古希腊人注重用"风"来理解身体和疾病，他们用力量、潜能、形式等概念来描述，同样可以形成一套合理化的医学思想和实践，并非不可理喻或荒谬。由此对比可进一步证实，医学并非以时间为主线的连续发展进程，福柯要批判的，正是立足于现代医学，在时间的长河中去逆向搜索筛选对已有利的史料，来证实现代医学的科学权威的历史研究方式。

在固体病理学的视觉引导下，医学不再偏重于断定脉搏的力量和速度、发烧的程度、疼痛的强度、咳嗽的剧烈程度等诸如此类的症状，而是关注那些出现干燥、发烧、亢奋、潮湿、肿胀的部位，这需要更为精细的感知——对变异、平衡、过分和不足加以度量，它结合的是病变器官的外形、质地、体积、质量等，这种新的医学感知承担起确定位置和图像的任务。由于莫尔加尼时代观察的是尸体上的病灶，它无法还原疾病的"原发性"和进展情况，这催生了从尸体向活体的观察以及肉眼观察的延伸，包括显微镜的使用和以视觉为中心的触、嗅、听的联觉。医学的诊疗思维继而建立在身体可视化的基础上，这种思想导向使得各项检查身体的医疗工具得到了快速发展。在莫尔加尼的同时代，利奥波德·奥恩布鲁格（Leopold Auenbrugger，1722—1809）出版了《叩诊技术》，通过聆听胸部叩诊声音，来区分气胸、血胸、肺炎、肺结核等疾病；[1]雷奈克发明了听诊

---

[1] 威廉·F. 拜纳姆.19世纪医学科学史［M］.曹珍芬，译.上海：复旦大学出版社，2000:45-46.其中详细记录了利奥波德的叩诊技艺从发明到推广的过程。

器,并发表相关著作《间接听诊或论肺部和心脏疾病的诊断》,[1]通过听诊呼吸音,来诊断多种心肺疾病,如今这一检查工具已成为医生职业的象征;1905年,科罗托科夫(Nikolai Korotkoff)结合前人的经验,在听诊器的基础上发明了精确的血压计,这项发明是体格检查的划时代革新;而1895年伦琴(Wilhelm Konrad Rontgn,1845—1923)发现了X线,这是医学检查中最有价值的研发之一,它成为透视活体最有力的工具,在此基础上衍生出了造影术、计算机断层扫描、磁共振影像、三维立体成像等技术。为了窥探活体,根据其他原理研制,但最终仍诉诸视觉的还有B超、心电图仪、从胃镜到乳管镜等大大小小的内窥镜。

《剑桥插图医学史》谈到皮埃尔·查尔斯·亚历山大·路易斯(Pierre Charles Alexandre Louis,1787—1872)的《临床指南》(*Essay on Clinical Instruction*,1834),该著作把医院医学提到重要的位置上,并建立了法国医院的诊疗标准。路易斯认为,症状(患者的所感和所述)的价值是次要的,更重要的是体征(医生的检查),通过体征,才能确定是什么器官受到损害,才能对鉴别疾病、设计治疗方案和做出预后具有明确的指导意义。这一观点,很好地体现了临床诊断的思维更新。对于医学专业者来说,这种建立在视觉之上的诊断,更具有确定性,因而更为可靠和科学。但它也使得医患疏离,医生不再如同往日那样,专注于病人显露的细微身体外部表现,聚精会神聆听主诉,积极主动问询病人以期获得更多有利信息,保持与身体的距离意味着更为贴近病人本身;而现今对身体的近距离甚至无距离窥视

---

[1] 威廉·F.拜纳姆.19世纪医学科学史[M].曹珍芬,译.上海:复旦大学出版社,2000:48—52.

◇ 第二章 现代医学对人的客体化建构 ◇

反而致使医生与病人本身之间产生隔阂，人们开始怀念古代医学的人性化，而谴责现代医学关注疾病而不关心病人，并将之归为医患纠纷的根源之一。从以上的分析可知，实则它是诊断思维的革新导致外部实践形式的变化，它与现代西医的诞生相伴相生，试图在此方面矫正医生诊断的思维，令他们回到关注病人的主诉上来，并由此改善医患关系，往往只能事倍功半，治标不治本。

还有另一点值得关注的是，对路易斯来说，临床医疗更像一门观察科学而不是实验科学，临床判断是对所感知现象的正确解释，这里的观察指的是身体内部的定位变化，而非病人的外部症状；在此，他与莫尔加尼的思想保持一致；同时，他推崇观察，而忽视实验医学，进一步证实了莫尔加尼对其思想的主导，因为后者的病理解剖学仅仅是将体液病理整体观的砝码拨向固体病理局部观。但我们知道，实验医学在现代医学中占据着重要分量，由此可知，莫尔加尼的研究显然还不是病理解剖学带给现代医学的全部思想启示。如同福柯所点明的，比夏的病理解剖学工作才是真正引领现代医学实现空间重组的关键。下面，我们先行说明生理学的缘起，以及它与人体解剖学的联姻，然后进入对比夏的分析。

二、生理学的缘起

医学史表明，在研究人体解剖学的同时，对于身体功能的关注和研究一直都存在。前面谈到亚里士多德对身体和灵魂功能的关注，及其之后的盖伦、维萨里、哈维等人，都没有忽视形态与功能的联合研究。但是，现代医学中，系统解剖学与生理学的联姻，是在另一个层面上的，它是在现代主体性原则的基础上，对"人"和"生命"展开的实证研究。福柯在《词与物——人文科学考古学》的第五章，对此做了详细说明,下面来解读之。

福柯讲到,哈勒(Albrecht von Haller,1708—1777)、亨特(John Hunter,1728—1793)和居维叶(Georges Cuvier,1769—1832)都信奉亚里士多德的解剖学规则,即我们首先必须描述共同的功能。所谓共同,指整个动物界,某些大群或某个种群中的所有成员。解剖学和生理学,因为共同的目标而获得统一,这个目标是通过分析生物体,来解释生物体各部分之间和谐的相互作用和整体性。这是哈勒动物解剖学和居维叶功能解剖学的基础。他们得出的主要结论是:人体的结构与功能相适应。这是生物学诞生的最初起意,也是大写的历史的一般性阐述。但是,在福柯看来,更值得点明的是,相较人体解剖学的悠久历史,生理学是在19世纪之后才可能出现的学科,它同19世纪诞生的生物学共同发展起来。比夏发现了医学中的"人",居维叶则发现了生物学中的"生命",也就是说,生理学伴随着"人"的概念出现,生物学则伴随着"生命"的概念出现。得出这一结论的依据是什么?它对于理解现代医学的诞生有何重要意义?要回答这些问题,必须运用认识型的概念加以说明。

一般来说,生理学研究的是人类身体的功能,而生物学的范围更广,它的前身是17世纪以来对矿物、植物和动物的描述和分类,以及18世纪发展完善的自然史(对自然产物做的概括性描述),研究范围包括了动物、植物等有生命的物体的功能,其旨趣是从对功能的研究中探究"生命是什么"。福柯分析道,在古典时期,直到18世纪末,生命是不存在的,只存在生物,这些生物在世界上的所有事物系列中形成一个或几个纲,假如谈论生命,也只是谈论生物普遍具有的一个特性。当时人们把自然界的事物划分为三纲:矿物、植物和动物,生命并不在其中构成一个明显的界限。也就是说,生

◇ 第二章 现代医学对人的客体化建构 ◇

物与非生物之间的鸿沟从来不是一个决定性问题，此时的生命是一个分类范畴。自然主义者关注的是可见世界的结构依照特性进行命名排序，他们并不关注生命本身。当时的整体知识（包括数学、化学、物理学和哲学等）的共同研究结果表明，生物（包括人的身体）的基本元素、相互作用方式同宇宙的基本元素、相互作用方式一致。福柯认为，除了笛卡尔的哲学和数学思想在其中所起的作用，在当时一系列哲学家的思想中，最能代表这一观点的哲学思想是莱布尼茨的单子论，它以还原的方式分析整个宇宙的连续性等级，这个时期对生命的理解仍然置于17世纪以来的机械论思想之下，它遵循的是大宇宙-小宇宙模型理论。

当然，如前所说，这并不是说古典时代不关注功能，而是说那个时代并没有将功能的一致性作为物之序的标准，并从功能的角度进行等级化的分级；这个时期对身体的观察主要集中于大块的器官，器官既通过其结构，也通过其功能得到定义；功能和形态既相互包容，又相互独立。因此，古典时期并非不关注生命，而是此时的生命是形而上学的，属于本体论范畴。

但是居维叶在很大程度上使得功能超出了器官的范围，以往的身体结构是以器官的形态来构建的；现在不同了——呼吸、消化、循环、运动等功能，成为构建新结构的元素，而结构成为完成同一个目标的功能单元。比如呼吸，它所形成的结构包括肺、气管、胸膜甚至肺循环和体循环；消化包括了牙齿、舌头、食管、胃、肠道等一套系统，泌尿也得到类似的研究和描述。这个相似性，不再是形态上的相似。再比如，福柯举了鳃和肺的例子，它们形态表象上不同，之所以放在一起，是因为它们都用于一般性的呼吸。进一步来讲，居维叶认为，"存在"的功能先于"关系"的功能，因而循环从属于消化,而神经系统又是所有器官排列的决定性因素。以这种观点扩展到其他生物,我们就懂得了物种如何既相互类似又相互区分,它们的同一性取决于功能的同一,而功能的最大目标就是维持生命。

生命由此成为生物之间所有可能的区分据以奠基的基础,它从形而上学的神坛降落到世俗之中。到19世纪末期,人们不再那么热衷于探讨生命是什么,它被生理学家日常实践中更为直接的问题所取代。生命的各个过程都必须得到描述,过程中的功能,包括单个过程的功能和多个过程的协同作用时的功能,都必须加以分析。因此,思考的首要问题,从对生命本质的定义转移到对生命现象的关注上,严格的实证主义者将自己局限在现象和现象之间的可确定的各种关系之中,他们避免寻找事物的本质和最初的原因,克洛德·贝尔纳(Claude Bernard,1813—1878)对实验医学的推崇就是一个绝佳的例子。

福柯谈到,到18世纪,人体解剖学理论已达到前所未有的高度,但是,只有当意识到必须同时研究功能时,解剖学才是一门对医学有价值的科学,也就是说,对现代实证医学而言,对身体形态的研究,只有同对功能的研究联合起来,解剖学才可能在医学实践中具备价值。《临床医学的诞生》中,有一句点到即止却含义深远的话,道出了人体解剖学和生理学在现代医学中被"倒置"的现象:"克洛德·贝尔纳的经历就是证据。"[1]这一"倒置"现象指的是,原来对于医学实践无足轻重的人体解剖学,以及19世纪才出现的生理学,对于现代医学而言,反而成了临床诊疗中必须的和首要的基础性知识。

---

[1] 米歇尔·福柯.临床医学的诞生[M].刘北成,译.南京:译林出版社,2011:39.

这一"倒置"现象的合理性，要通过对比夏病理解剖学思想的解析，才能找到答案。

三、比夏引领的空间重组

《临床医学的诞生》中强调，同作为病理解剖学的代表人物——莫尔加尼和比夏，真正催生医学新旧更替的关键人物，是比夏，而不是莫尔加尼。前者于1800年出版了《膜论》(*Traité des Membranes*)，在尸检的过程中他发现，不同的器官上都可能存在类似的组织，被称之为"膜"，他描述并总结了包括结缔组织、肌肉和神经在内的约21种膜，进一步将疾病观察层次从器官分解到组织（tissue）。在比夏看来，疾病并不特定发生在某一器官上，它可能显现于肉眼可见的某一受损伤器官，也可能不。事实上，疾病是流动的，肉眼可见之异常只是冰山一角，要真正认识疾病，探究其发病机制，要从器官细化到组织。

莫尔加尼的固体病理学相较体液病理学而言，忽略了身体的整体观，他没有将疾病按照疾病分类学的顺序归类，而是根据身体的形态，先从头部和大脑说起，逐次论及下肢。这样就产生了一些疑问：有些疾病不会引起身体可见的变化，那该采用何种认识方式呢？另外，局部性疾病和全身性疾病，如胸腹损伤、骨折、肺结核与糖尿病、甲亢等，这两类疾病，对它们的观察方式有何区别呢？莫尔加尼无法回答这些问题，而比夏却能。他用同构原理取代了莫尔加尼等人的器官多样化原理，立足于"结构、生命特质和机能的那种集体同一性和外部一致性"[1]。这种思维方式与希波克拉底医学以及疾

---

[1] 米歇尔·福柯.临床医学的诞生［M］.刘北成，译.南京：译林出版社，2011:143.

病分类学有异曲同工之妙。莫尔加尼的著作与17、18世纪许多其他论文一样，都是按局部分割症状或病灶来区分各种疾病；而体液论、分类医学和比夏的病理解剖学并非局部论，尤其是比夏的著作，它摆脱了固体病理，回归整体性，从"每一个系统内普遍性变化"入手，而不管是哪一个器官或区域犯病。比如对传染病和发炎的解释，就是对在身体深层构型中的整个传染或发炎系统的感知。

莫尔加尼的病理解剖学因为关注疾病所致的身体形态变化，曾一度使得医学抛弃症状学，单纯转向对身体定位病灶的研究，但比夏赋予了疾病分类学新的生机。首先，他根据疾病和身体的整体观，重新进行疾病分类的排序，把"每一个系统内普遍性变化"放在首位，而不管是哪个器官或哪个部位受到侵袭，这使得一些常见症状重新获得了参考价值，比如前面讲到，对传染病、炎症、硬癌、一些内分泌疾病而言，腹泻、呕吐、发热、无痛性包块、代谢紊乱、皮肤表征变化等症状的价值，仍然是无可替代的；接下来，有些区域性的疾病，确实可以逐个器官进行研究。但是，比夏明确表明，器官定位法只是作为残留的方法，用于组织同构原则不能起作用的地方，这只是一种暂时的、不得不为之的方法。福柯引用拉埃内克的话来说明比夏的思想："总有一天会证明，几乎所有不同类型的病变可能都发生在人体的任何部分，这些病变在每一个部分都只表现出很微小的差异。"[1] 基因工程技术和细胞、分子病理生理学的出现证实了这种观点的先见之明。

病理解剖学不仅化解了旧有的疾病分类学与身体无法融合的矛盾，比夏还恢复了整体论和症状学在医学中的价值。当然这并不意

---

[1] 米歇尔·福柯.临床医学的诞生［M］.刘北成，译.南京：译林出版社，2011:148.

味着他要回到希波克拉底和盖伦时期的医学,他要解决的难题是将病理解剖学与症状学、整体论统合起来,即将疾病表现出的外部症状同身体的定位病灶更紧密地联系起来,使得医生能将对症状的解读与病理解剖的感知整合在同一套话语体系之中。

比夏如何解决上述问题呢?他运用的是以视觉为引导的分析还原法,视觉从可感知的器官表面潜行进去,对身体和疾病进行更为细致、微观的分析。病理分析还原并不仅仅分析身体的原始结构,它还在身体内部建构了一个更复杂也更抽象的空间,这里涉及两种截然不同的结构感知:莫尔加尼想要感知身体表面下器官的性状,因为它们的不同形式表明了各种疾病;比夏则想要把器官团块还原到更大的、同质的组织表面,还原到同一性领域,在那里,第二级变化将能找到它们基本的同种关系。福柯分析到,《膜论》对身体做了一种新的解读,这种解读穿越了器官,包围了器官,构成和分解了器官,既解析了器官又把它们联系在一起。这种感知方式是对既是构成性的又是普遍性要素的揭示,对其进行有条理的解读,通过扫描其瓦解形式来描述其构成法则。

因此,比夏是严格意义上的分析家,其分析的思维方法包含了以下三点。第一,在分析实践里,把器官团块还原到组织空间的做法可能最接近于已有的数学模式,它使得医学融合数学、化学成为可能,并促进了实验医学的发展;第二,组织分析使人们有可能超越莫尔加尼的地理式划分,制定出一般的疾病类型,主要症状相同和演变类型相同的更大疾病族系会穿越器官空间浮现出来,这种分析还原法为临床诊疗实践和对身体疾病的深入研究拓开了空间,使得构建一门系统、权威的科学医学成为可能;第三,比夏运用的分析原则是"比较":一是正常与异常的对照,二是这种比较同时包括了形态和功能两种要素。下面来详细阐述之。

（一）首先来理解第一点。莫尔加尼和比夏时代的病理解剖学承认的是肉眼观察，凡是不在肉眼范围之内的东西均归于可能的知识领域之外。比如比夏生平从未使用过显微镜，尽管在他的年代，显微镜已得到极大改良并运用于研究领域，他甚至拒绝承认显微镜带来的视觉延伸，同时也排斥拉瓦锡（Antoine Laurent Lavoisier, 1743—1794）的化学分析，他偏向于将临床实践看作一门观察科学而不是实验科学。比夏本人是个活力论者，认为生命意味着自发行为，生物不停息地活动使人们无法对它进行精确的测量并寻找其中的规律，比夏活力论的后继者们不仅断言生命本质不可思议，还认为不可能创建一门真正研究生物功能的科学，他们拒绝将生命置于"任何精确的规律、任何持续而稳定的条件"之下。

但是人们发现，关于"膜（组织）"的理论，势必会将视觉引向分析和还原的领域，疾病由令人消极迷惑的对象变为积极地、毫不留情地运作于身体的对象。福柯说，比夏的解剖学所提供的远不止一些分析方法以及一个客观应用领域，它将患者的表面症状和身体内部变化协同起来，使得分析还原切入一系列实际现象，把功能上的复杂体分解成解剖的简单体；它解放了各种要素，虽然这些要素是通过抽象而分离出来的，却依然是真实具体的。比夏和他的弟子们在身体本身中发现了解析方法，揭示了更深层的事物秩序，在此基础上，他们也为疾病确立了一种解析分类体系。这样，人们就能从一种抽象的分析衔接上对实际解析的感知，这种方法与拉瓦锡化学中的分析方法实际上是一致的。福柯引用了比夏在普通解剖学中的话："在化学中有最简单的物体，它们形成各式各样的组合，由此就成了复合物……同样的，解剖学有简单的组织……它们通过各种组合形成器官。"[I]比夏之所以引入"组织"的概念，是因为他意识到器官功能具有多重复杂性，而这种多重复杂性应该有其基础，他猜测这种基础就存在于"组织"里，这种思想结合施莱登（Matthias Jakob Schleiden，1804—1881）的理论，后者将细胞理论带入医学，他认定细胞是一切生物结构和功能的基本单位，对细胞的研究是生命科学和医学最关键的主题之一。之后贝尔纳成为发起细胞学说的主要倡导者，他要建立一门真正的"普通生理学"，即一门研究植物和动物中共同生命过程的科学；在施莱登之后，微尔啸（Rudolf Virchow，1821—1902）同时承接了比夏和施莱登的思想，将细胞学的研究引入病理学，用一种新的概念来取代希波克拉底传统的体液病理。就这样，贝尔纳和微尔啸分别从正常与病理两个角度，以细胞为基本单位共同延续了比夏的理论。

基于比夏将身体分解成组织，并对每一种组织安排了一种独特的特性组合，贝尔纳从中看到了对全能的整体活力的否定，并通过研究身体各部分的特殊性质，而对生命现象进行严格分析的可能性。贝尔纳从比夏的组织学说走向"科学"[II]的道路，他清醒地看到，比夏的病理分析与拉瓦锡的化学分析是一致的，因而，研究身体功能（生理学）既不需要活力论，也不需要机械唯物论。他将比夏所用的"组织"这一模糊的称谓，具体细化为"细胞"，并将后者视为所有生物学思考的中心。细胞是植物和动物生命的共同基础，而细胞的行为受到各种条件的支配，比如温度、营养供应、流体平衡等。这些研

[I] 米歇尔·福柯.临床医学的诞生[M].刘北成，译.南京：译林出版社，2011:147.

[II] 这里的科学，指当时的物理学和化学，它们建立在稳定规律的基础上，科学家们有一个预先设想的前提——自然有其规律性。为了使现象与规律相一致，科学家们开始了控制条件以产生预期现象的尝试。他们确信，只有在由精确性和预见性统治的王国里，科学才有可能。

究需要实验技术,必然会导致"观察的进步,发展和扩大实验的愿望,对可感知数据揭示性的愈加依赖。抛弃理论和体系转向更加科学的经验主义等"[1]。因此,贝尔纳十分强调实验在生理学研究中的作用,而医学实验必须建立在物理、化学的原理和技术之上。他讲到,数据的精确性及其本质上的可重复性必须成为生理学和医学科学的基础。这就必须对实验的步骤进行仔细的、具体的说明,同时,他强调,观察和实验是分不开的,"实验只是被诱导的观察"[II]。

贝尔纳秉持孔德实证主义的立场,即我们只观察现象,去探究这些现象的法则,将科学规律当作各种现象中的恒常联系的法则而建立起来,避免寻找事物的本质和最初的原因。生理学家要确定生命现象之间的关系,获得对生命的"观念",而不是如同机械论和活力论那样去设想和争论生命的"定义"。福柯因此说到,实证主义在比夏的视觉转换中寻找到了自身的起源,机械论和活力论由此失去了论争的意义。

(二)下面来看比夏分析法的第二个关键意义,即分析还原架构起医学理论与实践的桥梁。前面讲到,疾病分类学使得确诊疾病和治疗疾病之间存在矛盾,导致身体和疾病的理论知识与临床诊疗实践脱节,而比夏基于视觉的分析还原解决了这一问题。他的组织学说与哈勒、居维叶的器官功能解剖学一样,既关系解剖又涉及生理学,既是以视觉为中心又没有寓于视觉描摹的外在形态,而是将形态与功能、图像与符号、观察与实验、外部症状与内部身体变化融

I 米歇尔·福柯.临床医学的诞生[M].刘北成,译.南京:译林出版社,2011:153.
II 克洛德·贝尔纳.实验医学研究导论[M].夏康东,管光东,译.北京:商务印书馆,1996:21-23.
威廉·F.拜纳姆.19世纪医学科学史[M].曹珍芬,译.上海:复旦大学出版社,2000:170.

为一体。最终,系统解剖学与生理学联姻,并以病理解剖学为聚点,将现代西医的理论与实践紧密连接起来。

现在,医学至少在两个空间里完成了知识重组,它不仅仅是对表面症状的观察和分析,也不仅仅是路易斯所推崇的建立在直视器官基础上的体格检查,它还包括了对身体和疾病的一系列实验研究,联合数学、化学和物理学,将身体和疾病还原至细胞乃至更微观的单位,去探求生命、死亡和疾病。这种融合形成了现代医学,自此,它不仅将理论与实践完美衔接起来,形成诊断学,建构起现代诊疗思维模式,也为人类生命和死亡的概念提供了新的解释。

(三)再看比夏分析法的第三点意义,它与医学的不确定性有关。

有关医学的不确定性,是一个古老的话题,《希波克拉底文集》有专门的篇章论证医术是一门真实的技艺而且有益于人类的健康,绝非骗术或病人的假想。福柯也谈道:

医学作为一种不确定的认识,是一个古老的主题。18世纪对此尤为敏感。这在医学技术与无生命事物的认识之间的对立中可以看到。最近的历史强化了这一点。"人的科学关注的是一个过于复杂的对象,它包含了大量过于纷繁的事实,它处理的是过于微妙、过于庞杂的因素,这些因素给它造成了无数组合,使它无法让它们具备物理学和数学的那些统一性、明显性和确定性。"不确定性既是对象复杂性的特征,又是科学不完善性的特征;除了自身的极端狭窄与资料的过分丰富之间的关系外,医学的推测性质没有任何客观基础。[1]

以上说的是医学固有的疑难,古今医学都有其克服的方法。对现代医学而言,它追求确定性的方式是对身体和疾病的实证性分析。

---

[1] 米歇尔·福柯.临床医学的诞生[M].刘北成,译.南京:译林出版社,2011:107.

首先，它直视患病身体，由视觉材料获得确定性；其次，无论是现代性的主体性原则，或是现代认识型的"自我表象"，现代医学的知识背景就处于这其中，它突显并专注于"人"和"生命"本身，潜入身体的微观层面，通过数理化和实验技术实现这种降落与回返。医学据此确定性来解释身体和疾病，并形成相应的诊疗（干预人）模式。

比夏的分析原则是"比较"，指通过正常与异常的比较来确定疾病的种类、程度和转归。这种"比较"的方式，要建立在实证的精确性的基础之上，同时，只有结构与功能的联合才能使得"比较"成为可能。比如人体解剖学，对健康人体的解剖本来是用于探究身体和生命的奥秘，有了"比较"的思维后，人体解剖学的意义就不同了，如今它对医学而言不可或缺，我们要借助解剖学的知识，将正常身体与因疾病死亡的尸体进行比较，进而，"在所有肉体观察到的变化即使不能用于确定原因，至少也能用于确定病灶，或许还能用于确定其性质；各次尸体解剖所发现的不同点乃是疾病后果、症状或并发症的产物"。福柯引用了博内特《墓地》（*Sepulchretum*）的前言中所概括的原则，"人们必须不断地把健康人各个器官的这些可感知现象与每个器官在其病变时呈现的紊乱加以比较"[1]。实际的情形是，实证医学的比较不仅能确定病灶，也能确定疾病的病因，这就必然需要人体解剖学和生理学的联合。

由此，上一节结尾处提到的"倒置"问题，在这里得到了解答。福柯说到，现代医学的实证性，较为典型的表现之一，就是人体解剖学和生理学在现代医学实践中合乎逻辑的"倒置"，它不是科学医学不断发展完善的必然结果，而是基于分析还原的比较方法得以临

---

[1] 米歇尔·福柯. 临床医学的诞生［M］. 刘北成, 译. 南京：译林出版社, 2011:151.

◇ 第二章　现代医学对人的客体化建构 ◇

床应用的必然结果。

对于现代医学的比较思维，福柯对照古代医学做了精彩阐述：

到18世纪末为止，医学强调的是健康，而不是正常，它不是首先分析机体的"常规"运作，然后再探寻它在何处发生了偏差，它被什么干扰了，它出现了哪些异常，如何使它恢复正常的运转秩序，等等；相反，它关注的是活力、柔韧性和流动性等这些会在生病时丧失的特质，医学的任务是恢复它们。[1]

如上所言，古代医疗实践重视一整套生活准则和营养准则，再辅之以药物、手术和祈祷等，医学与健康之间的这种特殊关系意味着人在一定的程度上可以成为自己的医生。相反，19世纪的医学更注重正常，而不是健康，这就是实证医学。实证意味着图像、数据、符号、语言都要实现标准化，它用正常取代了健康，或者说对健康和疾病的定义和评估逐渐偏向身体形态和功能方面的要素，运用统计学知识，对特定人群或者大样本人群中某个性状或功能进行量化测定，在均数两个标准差之内的被认为正常，而在阈值范围之外的被判定为异常。治愈的标准常常是将异常矫正到正常，在此意义上延缓疾病发展的进程。科学进步给了医学追求更大确定性以及精确诊疗疾病的能力，但对于何为"恢复身体健康"，其观念却较之以往狭隘，失去了张力和活力。

以上论述了医学前两个空间的知识重组，它们形成了由病理解剖学引领的生物医学体系，当然，这还不是现代医学的全部。在本章，我们先行做一个小总结，看看这个知识体系如何干预人，也就是说，它在诊疗实践方面会有怎样的行动模式，这种模式可能引发哪些伦理问题。

---

[1] 米歇尔·福柯.临床医学的诞生［M］.刘北成，译.南京：译林出版社，2011:39.

第五节　不断逼近身体与死亡的伦理困境

无论是根治还是延缓病情，现代医学的诊疗原则强调的是主动和精准。福柯讲到，在现代医学中，医生和患者被卷入前所未有的亲密关系之中，这种亲密当然不是指两者沟通顺畅、相处和谐，而是指其"不断逼近身体"的诊疗模式。

一、临床诊疗对身体的深度干预

18世纪之前，医生对于打开身体存有极大的敬畏之心，当然，这并不意味着，古代医学中就没有外科手术，反而，其外科手术的技术和涉及的范围，远远超出我们的想象。比如开颅环钻术自古就有，1514年就有了结扎动脉来代替烧灼止血。沃尔夫谈到，1550年，霍勒留斯和其他眼科医生经常为近视患者配眼镜；1547年就有人提出了水疗法；帕雷于1575年针对卧床病人提出按摩法；1584年就对窒息的病人采用了人工呼吸法；1700年，亨德里克·范·德文特提出用绷带和机械设备来治疗佝偻病、肌肉萎缩、肌腱收缩和脚钩弯等疾病。这个时期还开始发明人造物来代替由于事故或者疾病而丧失的或受到损害的身体各部分。1505年德国骑士格茨·冯·伯利欣根设计制造了人造手；1575年，帕雷制造了金银的人造眼睛，同年也有人设计了人造耳，1617年又有了玻璃制造的眼睛；1640年，马尔库斯·班策尔用人造鼓膜取代了已损坏的鼓膜等。[1]

---

[1] 亚·沃尔夫. 十六、十七世纪科学、技术和哲学史[M]. 周昌忠, 苗以顺, 毛荣运, 等译. 北京: 商务印书馆, 2012:508-511.

以上从一个侧面展示了古代人既聪明又谨慎的态度。一个高明的医生不会随便打开病人的胸腔、腹腔或者颅腔，这一秉承了几千年的警语在16、17世纪同样有效。沃尔特·坎农（W.B.Cannon,1871—1945）的《躯体的智慧》（1932）对此有着较为完整的论述。坎农在贝尔纳的研究工作之上，进一步阐述了机体调节机制的安全范围，以及医生在身体的这种奥秘面前，应当遵守的干预原则。他引用了麦尔策（Meltzer）在1907年论文中提出的问题："躯体是否建立在过于狭窄的设计基础上？防备机能是否能够保持我们的安全？或者，有没有预计到不测事故，即是否把面临紧急状态时我们需要算进去的安全系数考虑在内？"[1] 究竟我们的躯体是建造在一个有宽绰余地的还是卡紧了的设计方案上？坎农的回答当然是前者，他列举并分析了循环系统的安全范围、成对的身体器官强大的代偿能力（如肾、甲状腺、肾上腺、迷走神经、大脑额叶）以及一些单体器官同样强大的机能代偿（比如胰腺、肝脏、胃、肠道等）。

坎农还引用了麦尔策的一段话作为结论：

大多数器官内所具有的活动组织大大超过了这些器官正常的机能需要。某些器官中的这种多余的力量达到实际需要量的5倍、10倍甚至15倍。生殖器官的组织，为保证其机能的成功运转，存在着惊人的过剩和耗费现象。此外，某些器官如心脏、横隔膜等拥有的潜在能量十分丰富，远远超过了正常生命活动的需要。许多机能装置是双重或三重的，以保证机能的迅速运转。在许多例子中，一个器官的机能得到了其他器官的及时支援。安全系数的保持还得到了活的机体所特有的自我修复的机制的支持。这样我们就可以有把握

---

[1] 坎农.躯体的智慧[M].范岳年,魏有仁,译.北京：商务印书馆,1985:140.

地说，有生命机体的结构装备不是建立在节省的原则上。相反，组织与机制的超量现象，明确地反映了安全才是动物机体的目的。[1]

坎农通过论证身体安全机制的智慧，来进一步说明医生在治疗时应当遵循的干预原则。他首先提到"天然治愈力（healing force of nature）"的概念，医学的先驱们认为，伤后的修复和病后的康复这类过程在一定程度上不依赖医生的治疗就能有所进展。以上的研究成果——关于身体中各种保护与稳定的装置——是对天然治愈力提供的一个现代科学解释。人类历史上曾有过各式各样治疗疾病的方法，从敲鼓避灾到手摸治瘤子以及求助于祈祷，这些都曾因病人在此种方式下得到不同程度的恢复而合理化。如果身体在很大程度上能保护自己的话，医生的作用又是什么呢？坎农对医生的位置和作用，做了如下的阐述：

第一，受过良好训练的医生熟知躯体的自我调节及自我修复的可能性和局限性。他掌握并应用这方面的知识，不仅用来指导自己合理地行动，也用来鼓励希望从他那里得到指导的病人。

第二，医生比一般人更了解机体许多显著的自动调节能力（包括一切修复过程）需要的是时间，只要得到时间上的保证，这些机能就能促使机体恢复其功效。因此，高明的医生会强调这样的条件：即保证各种必要的机体作用直到所丧失的或受损害的部分得到再生、加强或代偿为止。

第三，医生知道自己掌握着药物的支配权，这些药物能够支持或代替我们曾讨论过的那些生理性自动校正或自我保护作用。因此，

---

[1] 坎农.躯体的智慧[M].范岳年，魏有仁，译.北京：商务印书馆，1985:145-146.

治疗的原则就在于，以自然的方式来执行一个被破坏的自然机能，比如注射胰岛素治疗糖尿病，对黏液水肿或克汀病使用甲状腺素等。必须认识到的一点是，一种治疗方式用于病人以恢复健康通常比用于健康人更容易看出效果，比如物理降温、服用甲状腺素等。在这里，自然机能和人为治疗因素是共同起作用的。所以，作为医生，理解了这一点，就能自觉选择那些能恢复或加强机体被打乱的或需要加强的自动调节适应能力的治疗方法。

第四，医生所能提供的一个重要帮助是给他的病人带来希望和勇气。仅仅这一点就能证明医生的价值。他在工作中见识过大量病例，在理论和实践经验上熟知机体是如何恢复其作用的，能给病人有效的支持和鼓励。医生应当让病人知道，体内存在着针对侵害而设置的维持稳定的良好装置，有抵御敌人（包括细菌）以保护自身的出色防备，以及在结构强度和机能负荷上超出通常需要的非常宽绰的界限。当我们为疾病所恼，并且机体力量不足时，医生要提醒病人注意这些时刻，并为机体提供保护和康复力量。[I]

总的来说，古代医学的治疗手段——药物、手术，还有静脉放血、催吐导泻等，[II]在现代看来，似乎较为简单落后。造成这种印象的根源在于：根据本章第三节对疾病分类学的分析可知，这种疾病观

[I] 坎农.躯体的智慧[M].范岳年，魏有仁，译.北京：商务印书馆，1985:157-166.

[II] 约翰·杜菲.从体液论到医学科学：美国医学的演进历程[M].张大庆，李天莉，甄橙，等译.青岛：青岛出版社，2000:67-70.杜菲讲道，医学史上有两条流脉，一条代表医学理论的演进，医学知识的渐渐积累和涉及应用这些知识的人；另一条是和它没有太多关系的普通医生的实践活动。医学实践的变化不大，主要还是放血、发疱、通便、呕吐和出汗。采用这些措施的人各式各样，强调的重点也各异，但基本的治疗却没有太大改变……普通开业医生，仍墨守于体液学说和固体学说的模糊的联合，前者关心的是体液，而后者关注的是放血或刺激神经和血管。还有另一派医生在治疗中更倾向于热水浴和食物调养更为自然和温和的方式，他们反对大量放血，也不愿使用甘汞或其他性猛危险的药物。这是19世纪之前有关治疗的两种倾向。

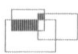 现代医学对人的建构 XIANDAI YIXUE DUI REN DE JIANGOU

中,由于疾病和身体是分离的,医生与患者之间存在距离,更为准确地说,是医生(或医术)与患者的身体之间有距离,且医生非常自觉地保持着这种距离。这不仅表现在适度的检查上,也表现在适度而温和的治疗上,当然,由此也可以发现医学对身体和生命的一种尊重和敬畏态度。从希波克拉底时期到18世纪中叶,医生的临床决策大部分依赖于主观信息,例如患者的主诉以及医生对患者症状和体征的观察,此时体格检查的应用也有限。至于什么症状和体征有价值,就必须根据疾病分类学的普遍观点和医生个人的经验来综合诊断,诊疗的总原则是,必须基于每个病人独有的特征及环境,例如年龄、性别、职业、饮食、习惯、家族、气候环境、季节因素等,古代医学的人性关怀也由此体现出来。其治疗是两个方面的结合:

(一)医学专业技艺,包括配制药物和用药,外科、接骨和接生育儿等技术,其中就包含了常被提及的静脉放血、催吐和导泻等措施。值得一提的是罗马时期[1]和16、17世纪的治疗,相对于此时期之前的几个世纪,反而更为保守。医学史记载,16、17世纪治疗病人的最大改进之一,就是施行了比惯常少的治疗,当时的医疗背景是用药太多,开业医生相信药剂的配方越多,越有可能其中一种或多种是有效的,为此他们都习惯于开复杂的处方。这种治疗方式可能对病人造成危害,西登哈姆就认识到这一点,并主张采用相对保守的方法。他意识到,在疾病的各个阶段,身体都有力图摆脱失常状

---

[1] 洛伊斯·玛格纳.医学史[M].刘学礼,译.上海:上海人民出版社,2009:95—97. 此部分讲到,罗马人注重实际而不追求抽象的知识,他们在建筑、工程技术、公共健康、卫生事业上有着卓越的才能。罗马作家曾吹嘘他们的祖先生活中没有医生,这可能得益于他们强健的身体和修建得完美的供水系统、公共浴池和公共厕所。起初,罗马人很怀疑职业医生,包括卡托(Cato)一世和老普林尼。但是随着罗马社会的日益复杂和繁荣,罗马市民很快就开始求救于希腊医生,因其在医学技术方面的高超技艺。

态的倾向，医生所能做的最好的事情就是维护身体的这种竞争状态，给予它发挥自愈的机会，而有一些治疗如服药和放血反而是在阻碍身体的这种能力。

（二）生活的技艺，也可称之为养生法。这对于医生和患者来说，是一个更高的层次，并且在养护身体的同时，也与灵魂的照护相关。医术主要对付疾病，而医生，除了使用技艺缓解病痛和治疗疾病之外，还有一个重要任务，就是运用其医学专业知识和哲学、神学和巫术等相结合的知识，指导病人和健康人做身体的调养，这也是医学与哲学、神学共通的一个重要方面，福柯在《性经验史》中对此有详尽的阐述，将在最后一章说明。

回顾第一章对认识型的描述，再结合本章第三、四节阐述可知，疾病分类学的认识型从相似过渡到表象，它是一种以"症状"的观察和排序为特征的知识积累，观察的"表象"即症状。医生以"平铺直叙"的方式观察和收集症状，以表格和图像的方式固定下来，通过症状形式上的相似性将不同的疾病区分开来，对其进行限定和确诊。成熟于古典时期的疾病的分类学，与动植物的分类学同属于自然的一般秩序，都是自然史的一部分。在这里，医学将疾病理解为一个自然种类，它如同动植物物种一般有着自身的发生、发展和衰落的自然规律。这时候的医学实践，观察疾病类似于对自然界其他物种的观察，遵循自然秩序的理性精神，如实进行观察和记录。同时，由于古典时代认识型将疾病视为自然物种，它是一个外在于身体的实体，它与身体是分离的。

在古典时期认识型中，认识生命的知识领域是自然史，当时人们普遍把自然界的事物划分为三纲：矿物、植物和动物，生命并不在其中构成一个明显的界限，或者说，生命是不存在的，只存在生物。这些生物在世界上的所有事物序列中形成一个或几个纲,当时的整体知识观点认为,生物(包括人的身体)的基本元素、相互作用方式同宇宙的基本元素、相互作用方式一致。理性主义者们关注的是将可见世界的结构依照其特性进行命名排序,他们通过数学、科学、分类学和发生学来建立一个完整的、连续的等级序列。古典时期对生命的关注,是将其归入形而上学,是一种本体论。也就是说,疾病和身体在自然史中,属于自然界物质的一种,而身体中蕴含的生机或者说生命,则属于神学和形而上学的范围。正因为疾病和身体是分离的,医生既区别又联系地看待这两者,同时与身体中蕴含的幽暗的生命保持着距离,医生就能一方面运用医学专业技艺来诊疗疾病,另一方面运用生活技艺来调养身体,由于此时的医学与人和生命保持着距离,这就为神学和形而上学预留了空间,从而修身既包含了医学养生,也同时容纳了神学、哲学以及艺术的治疗。

以上的实践原则在19世纪被打破了。19世纪之后,医学的知识构型,随着整体知识之认识型的变化而发生了相应的变化。在第一章第三节讲到,从古典时代到现代,认识型的基本特征从"表象"转变为"自我表象","人"第一次进入了西方知识领域。这里,人被理解为一种存在者——只有在他的内部,知识才成为可能。这一点,表现在现代医学的诞生中,正如本章第三、四节的分析,比夏在身体内部寻找疾病子的病理解剖学思想,与以居维叶的功能研究为代表的生物学,同属于现代认识型。生物医学体系是人作为经验知识的客体所形成的知识,而心理学、社会学以及人类学等,是人作为经验知识的主体所形成的知识,它们属于同一个认识型,处于同一套(现代)整体知识体系当中。

对生物医学而言,对"自我表象"的关注意味着医生对患者身体的无限接近。福柯讲道,医学的视觉进入患者的身体,并非是自古以来就有的一种逼近运动,这不是在经过了积累、提炼、加深和调整过后的认识,而是在知识本身发生变化后,重新投射的目光。[1] 医生的这种目光穿透患者的皮肤,深入骨髓,钻进细胞、基因、分子、原子之中。视觉的入侵带来行动的入侵,主要表现为药物针对病因(或发病机制环节)进行的精准打击、纠正或替代补充,检查技术和外科手术对定位器官的曝光和切除、塑形重建、替代。近两百年的时间,医学已经悉数打开了身体每一个可以被探索到的腔隙和管道,从大的空腔脏器一直到细微的血管、气管等;伴随着计算机技术、材料技术和冶金技术的发展,手术治疗蓬勃发展起来,可用手术治疗的疾病越来越多,从外伤修复、肿瘤切除、骨科正畸到美容整形再到显微外科、介入治疗和各种重建替代手术治疗。坎农阐明的身体稳态调节的安全范围,如今不再作为保守治疗的理论支持,反而成为能够开展各类大部切除手术(如甲状腺大部切除术,胃大部切除术、结肠直肠切除术、膀胱大部切除术等)更为有力的证据支持。许多高难度的大手术被征服欲极强的人类攻克下来,在短短30多年的时间里,器官移植已成为常规手术,移植手术的另一转向是"替代外科(replacement surgery)",髋关节、椎间盘、中耳、骨骼、心脏瓣膜等的假体和人造器官的替代和植入已日渐频繁,外科的迅速发展壮大成为现代医学的重头戏。

二、对生命和死亡进程的操控

现代医学诊疗模式对身体的深度干预,除了以上的方式,更深

---

[1] 米歇尔·福柯.临床医学的诞生[M].刘北成,译.南京:译林出版社,2011:154.

层次表现为对生命和死亡的技术性理解和操控。死亡曾经是医生诊疗的最大威胁,医学观察从此堕入不可碰触和言明的神秘和黑暗之中。因为,生与死有着绝然的界限,死亡是不可被理解和揭示的,它在人类认识和体验的范围之外,同时,对死亡敬畏也是对生命敬畏的另一种表现形式。但是,比夏改变了这一切。福柯讲道:"他将死亡概念相对化了。死亡原本是作为一个不可分的、决定性的、无可挽回的事件出现在绝对层面上。比夏让它从这种绝对层面上降下来,使之发散于生命之中,让它采取许多碎细的、局部的、渐进的死亡形式。"[I]在病理解剖学诞生之前,人们就认识到了从健康通向疾病、然后通向死亡的路径,但这仅是致命性疾病的偶然现象;19世纪则不同,死亡成为"一个绝对的观察生命的视点和打开生命真相的开口",疾病也成为"生命与死亡关系中的内在的、恒定的和流动的维度"。如前所强调的,新旧医学的最大区别在于:疾病的本体消失了,从一个与身体分离的自然界实体转变为身体和生命的一部分。个体患病被看作一种身体的变化,那么这种变化到底指什么呢?福柯提醒道,它指的是组织的变性或退化,在此意义上疾病变得与生命和死亡直接相关了。"变性存在于生命的基本原理本身和死亡的必然性(死亡与生命密不可分)以及疾病的最一般的可能性之中。"[II]生命—疾病—死亡因此连接为三位一体的三角形,死亡位于其顶端。我们从死亡中探究生命与疾病、身体与疾病的关联。

自死亡被引进一种技术的和概念的推理法之时起,疾病既能够

I 米歇尔·福柯.临床医学的诞生[M].刘北成,译.南京:译林出版社,2011:162-163.

II 米歇尔·福柯.临床医学的诞生[M].刘北成,译.南京:译林出版社,2011:177.

◇ 第二章 现代医学对人的客体化建构 ◇

被空间化,又能够被个人化。空间化和个人化这两个相互关联的结构是从一种基于死亡的知觉中必然派生出来的事物。[I]

福柯在这段话里,高度概括了"死亡"在现代医学中的重要价值,它使得疾病的概念得以成形,即疾病是身体的退化或变性,它在身体空间内有自己的发展轨迹,因此它也具备了个体化特征,因为每个身体都是不同的,因而疾病的表现和发展也不同,这正是现代医学个体化原则的起源。这里先继续详述前者,现代医学的个体化原则,将在下一章展开。

本章第四节第二点讲到,根据认识型的理论,生理学真正的意义,是同19世纪诞生的生物学共同发展起来的。生理学伴随着"人"的概念出现,生物学则伴随着"生命"的概念出现。一般来说,生理学研究的是人类身体的功能,生物学则研究一切有生命之物的功能,两者的共同旨趣是从对功能的研究中探究"生命是什么";相对的,病理学的旨趣则是研究被改变的生命。福柯说,比夏总结了一些病理原理,它们规定了病理的进程,这些原理包括局部和可见的变化,也包括整体性的和不可见的变化。总之,这些原理预先描述了疾病发展的可能路线、它的空间和发展网络,疾病开始有了自己的生命轨迹,"病理现象按照它们特有的路线和位置在机体内空间化,借此形成了有生命的进程表象"[II]。疾病的有序性在分类学和体液病理学中也有所体现,它表现为疾病是在自然界的大背景下被感知。但在身体病理学中,它的模式和基础不同。这里,病理现象是在生命的大背景下被感知的,它立即影响了知觉世界和医生的眼光:原

[I] 米歇尔·福柯.临床医学的诞生[M].刘北成,译.南京:译林出版社,2011:178.
[II] 米歇尔·福柯.临床医学的诞生[M].刘北成,译.南京:译林出版社,2011:170.

本生命的秩序与威胁着生命的秩序是不同类型的，现今，它们统合进同一种类型之中，"只要生命本身不仅能够解释一系列自然现象，而且还独立承担起了生理和病理现象的一般要素的角色，生机论（活力论）的概念本身就丧失了其意义和本质内容"[I]。现在，生命和疾病的概念被实证主义全面接管了。

福柯的结论在微尔啸的细胞病理学和当前的基因工程研究中得到进一步确证。比夏是连接莫尔加尼和微尔啸的桥梁。[II]众所周知，雷马克和微尔啸发展了细胞分裂的理论。微尔啸是细胞病理学的创建人，他致力于批判从古希腊继承来的疾病概念，这个概念认为疾病是身体的体液失调（尤其是血液）带来的痛苦，而微尔啸用细胞解剖学思想取代了这种观点。他的理论涵盖18世纪以来病理解剖学中的主要论题，包括以比夏为代表的巴黎学派。他认为，要寻找疾病发生的解剖学位置，首先就必须寻求"疾病子"在哪里。病理学家们对疾病位置的寻找，由此从器官推进到组织，进而从组织推进到细胞。微尔啸竭力主张细胞只能从已知的细胞中产生，细胞是疾病产生的最初场所，疾病子就存在于细胞当中，疾病细胞是正常细胞的变异而非本质完全不同的另一种细胞。"疾病"实际上是改变了的"生命"，在正常和病理之间没有质的区别，生命过程和结构的通常程序及安置受到了疾病的干扰，但仍保持着即使是疾病也必须遵守

I 米歇尔·福柯.临床医学的诞生［M］.刘北成，译.南京：译林出版社，2011:173.

II 自从胡克等人发现了细胞，施莱登（Matthias Jacob Schleiden, 1804—1881）便将这一思维方式带入医学。他认为细胞是一切生物结构和功能的基本单位，对细胞的研究是生命科学和医学最关键的问题之一。之后贝尔纳成为发起细胞学说的主要呼吁者，他声称要建立一门真正的"普通生理学"，即一门研究植物和动物中共同生命过程的科学；它之所以被认为是普通的，是因为它建立在生物的共同基本单元上，即活细胞。在施莱登之后，微尔啸同时承接了比夏和施莱登的思想，将细胞学的研究引入病理学，用一种新的疾病概念来取代全身性疾病的概念，这种新概念必须严格用基本的功能单元即细胞来限定。

的基本过程和结构。

　　细化到细胞显然不是终点,微尔啸曾认为,如果疾病是一种生理上的混乱,那么细胞必定是生理活动最小并且可能无法减小的单位;然而到1876年,对细胞的研究开始定位到细胞核上,10年后,观察者们又将疾病子定位到细胞核中特殊的固定小体——染色体上,认定这才是对世代传递负责的最终物质,因此也是生命及生物得以繁衍的希望所在。19世纪的最后20年里,人们热衷于对完整的染色体在其存在的各个阶段的情况做越来越精确的研究,最令人感兴趣的是正常细胞以及被人工干扰的细胞在分裂期间染色体的分配问题。到20世纪,人们终于勾画出了DNA的双螺旋结构,并启动了人类基因研究工程。这是福柯在分析比夏的病理解剖学时早已预测到的,现代医学将带来的对人和生命的实证性解释。

　　从某种意义上,新医学"超越"了死亡——这一人类的终极梦想。这个"超越"指的是,死亡能为疾病提供真相,在生与死这条连续渐变的线上,医学学会了如何从死亡中揭示生命,在线的任意一点上加以干预,从而克服死亡,延续生命。医学为此研发了众多昂贵的生命监测仪器和维持系统,还有器官移植、替代外科、克隆器官和克隆人等也在试图挽救和延长生命;控制死亡的一体两面是控制生命,胚胎干细胞的研究、人工生殖和人工流产、基因研究和优生学,在"超越"生死的观念之下,这些研究蔓延开来,其成果陆续投入临床,不断重新建构着对生命和死亡的新认知,理解这些的难度也增加了。库尔特·拜尔茨(Kurt Bayertz)在《基因伦理学》中分析了与生命直接相关的诸多医学研究的进展,以及由此引发的哲学、伦理学讨论。1978年7月25日,人类历史上第一例"试管婴儿"路易斯·布朗在英国一家医院出生,这是人类生殖技术革命史上

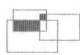 **现代医学对人的建构** XIANDAI YIXUE DUI REN DE JIANGOU

最让人震惊的事件之一,相较核物理学带来的全新观念和技术突破,"核生物学"带来的革命更为彻底。作者引用了基因工程的先驱罗伯特·辛斯海默在美国参议院健康委员会听证会上的讲话:"这一技术使得进化的所有基因池都可供我们支配。我们可以取出一种生物的基因与另一种生物的基因按照我们的愿望进行重组。我认为,这是一项与原子裂变具有同等意义的成就。"参议院接话道:"您的意思是说,现在我们有权力随心所欲地改变所有先前发生过的进化过程?"[I]罗伯特·辛斯海默肯定了这一点。

人工避孕、人工流产、体外受精等人工生殖,个体克隆和治疗性克隆[II],遗传筛查等,还有目前仍处于科幻阶段的"体外养育",这些生命和死亡的控制技术都伴随着现代医学的理论而来,人类对于自己的生命似乎有了很强的控制能力。对生殖的干预,源于人类"质量控制"的愿望。从进化论和目的论中我们知道,一个物种的生命是在不断的竞争和选择中优化的。但是,一旦有了基因工程技术,人类这个物种的命运,可以不再听任于自然选择和突变的盲目偶然性,而是交付给目的明确的控制系统。作者援引了柏拉图的《理想国》、托马斯·康帕内拉的《太阳城》、尼采的著作,以及多种文化中节育、杀婴的历史,来证明对生育进行控制以求得更为优秀的后代。这种优生学自古就有,据此为现代基因工程的合法性辩护,当然,作者也认为,生物医学在人的优生和再造上,十分积极主动,他讲道:"生物科学和生物工程的成就,不再只是一种实现既定目标

[I] 库尔特·拜尔茨.基因伦理学:人的繁殖技术化带来的问题[M].马怀琪,译.北京:华夏出版社,2001:5.

[II] 个体克隆指把一个体细胞的核移植到一个去除核的卵细胞中,以此获得一个完整的生物个体。而治疗性克隆只是身体基因治疗的一种,有选择性地体外培养器官,替换、填补病变的器官,用于移植手术,或者直接补偿缺失或病变的基因。

的手段，它已经开始亲自编排优生计划的内容和结构。"[I]

但是，当我们运用知识考古学，从历史的起源中去揭示现代医学对人的建构时就会明白，现代医学起源于视觉对身体空间的深度入侵，由此形成了对身体和生命的实证诠释，这为医疗技术对人施加深度干预和控制提供了理论支持，留下了极大的研发空间。许多生命伦理学和医学伦理学的重大问题正是其负面效应的产物，如上述所说的人体实验研究、基因与遗传研究、优生学与疾病筛查、辅助生殖、代孕以及克隆人等问题的争议，无一不是现代医学对身体和生命的过度入侵所致。

综此一章，讲述了现代医学对人之身体、疾病和生命、死亡的理论阐释，以及在此理论之上形成的深度干预身体的行动模式。假如将论证中止于此，那么现代医学在人之建构中发挥的作用就只阐述了一半，设若我们将过度医疗理解为医学对人（身体）的纵向操控，那么医学化则侧重讲述医学的横向社会控制。福柯当然不会停留于前者，他很快就意识到了医学同政治社会实践之间的密切关系，自20世纪70年代起，"福柯更进一步，他建议从真正的疾病-政治出发，去检视两个世纪以来权力配置的安排，由此他把医学变成分析生物政治的基础"[II]。之后他开始着重于探讨社会医学的诞生，主要运用谱系学的研究方法，这部分阐述围绕着医院空间展开。

[I] 库尔特·拜尔茨.基因伦理学：人的繁殖技术化带来的问题[M].马怀琪,译.北京：华夏出版社，2001:59.

[II] 朱迪特·勒薇尔.福柯思想辞典[M].潘培庆,译.重庆：重庆大学出版社，2015:104-105.

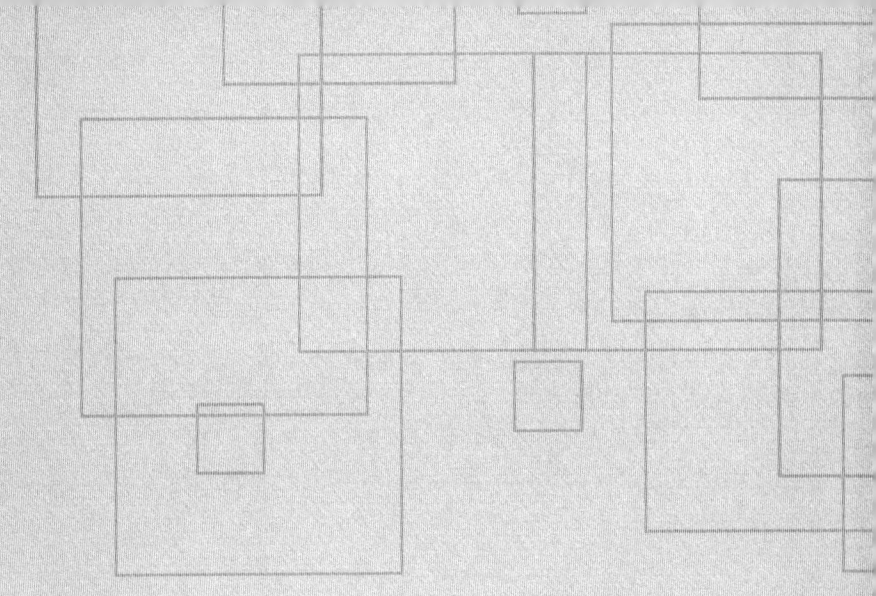

第三章 CHAPTER 3

现代医学对身体的规训策略

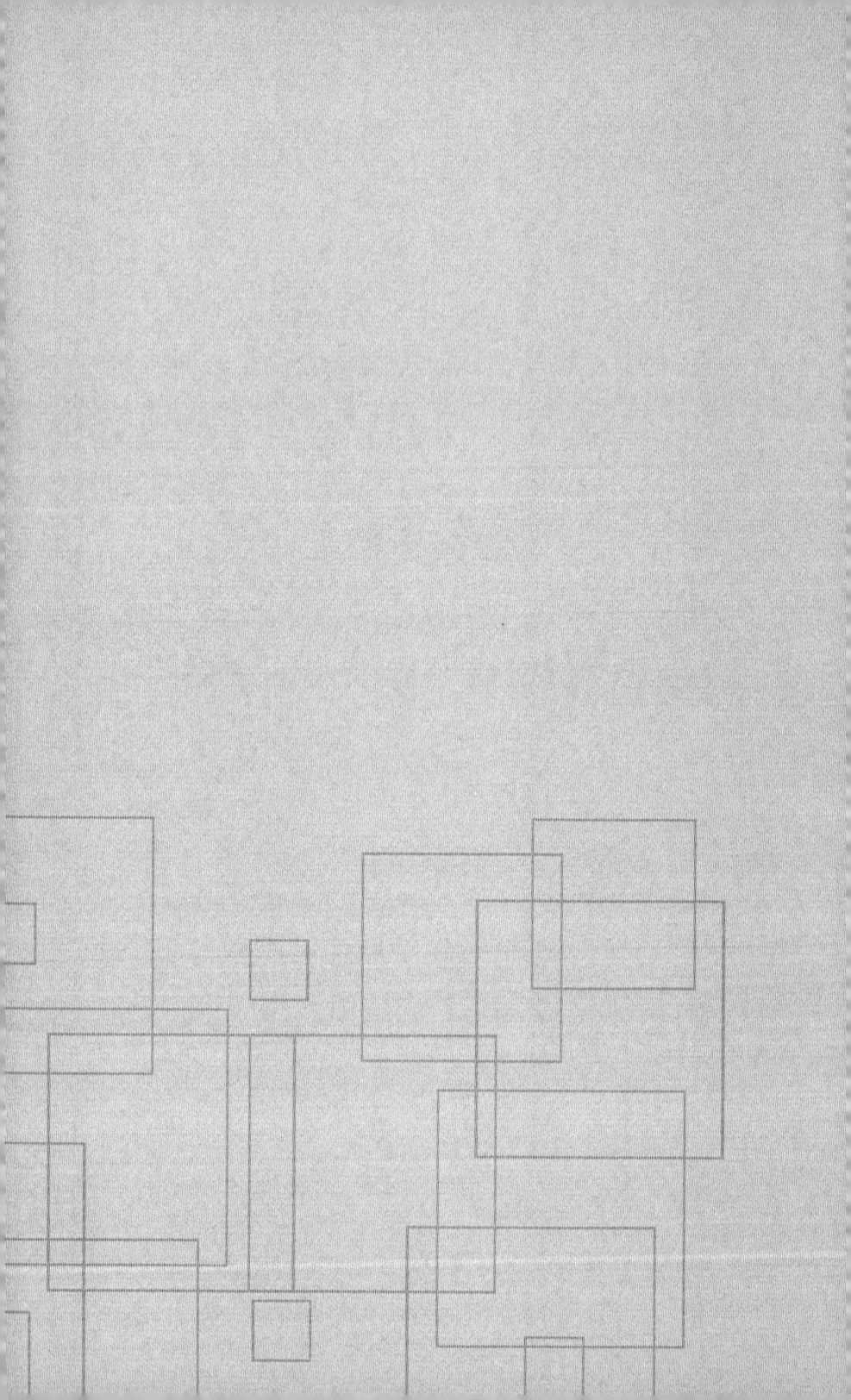

第三章　现代医学对身体的规训策略

上一章运用知识考古学方法探讨了疾病分类学和身体空间。通过一系列可见物和不可见物的重新配置，医学的话语发生了变化，形成了新的解释身体和疾病的方式，以及由此而来的新诊疗思维和干预人的实践模式。作为人的科学之一，临床医学通过"诉诸视觉""分析还原"和"实验科学"的实证方式，对人（包括身体、疾病、生命、死亡）做了全新的解释，这是现代医学人之建构的一部分。

但是，现代医学对人的建构不止这一面。自知识考古学后，我们继续循着福柯的谱系学研究，从"权力"的角度对此主题展开探讨。继《临床医学的诞生》之后，福柯通过《规训与惩罚》，以及演讲稿《不正常的人》《必须保卫社会》《安全、领土和人口》《生命政治的诞生》等，延续和扩展了医学的话题。他讲述了现代社会的重要治理技艺——生命政治（一种权力的"微观物理学"）——的诞生，它是权力与知识的共生体，人的身体是其着力点，它运用一系列真理机制和策略作用于身体，从而实现对人的重塑。若立足于医学来讲，那就是，医学对人的建构，不仅仅只有对人之身体的客体化建构，以及诊疗实践对身体和生命（个体）的纵向控制，它还包含了医学从机构和制度上实施的对人（群体）的横向规训（discipline），即医学社会化，以及新医学模式中添加的人文科学对主体的进一步限定。

事实上，有关医学社会化的主题，早在《临床医学的诞生》中就有论述，文中讲到，现代医学的视觉空间，是疾病分类学图表、身体和医院三个空间的重组。福柯点明,现代医生不仅具备知识的目光,还具备机构和制度的目光。上一章通过论述疾病分类学和身体空间来说明生物医学的形成,本章将通过论述医院和社会空间来阐述医学权力,"对福柯来说,医学对权力所具有的中心地位自19世纪起,经历了从救济逻辑到生产逻辑的转变"[I]。现代医学借助医院实现了扩张、创造性生产和医疗权威的巩固,并以追求更大范围的医疗保健服务和满足更多民众的健康需求为由,极大地扩展了其经验的视觉范围,进而在纵向和横向两个方向上实施对人的规训。

在正式进入主题之前,我们引入人文医学界一个热议问题:医学是不是一门科学?通过对此问题的分析,先行说明谱系学研究工作的意义。

第一节 医学是不是一门科学

"医学是什么?"这个议题近年来得到了广泛探讨,人文医学研究者们热衷于从医学的学科属性、概念起源和目的范围等方面进行思考和阐述。如樊代明在《医学与科学》中谈道:"我不能明确地说出医学是什么,但我可以说出它不是什么了。"[II]那么医学不是什么呢?整篇文章试图阐明,医学并不是科学。文章开篇的措辞较为温和,说医学不是纯粹的科学,也不是单纯的哲学,它还涵盖了社会学、人学、艺术和心理学等。到文章的主体部分,作者列举了17对对子

[I] 朱迪特·勒藏尔.福柯思想辞典[M].潘培庆,译.重庆:重庆大学出版社,2015:105.
[II] 樊代明.医学与科学[J].名家论坛,2015,6(2):1-19.

◇ 第三章 现代医学对身体的规训策略 ◇

来论证"为什么医学不是科学"这一论断。[1] 这番看似离经叛道的言论，很容易挑动医学专业同仁的敏感神经，说医学不是科学，就仿佛是要将医学拉回历史的开端，现出原形，与巫术、妖术和迷信为伍，这是长年接受自然科学训练的学医者万万不能接受的。有人就公开批判了樊代明的观点，认为他混淆了知识体系与具体应用的区别，医学作为一个理论体系是科学的，即便其实践有着诸多不确定性，也不能由此否定其赖以生存的基础。甚至有极其犀利和极端的言论称其为反科学的谬论，这种反驳虽有意气用事之嫌，却能代表当下的主流看法，即科学研究是不断逼近真理的过程，不能以现阶段科学发展的不完善来否定其真理，甚至将一些非科学、伪科学的成分硬塞进医学中。

针对这两种针锋相对的观点，结合现代学科的知识背景稍做分析，对照说明福柯研究方法相对于主流研究的创新之处。

第一章第二节谈到现代性中"世界的发现"和"人的发现"，"人的发现"以及主体性原则面临难题，"世界的发现"同样疑点重重。17、18世纪自然科学的理性兴起，让古希腊的自然哲学在新的时代重新焕发光芒。实则这两者有着明显的不同，相对于古希腊探究自然奥秘的好奇心，现代人认识自然规律带有明显的功利倾向，并将认识自然和征服自然作为实现自由的途径。科学技术的"双刃剑"效应在此不必赘述，这里需要说明的是，"人的发现"和"世界的发现"除了各自内部难解的矛盾以外，两者之间，也存在着不可调和

---

[1] 这17对对子分别是：个体与群体，体外与体内，外环境与内环境，结构与功能，局部与整体，微观与宏观，静态与动态，直接与间接，必然性与偶然性，生理与心理，客观与主观，数据与事实，证据与经验，因果与相关，科学与伦理，理论与实践，瞬间与长期。

的矛盾，它们的分合之争有着长久的历史渊源，"人的发现"和"世界的发现"在分分合合中逐渐形成两种学科——自然科学和人文科学——的分裂，最终引起两种文化之间的隔阂和冲突。

按照科学哲学的一般解释，自然科学与人文科学的区分有久远的哲学渊源，据科学与非科学、理性与非理性的二分，古希腊自然哲学的理性传统，可看作是科学甚至是自然科学的前身，策勒尔讲道："由于哲学和物理学最初是不可分的，在相当大的程度上为自然科学构成了基本的观念，后来整个欧洲的哲学和科学，都是在这些基本观念之内活动并至今仍在运用它们。"[I]这里指明了古希腊的自然哲学是现当代自然科学的源头，而尼采所推崇的非理性的悲剧、诗歌等则构成与科学相对立的另一类知识，古希腊戏剧、诗歌等可以看作人文科学的源头，当然两者有区别，区别的重点就是"科学"二字。也就是说，对人文科学的理解，要分别从"人文"和"科学"或分离或联合的两个视角进入。

古希腊时期，当然没有自然科学和人文社会科学之分，甚至也没有哲学和科学之分，就哲人们所推崇的理性而言，可以将哲学和科学大致等同，[II]或者由哲学这个概念来统摄人类一切知识。这些知识大体上可分为两类，一类是有关自然界的知识，另一类是有关人类自身及其社会的知识。当科学的概念从哲学中分离出来，前者就逐渐定格为自然科学，后者则成为人文科学的前身。这两个部分，伴随着自古以来的身心二分、理性与非理性的对弈或者理性内部的概

[I] E.策勒尔.古希腊哲学史纲[M].翁绍军，译.济南：山东人民出版社，2007:3.

[II] 文德尔班.哲学史教程[M].罗达仁，译.北京：商务印书馆，2010:8.文德尔班讲道，哲学最初简单而不确切的含义是"追求智慧"，之后在柏拉图和亚里士多德学派中，哲学指的是德语"wissenschaft"，即科学。

念划分等，终于在现代呈现出了新的形式，即自然科学和人文科学的二分。

这种局面在现代愈演愈烈，甚至形成了两种文化的隔阂和冲突。C.P.斯诺（C.P.Snow，1905—1980）在《两种文化》（1956）[1]中谈到了这一现象，他以科学家和文学家这两类人群为例，讲述两者的不理解和不交流造成了分裂、不合作，甚至人类智力创造下降的危险。作者当时忧心的问题是如何让科学思维和实用技术深入人心，这显然已不再是当今要忧虑的问题了；但关于两种文化之分裂的现状，却一直延续下来。之后，这一主题也有新的延伸研究，比如杰罗姆·凯根（2009）将之细化为自然科学、社会科学和人文学科三种学科或者文化现象。凯根注意到，斯诺完全忽视了社会科学家这个曾大有作为的群体，但随着自然科学享有更高的威信、财力和团队建设，那些热衷于"探究人类的种种动机、思想或情绪的神秘性"的社会科学家和"选择了哲学、文学或历史"的学者们，受到了严重的冲击，他们在改善社会事务和提高人民福利方面的贡献越来越小，甚至丧失了学术自信和自己存在的根基。这其中重要的原因，是在自然科学的研究方法面前，他们无法为自己的研究寻找到同等权威的、强有力的方法，以证明其真理权威；同时，当他们走出自己的圈子时，又对整个现代性的大局面深感忧虑。这种忧虑，恰恰又是置身其中，甚至扮演主要推动者的自然科学家们无法反省的。这也是摆在后现代哲学家和人文社会科学研究者面前的新难题。

以上对医学是科学或不是科学的观点，显然都是这一学科分裂

---

[1] 1956年，查尔斯·斯诺在《新政治家》杂志上发表题为《两种文化》的文章，三年后，斯诺在剑桥大学做了题为《两种文化与科学革命》的演讲。

框架之下的思考，而这种探究问题的方式存在悖论。在两种（或三种）学科分裂的前提下，来强调医学的人文属性，强行将社会学、人类学、艺术学等塞进医学的科学体系之中，先将人分裂开来，再试图重新黏合回去，在二元论框架内论证一元论，这种悖论是横亘在人文医学研究面前的巨大障碍，不仅缺乏说服力，也达不到预期的效果。如同樊代明运用现代科学的话语概念来论证一个异于本框架的观点，自然会落人口实，而且被扣上了反科学的帽子——尽管他的批判实际上来自对当代医学人文精神缺失的担忧，并试图为现代医学的发展寻找新的出路。

福柯的思考路径与上述不同，他从学科分裂的框架中跳脱出来，首先着力于对"科学"和"知识"这两个概念的界定和区分，第一章第三节对此做了阐述，即知识考古学要考察的不是科学而是知识，同理，谱系学要考察的也不是科学，或者说，不是传统意义上理解的科学。

福柯在《必须保卫社会》(1976)和《尼采·谱系学·历史学》(1977)[1]的文章中，对于新的研究方法——谱系学做了深入说明，他提出了一个老生常谈的问题：马克思主义是不是一种科学？类似的，我们可以问，精神分析和符号学是不是一种科学？这印证了上述的主题，我们同样可以发问，医学是不是一种科学？正面回答这个问题固然可以，从科学的概念、精神到各学科形成的历史沿革或理论实质，综合分析答疑未尝不可，但福柯并未陷入俗套，他提出了一个全新的思路："难道不应当首先对使自己成为一种科学的企图提出疑

---

[1] 米歇尔·福柯.福柯集[M].杜小真,编选.上海：上海远东出版社,1998:146-165.

问吗?"[I]也就是说,这里的重点并不是"是或不是"的问题,而是为什么会提出这个问题的问题:"我们对你们的批判恰恰就是你们把马克思主义或精神分析或这样那样的事物变成了科学。"这就是谱系学重点关注的内容,显然它对医学的思考同样适用,即我们要分析医学怎样被变成了一种科学,而不是去纠缠它到底是不是科学。我们要批判的,是医学何以能成为一门科学,它为什么要自称为科学。

福柯进一步澄清道,谱系学的活动不是要以具体事实或话语的多样性来反对理论的抽象整体,也不是要贬低思辨家来反对其科学主义的形式和认识的严密性,而是要将那些局部的、不连贯的、被贬低的、不合法的知识运转起来,使其不被屏蔽或过滤掉。这些知识之所以被边缘化,正是权力在其中起作用,权力赋予科学以主流权威地位,并把这种话语和权力留给了掌握科学的人。因此,福柯讲道,谱系学的反科学,实际上是反对权力——那些"被认为是科学的话语自身的权力"。[II]谱系学研究的是那些自命为普遍和永恒的强大制度和话语的渊源,由此,福柯将知识考古学中的话语分析引向更为广阔的领域,以"身体"和"权力"为焦点展开新的研究。

谱系学针对知识和权力,批判了当代两个不容置疑的观念:"其一,人们可以客观地遴选出真理;其二,与第一个观念相关的,知识是独立于权力而存在的。"[III]在福柯的哲学中,这两个问题即真理问题和治理实践问题。真理问题在知识考古学中已得到充分探讨,而谱系学更偏向对权力的治理实践研究,它主要指重商主义和自由主

[I] 米歇尔·福柯. 必须保卫社会[M]. 钱翰, 译. 上海:上海人民出版社, 2010:8.

[II] 米歇尔·福柯. 必须保卫社会[M]. 钱翰, 译. 上海:上海人民出版社, 2010:7.

[III] J. 丹纳赫, T. 斯奇拉托, J. 韦伯. 理解福柯[M]. 刘瑾, 译. 天津:百花文艺出版社, 2002:28-29.

义政治背景下的以"身体"为作用点的生命政治（其中蕴含的是生命权力）。这两种研究方法既可以分开探讨，同时两者又有着紧密的内在联系，尽管有部分福柯研究者认为两者有明显的时期划分，但从福柯本人坚持"知识与权力的结盟"的立场来看，他并不刻意将两个研究阶段分隔开来。事实上，早在《词与物——人文科学考古学》中对不同时期认识型的探讨，已经表明了福柯对于知识之形成的立场，即科学并非是中立客观的，也并非是一个连续发展不断上升的进程；相反，在一段时期内占主流的解释事物的方式，不是唯一的真理，它之所以能胜过其他的解释，有其社会和政治原因，是权力运作的结果，福柯正是要运用谱系学来分析这一运作的过程。

遵循谱系学的路数来研究医学的问题，我们要阐述的重点是，现代医学之所以能取代其他传统医学，一举成为世界医学的主流，有着怎样的社会和政治缘起？权力怎样结合真理机制发挥作用，从而实现对人的建构？这种探讨从知识过渡到了权力，意味着要在更为广阔的空间里收集经验。这些问题与医学化这一主题直接相关。

医学史家约翰·伯纳姆这样解释："医学化即医疗体制使用治疗世界的概念对人群施加一定模式的社会控制。如同历史所表明的，任何一个一定规模的社会里，治疗者都努力增进他们的效用、扩大顾客群和社会影响。他们会尽量使他们的专业知识获得承认。同时，在每一个社会里，又有许多人竭力保卫着他们自身或他们的社会领地免受治疗者的影响，不被医学化。"[1] 在医学萌芽的远古时期，一开始并没有"社会化"或"控制"的概念，它是人类为了解除病痛的一种自发行为，社会控制的意图从医学成为一个封闭的体系之后开始。

---

[1] 约翰·伯纳姆. 什么是医学史 [M]. 颜宜葳, 译. 北京: 北京大学出版社, 2010:6.

◇ 第三章　现代医学对身体的规训策略 ◇

伯纳姆讲道，医学化包括了医学进程中的各类事件以及给人类带来的影响，比如医学思想塑造生活面貌的程度发生了哪些变化，语言怎样揭示一种病以多少种方式迁入或迁出医学的地盘，健康或清洁怎样变成社会标准和经济利益的产物，公共卫生的整治管理问题，等等。一个人可以看看自己生活的世界里，包含了多少直接或间接通过医学了解的东西。最后，还有去医学化怎样抵抗医学化进程的问题。

但是，古代医学的医学化与现代医学的医学化有较大差别。在古代，医学没有被简单理解为一种干涉技术，它更多的是生活得好的技艺之一，这时候的医学化倾向于养生法的普及，以及对身体、生命的哲学与宗教的思辨和行动。现代医学则不同，这里的医学化指医学的社会扩张，即医学社会化，它以综合医院为中心横向扩散至全社会，形成以预防医学为中心的社会医学群。福柯说："如果医学不能被确定为有关社会中人的性质与认识的复杂知识，那么它就不能被确定为临床医学。"[1] 早在《临床医学的诞生》中，福柯就非常重视这一主题，该书用了将近一半的篇幅来讲述现代医学的社会化进程，也就是医学的第三次空间化。书的第二章开始讲述医学怎样开始具备政治意识，直至第五章探讨医院的改革，这三章包含了两个重要议题，其一是流行病，其二是医院。

福柯认为，医学的社会化，即它怎样开始具备政治意识，与某些偶然事件有关，其中最有代表性的是传染病的暴发。在第二章第二节的疾病分析中谈到，西登哈姆是分类医学的创始人和倡导者，分类医学将疾病作为自然界的物种，追求在尽可能不加干预和排除

---

[1] 米歇尔·福柯. 临床医学的诞生［M］. 刘北成，译. 南京：译林出版社，2011:80.

"载体"（具体病人）的情况下，观察疾病症状，再如同博物学和自然史所做的工作，将之收集整理成分类学图表；然而对流行病的关注改变了疾病分类学的观察眼光，对其的观察突破了常规的视觉方式。福柯将分类医学与流行病进行了对比：

流行病医学在所有方面都与分类医学相反，因为前者是对扩散性的但又独特、不可重复的现象的集体感知，而后者是对经常自我显现的一种本质及其在许多现象中的同一性的个别感知。前者是系列分析，后者是类型解读；对于流行病，需要对时间进行整合，对于分类疾病，需要确定等级体系中的位置；前者是寻找因果联系，寻找一种基本的内聚脉络，后者是对一种复杂的历史地理空间的微妙感知，界定一种同质的表面，从中解读出相似特征。[I]

流行病指那些具有相同的特征并在同一时间侵袭大批人的疾病，包含了传染病和非传染病两大类，它与个别疾病没有本质区别，仅仅是数量的不同。但是，"知觉不再像分类医学里那样关注本质和序数，而是关注数量和基数"[II]。从对自然症状的单一观察转向对集体现象的多重观察，是医学社会化的萌芽。福柯说到，对流行病的防治关系到"确定医学的政治地位，建构国家层次的医学意识"[III]。为了对传染病这一意外事件进行防治，医学开始大大扩展其工作范围和服务领域。尤其是涉及大规模人群或大范围区域时，医生、警察、卫生监督人员都要参与其中，实施人群隔离，消灭传染源和切断传播途径，进而实施对社会的监控。比如，19世纪中叶霍乱暴发、

[I] 米歇尔·福柯.临床医学的诞生[M].刘北成，译.南京：译林出版社，2011:28.

[II] 米歇尔·福柯.临床医学的诞生[M].刘北成，译.南京：译林出版社，2011:24.

[III] 米歇尔·福柯.临床医学的诞生[M].刘北成，译.南京：译林出版社，2011:28.

1918—1919年大流感暴发等时期人类所做的工作；进入20世纪中叶以后，人类对攻克传染病有了相当的信心，曾肆虐地球约四个世纪，夺走欧洲将近三分之一人口的腺鼠疫，以及流感、霍乱、梅毒、肺结核等类似的传染病在现代似乎不再成为人类生命的主要威胁，虽未被彻底消灭，但它们的发生范围、时间和危及生命的程度已得到了较好的控制。

随着医学化进程的加快，流行病的防治又开始转向非传染病领域，比如研究吸烟、大气污染与肺癌的相关性，癌症与环境、饮食、运动、休息之间的关系，心脏病与胆固醇、高血压的关联，文明病的病因与种类，等等。流行病学在20世纪之后正式成为一门学科，不同专业的研究人员参与进来，除了医生和公共卫生工作者，还包括社会学家、动物植物学家、人口学家、气象学家、经济学家等。威廉·考克汉姆也说到，当今的流行病学已拓宽了研究领域，不仅是传染病，还包括了其他类型的慢性病，如癌症、心脏病，还有不健康行为如酒精依赖和药物滥用，以及交通损伤、生物恐怖等。[1]或者说，几乎所有的疾病都可以对其做流行病的研究。事实上，在现代，几乎没有流行病学不研究的病种和健康问题，它也在此意义上同预防医学、医学社会学和统计学、计算机技术等紧密联系起来。当前，它的用途已经大大扩展了，主要包括以下七点：①研究人群健康、疾病消长以及疾病特征变化的规律；②以发病率、患病率、死亡率等对社区和人群健康做诊断；③利用人群中疾病频率的知识来制定卫生决策和给出评价；④全面掌握疾病的自然史，即疾病病程以及

---

[1] 威廉·考克汉姆.医学社会学[M].高永平,杨渤彦,译.北京:中国人民大学出版社,2012:19-24.

不同年龄、性别和地区疾病结局（痊愈、死亡、并发症）的概率；⑤利用流行病学的方法探求原因不明疾病的病因；⑥疾病预防；⑦为疾病的诊疗和预防效果做评价。

福柯用一句话概括了流行病学给整个医学带来的改变：医学从而改变了其原初的目的和任务，它开始偏向提供信息、实施监督和控制。[I]那么，为谁提供信息？监督和控制什么呢？现代医学的社会化进程怎样得以顺利展开？医院在其中起到了怎样的作用？以及医学社会化和整个国家政治的命运怎样联系在一起？福柯在研究谱系学阶段的一系列著作和演讲中，围绕着"机构制度"和"生命政治"逐步阐明了以上问题，它们都与"医院"这一空间密切相关，《临床医学的诞生》第一章结尾引入医学社会化的主题时，这样说：

一个特定社会圈定一种疾病，对其进行医学干涉，将其封闭起来，并划分出封闭的、特殊的区域，或者按照最有利的方式将其毫无遗漏地分配给各个治疗中心。我们可以把这些做法称作第三次空间化。[II]

福柯解释说，尽管称之为第三次，但相对于前两次空间化，它既不是派生的，也不是次要的；相反，第三次空间化有着与前两次完全不同的起源、结构和法则，它包含着更多复杂的辩证关系，并"为医学感知确定了一切最具体的维度和新的基础"[III]。本章的第二、三节，将详细说明医院医学新的经验形式，它怎样为医学感知确定新的基础；紧接着第四、五节讲述这种新的经验形式，如何嵌入生

I 米歇尔·福柯.临床医学的诞生[M].刘北成，译.南京：译林出版社，2011:34.
II 米歇尔·福柯.临床医学的诞生[M].刘北成，译.南京：译林出版社，2011:16.
III 米歇尔·福柯.临床医学的诞生[M].刘北成，译.南京：译林出版社，2011:17.

命政治的微观权力运作之中，发挥生产效能，并在创造性的生产中规训人。

第二节 现代医院的建立

在现代社会，人们理所当然地将治病救人与医院联系在一起，无论是身患重病还是遭遇灾难，人们首先想到的就是医院。实际上，这是近代以后才有的情形，以前的病人大多数在家中接受治疗，医院则和贫穷救济、死亡等联系在一起。就医院历史的沿革来看，医院的出现比疾病或者医学要晚得多，医学发展早期，医院并不存在，家、庙宇和私人诊所等是主要的诊疗场所。中世纪时期，医院随着基督教的兴起逐渐发展起来，《剑桥插图医学史》讲道："西方最早的医院由基督徒法比欧拉（Fabiola）于公元390年建立。"[I]之后由于传染病的流行，需要一些既能收治大量病人又能将之隔离的场所，医院才发展起来，其早期形式不同于现今的大型综合医院，它主要包括四种类型："麻风病人居所，济贫院，贫穷的流落在外者和朝圣者的收容所，以及照顾病人的机构。"[II]许多世纪以来，照料病人与宗教机构密切相关，医院最初是由宗教团体建立的一个庇护所。它的主要功用是以救济为目的，用于慈善救助，临终者、无家可归者、流浪者、乞讨者、被遗弃的婴孩、精神病人、无人照料的病人都汇集到

I 罗伊·波特. 剑桥插图医学史［M］. 张大庆，译. 济南：山东画报出版社，2007:134.
II Lindsay Granshaw, Roy Porter. The Hospital in History［M］. London: Routledge, 1989:21.

这里，它的主要功用是照料而不是治疗。[1]

中世纪中晚期，12—13世纪建立了数百个麻风病人收容所，到1225年，欧洲大约有1.9万个这样的机构，麻风病人减少后，这些机构转而收容疑似传染病者、精神病人甚至穷人，其中一些后来成为真正的医院；[2]17、18世纪，治疗疾病的医院开始建立起来，一些综合型的大医院和专科医院（妇产科医院、口腔医院等）也成立了，比如巴黎主宫医院和维也纳综合医院。医院也开始向医学生开放，最有代表性的是，临床教学改革领军人布尔哈夫建立了以教学为主旨的医院，形成系统而正规的临床教学，学生被鼓励跟随教师查房和进入手术演示室，强调理论教学与临床实际示范相结合的教学方式。布尔哈夫和他的弟子们成功地将这种教学模式传播到其他医院、地区，甚至整个欧洲和更远的地方。到18世纪末，临床医学兴起，这是以医院为依托的医学，它使得医院在整个医学体系中发挥着越来越重要的作用，临床医学也就等同于医院医学，临床医学的诞生也就是医院医学的兴起。罗伊·波特说道："大约在1800年，随着新型医学科学的发展，特别是物理检查、病理解剖和统计学的引入，医院逐渐地不再是主要的慈善、照顾和康复之地，它已转化为延绵至今的医疗权威机构。"[3]

---

[1] Hospital（医院）源自拉丁词"hospĭtālĭa（旅馆，病院，疗养院）"，其最基本的形式为"hospĕs"，它既可指"款待人者"，即"家主"，又可指"受款待者"，即"客人"，或者以其较为原初的意义，指的是"异乡人"。所以，hospital最早就包含了待客之道，以及外来人、客人、差异者、病人的含义，这也与对疾病的原初理解（入侵者）相关。英语中的"hospice"在词形上也起源于"hospĕs"。其最初用于指由教会或修道僧侣承办和维持的提供给旅游者、朝圣者、孤儿或贫困者等居住的招待所、收容所或济贫院。现在主要用于指为晚期和临终病人提供缓和性关心与照顾，以满足其感情、精神和生活等各方面需要的机构，如晚期病院或临终关怀病院等。

[2] 罗伊·波特. 剑桥插图医学史[M]. 张大庆, 译. 济南：山东画报出版社, 2007:135.

[3] 罗伊·波特. 剑桥插图医学史[M]. 张大庆, 译. 济南：山东画报出版社, 2007:145.

◇ 第三章　现代医学对身体的规训策略 ◇

由于历史遗留问题，尽管16—19世纪医院在规模、床位和分工上得到快速发展，却无法抹去人们对早期医院脏乱、贫穷和带着死亡气息的印象。病人聚集在充斥着糟糕的空气和不良情绪的空间，不利于疾病的治疗和身体康复，甚至还可能传播疾病和不良情绪，改革医院的需求变得越来越迫切。到19世纪中晚期，护理在南丁格尔（Florence Nightingale，1820—1910）的带领下逐渐形成一门专业，她在医院的建设、病房的环境、照护病人等方面做出了重要改革。奥斯勒曾说，受过培训的护士是人类的一大幸事，与医师和牧师相比，她的使命并不亚于其中的任何一位。因为护士在以医院为中心的诊疗活动中发挥着极其重要的作用，她们分散在医院，承担着管理、引领、清洁、照顾、打扫等各种事务，有条不紊地维持着医院诊疗流程的正常运转。

综上，我们将医院的产生和沿革做了简单回顾，如上述所言，与医学社会化紧密联系在一起的是现代医院。那么，现代医院与以往的医院如中世纪医院，有何本质区别呢？

在古希腊，从希波克拉底开始，医学作为一门技艺，开始从宗教和巫术中独立出来。之后又逐渐发展为一门较为正规的专业，到18世纪晚期之前，普通开业医生都是随时待命出诊，医生的社会地位普遍较低，为了吸引病人，他们常常不得不按照病人的意愿行事，同时，家庭治疗医师、民间医生和非正规行医者，一直扮演着重要角色。在欧洲，绝大多数产婆、草药师和接骨者都是代代相传的，当然也有专门行骗的"江湖医生"，人们也通常施行自我救助，社会和政府会制作一些简单实用的家庭医疗手册、常见病药方等，以供民众自行学习使用。杜菲描述道，美国的情形类似于欧洲，医生的经济地位或社会地位自古以来并不高，除了少数名医或受过良好医学教育的贵族家庭医生和宫廷御医，一般医生开业仅能维持生计，许多医生仍要从事其他行当来增加收入，尤其是外科医生，一度因为非专业化的倾向严重，而得不到社会的广泛认可。而且医生的收费无力也是个古老的问题。[1] 执照法的建立，正规医学教育的改革，注重于医生利益、医学教育科研以及促进公共卫生事业等的医学公会、协会的建立，等等，这些使职业正规化的需求让医生迫切需要机构和制度的支持——一个能容纳生物医学和掌握该科学的人群的空间，就应运而生了。

我们知道，医院这种机构在各大文明古国的医疗实践中都存在，在西方，中世纪以来建立的医院具有较强的代表性，医院即慈善救助的典型形象；同时，从中世纪的大学建制开始，医学就随之成为一门专业，开始拥有正规教育、标准化课程、行业执照、合法的规章制度等；但是，现代医院的诞生最为重要的意义，是其功用的变化，相比起济贫救助，诊疗疾病需要更为专业化的理论支撑和管理体制，这种需求使得医学职业正规化更加成熟起来。医院的这种观念和功用，首先在法国、德国、英国等国家兴起，而后到美国，之后随着战争入侵、殖民地传教士等的作用，传播至亚洲和非洲。威廉·F.拜纳姆谈到，到1790年，人们尽了很大的努力将主宫医院与一般的收容所区分开来，进入19世纪，医院开始改变其功用和性质，到20世纪下半叶，医院开始作为医学教育和研究的基地，它们成了医学知识的庇护所、医学职业结构中不可或缺的机构和医学权力的堡垒。

---

[1] 约翰·杜菲.从体液论到医学科学：美国医学的演进历程[M].张大庆，李天莉，甄橙，等译.青岛：青岛出版社，2000:202.

◇ 第三章 现代医学对身体的规训策略 ◇

因此，现代医院与中世纪医院的重要区别之一，就在于其主要功能的改变。现代医院成了社会医疗的主要形式和依托，它的功能从以济贫救助为主转变为以诊疗疾病为主。尽管还有一些个体医疗存在，但后者已退居辅助地位，医生到病人家中应诊或开设私人诊所的传统主流医疗模式，被集治疗、护理和预防于一体的庞大机构——医院所取代。这其中，尤其值得一提的是外科学的进展。医学史家们通常将医院与外科的发展一起讨论。的确，现代医学发展中最引人注目的是外科，自从麻醉技术、消毒隔离技术和输血技术被研发和应用之后，外科空前繁荣起来，一改往日远远落后于内科的惨痛境地；而外科要进一步发展，尤其需要特定空间、辅助科室、人员和器械支持，同时也需要大量集中的病人，后者又与"工业化和城镇化"[1]进程密切相关。从某种意义上说，现代医学的发展就是外科学的发展，它与医院是共生共长的。

除了医院功能的不同，现代医院与中世纪以来的医院更为本质的区别在认识论上，也就是说，其临床收集经验形成知识的方式发生了变化。这种变化是如何发生的？下面通过阐述18世纪医院医学的特征来加以说明。

---

[1] 威廉·F.拜纳姆.19世纪医学科学史[M].曹珍芬，译.上海：复旦大学出版社，2000:79-82. 本章讲到，以最具代表性的英国为例，英国在19世纪中期之前一直保持着农业社会的状态，而法国和德国则保持的时间更长。但工业革命使得从前的小镇和乡村在19世纪30年代发展为城市，伦敦则成为最大的工业中心。这些城市的人口也在工业革命中得到快速增长，比如伦敦从1750年的67.5万人增加到1831年的150万人；曼彻斯特在1770年到1831年人口增长了5倍多，其他工业城市也经历了相似的人口膨胀。同时，城镇与乡村相比，人群聚集，生活环境和工作节奏无益于健康。而健康对于工业社会的人口素质来说又是极为必要的。这些环环相扣的外部变化使得对大型医院和公共卫生的需求成为十分紧迫的事情，从而促使了集中型医疗模式的发展。

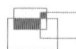 现代医学对人的建构 XIANDAI YIXUE DUI REN DE JIANGOU

第三节 医院医学的经验形式

《临床医学的诞生》第四章开头，福柯就大写的医学史对临床经验的阐述做了批判。他点出，18世纪末19世纪初的医学史，为了强化新医学临床经验的重要性而编排了一套说辞并强调：尽管医学的理论和体系变动不居，但是，"病人床边一直有恒久而坚实的经验的位置"[I]。临床经验是促进医学知识正向积累的重要因素，这一点，古今皆然。

主流医学史回顾了医学的起源，那时候的人们身体强壮，与自然浑然一体，气息相通。疾病概念和治疗方法单纯，只要保持大自然给人类安排的简朴、规律和聚集人口相对较少的生活，则可以尽可能避免疾病的痛苦。若生病求医，医学也完全是病痛和治疗方法之间的一种直接关系。这种关系属于本能和直觉，还谈不上经验，它是由个人针对自身而确立的，尚未进入社会网络，也没有系统的理论知识作为支撑。这意味着，对病痛和疗效的观察本身并不是进一步认识的契机，它也不是一种有意识的行动，而是自发和盲目的，会自行衍生，从一个人传递给另一个人，从而变成一般的意识形式，每一个人都同时成为这种意识的主体和对象："所有人毫无区别地运用着这种医学……每个人的经验都传递给别人……这种认识从父辈传给子孙。"在成为一种知识以前，临床经验是人类与自身的一种普遍关系。福柯将这一带有神话色彩的描述称为"医学的极乐时代"[II]。

I 米歇尔·福柯.临床医学的诞生[M].刘北成，译.南京：译林出版社，2011:58.

II 米歇尔·福柯.临床医学的诞生[M].刘北成，译.南京：译林出版社，2011:59.

◇ 第三章 现代医学对身体的规训策略 ◇

"医学经验在很长的时间里都是开放的,并成功维持了看与知之间的平衡。"[I]当时的临床教学较为直接,医术是病人在场时直接传授,年轻人在病人床边跟随老师实施诊疗。公元前5世纪的希腊医学是这种普遍而直接的临床经验的符号和文字汇总。然而,"希波克拉底似乎是这种平衡状态的最后一位证人和最暧昧的代表"。尽管希波克拉底医学看上去和原始经验一样"简朴而纯粹",但它终究已在医学经验中引入了新的维度,即"知识的维度"[II]。正如医学史的记录,希波克拉底大约于公元前370年去世,在之后的一百年里,他的门徒撰写了将近60部著作,形成了"希波克拉底医学"。这是一个较为全面和理性的医学体系,该体系融入了哲学的理论知识和思辨方式,劝导人们不要纯粹地观察和盲目地收集经验,而是要用理论思辨的方式发展医学。之后,这种倾向愈演愈烈,从而形成了庞大烦琐的理论体系,由于理论知识的形成不以视觉为中心,"因此可以名副其实地说它是盲目的。这种不具有观看功能的认识乃是造成各种错觉的根源:一种任由形而上学作祟的医学可以大行其道"[III],而实际上对于诊疗实践助益不大。由于医学过分注重理论体系增进,而忽视临床实践经验,冗长烦琐、门派杂多的理论体系逐渐引起人们的反感,进而就有了18世纪引人注目的医学改革,即重新回归临床的一系列举措的实施。医学改革首先发端于培根对"知识就是力量"和实用性医学的推崇,继而有了西登哈姆的呼吁,医学知识的积累要重视和回归临床经验,接着通过布尔哈夫的努力,开创规模更大、容纳学

I 米歇尔·福柯.临床医学的诞生[M].刘北成,译.南京:译林出版社,2011:60.
II 米歇尔·福柯.临床医学的诞生[M].刘北成,译.南京:译林出版社,2011:60.
III 米歇尔·福柯.临床医学的诞生[M].刘北成,译.南京:译林出版社,2011:60.

生更多的临床教学基地，竭力将医学教育从脱离实践的理论思辨转向临床观察和操作。

一、18世纪临床教学的特征

以上，福柯复述了大写的医学史对"临床经验"的观点和立场：医学各种体系的发展有着漫长的历史，在这个历史过程中，尽管充斥着各种流派的对立和冲突，但"临床医学始终潜藏在各种'思辨理论'之下，维持着医学实践与知觉世界的联系，维持着医学实践对真理的现实画面的开放"[I]。福柯对这一论断进行了批判，他说，这种医学史的理想化描述，在于把一种永恒的真理放置进一种连续的历史发展中。这意味着，对于18世纪中叶之后的现代医学而言，它区别于古代医学最典型的特征之一，是其与临床医学的亲密关系，甚至，我们可以在两者之间画上等号；但同时，我们也不能就此认为，这就是现代医学与古代医学的截然区分，因为临床医学总是贯穿始终的。现代的临床医学，不是被发明出来的，而是重新被发现，因为"它早已与最初的医学形式一起存在了"[II]，而新医学为了达到真理的水平，只需要在其体系内部，否定原有的真理权威，再建构起另一个真理权威，并运用连续发展的历史讲授方式，将后一种权威描述为普遍和永恒的真理即可。福柯点明，在这其中，权力的作用就显现出来，这种大写的历史在逃避一种更真实更复杂的历史。

为了阐明后一种真实的历史，福柯着重分析了17—18世纪的临床教学。他提出了一个问题：以布尔哈夫为首的临床教学改革者们，

[I] 米歇尔·福柯.临床医学的诞生[M].刘北成，译.南京：译林出版社，2011:61.

[II] 米歇尔·福柯.临床医学的诞生[M].刘北成，译.南京：译林出版社，2011:61.

◇ 第三章　现代医学对身体的规训策略 ◇

他们为什么能在历史上声名显赫？按照医学史的一般阐述，布尔哈夫等人所做的工作，是医学教育素来的传统，包括学生跟随老师查房，见习实习教学，教师选定典型病例观察、检查并详细记录，在诊疗过程中讲解传授理论知识和示范各项操作等，这些并不是医学教育的创新。既然如此，福柯提问道："这些临床建制究竟有何新奇和重要之处，以至于在18世纪，尤其是在该世纪尾声，人们给予它们那么高的评价？"[I] 福柯点明，它真正的特殊性在于：这个时候的临床医学是古代医学的原始自发经验向现代医学的集特定经验、分析方法和教学方式于一体的那种复杂而一致的临床体系的过渡阶段，这个过渡阶段的特点是——它处在了疾病分类学和医院空间的夹缝之中。

第二章第二节，分析了疾病分类学的观察方式，并在第四节的开头讲述了莫尔加尼的病理解剖学。相比之后真正开启现代医学之经验方法的比夏，莫尔加尼正处于同18世纪医院和医学教育改革类似的夹缝中。莫尔加尼的固体病理学强调疾病发生的定位、局部性和可见性，他同时又坚守体液病理学和疾病分类学。然而，固体病理学的局部观与体液病理学的整体观存在矛盾。另外，如同第二章第四节开头所分析的，疾病分类学与古代医学的身体观在指导诊疗上也存在矛盾。莫尔加尼的问题也出现在布尔哈夫的身上，福柯对此做了详细的分析，以布尔哈夫为代表的18世纪的临床教育被称为"典型临床教学（proto-clinic）"[II]，它有如下特征：

[I] 米歇尔·福柯. 临床医学的诞生 [M]. 刘北成，译. 南京：译林出版社，2011:64.

[II] Michel Foucault. The Birth of the Clinic: An Archaeology of Medical Perception [M]. Tran by A. M. Sheridan. London: Routledge, 2010:69-70. 中文版见第64页，刘北成翻译为原始临床讲座，根据英文、法文词意以及上下文的含义来看，福柯这里讲述的是18世纪的临床教育问题，本书将之翻译为典型临床教学。

（一）这种教学的病例选择和讲解以疾病分类学思想为指导，因而，它必须模拟一个结构完整的疾病分类学场域，"这时候的医学知识整体上依然遵循着两个规律：首先是按照疾病分类表来安排个别具体的感知；其次是按照气候和地点来持续地、全面地、量化地记录一种医学"[I]。福柯说道："真正具有分析和综合力量的，不是目视本身，而是一种话语知识的真理……因此关键并不在于检查，而在于译解。"[II] 这一点与医院环境是冲突的，因为医院的医生面对的是活生生的人，而临床教学面对的是作为疾病的案例；临床教学强调实践操作，但实际上老师训练学生的重点不在于施加于病人身体的具体操作，而在于思辨，即如何通过理论推理得出一个有关疾病名称的诊断。这种临床教学的确实行了新的改革，通过布尔哈夫等人的努力，他们充分利用医院的病例资源，以教学医院为基地将临床带教扩大化和规模化。但这种改革能力有限，存在着单凭当时的医学体系无法克服的矛盾。布尔哈夫与莫尔加尼类似，他们的理论创造和实践改革还不足以启动医学认识的普遍改造，既没有发现新对象，形成新概念，也没有发明出一套新的话语和实践。

因此，面对医院取代家庭成为疾病诊治的主要场域，以及政治经济对整个医疗体制的革新等现状，医学经验（或称为临床医学、医院医学）亟待一种新的对象、话语和概念体系，能使得理论与实践统一起来。这是18世纪的医院医学面临的第一个问题。

（二）医院场域引入了"概率论"。医院作为疾病诊疗的集散地，它是社会医学发展的开端和中心。上面讲到，对流行病的防治改变

[I] 米歇尔·福柯.临床医学的诞生[M].刘北成，译.南京：译林出版社，2011:56.
[II] 米歇尔·福柯.临床医学的诞生[M].刘北成，译.南京：译林出版社，2011:66–67.

◇ 第三章 现代医学对身体的规训策略 ◇

了医学的性质，使其具备社会性，而医院正是社会医疗的主要形式和依托。在医院空间中，医生收集诊治经验的方式与诊所、家庭诊治中积累经验的方式不同，而与流行病的防治中观察疾病的方式类似，即引入了"概率"的思维。这是18世纪末期的医学为追求确定性而提供的新保证，它的保证方式是对频率的感知，以及由此而来的计算逻辑。这种确定性与被检查的病例数量成正比，福柯由此分析道："医学场域的可见性具有一种统计学结构，医学把它的感知场域视为一个事件领域，而不是一个疾病物种的'花园'。"[I] "医学不再试图观看有感觉的个体背后的本质真实；它所面临的任务是，理解一个开放领域的事件，以至无穷，这就是临床医学。"[II] 这表明，在医院空间中，医生观察的不是患者个体，而是不断增多的病理事实，它们在所有患类似疾病的患者身上都能观察到。这种概念转化具有决定性意义，它不仅使得医疗经验的积累和医学知识的建构更具确定性，也使得医学向研究工作开放了，其中每一个事实都可以被观察、分离，然后与其他的事实加以比较，它把感知到的因素都视为一个记录到的事件。

第二章第二节分析了疾病分类学理论指导下的诊疗实践，以疾病分类学和体液论为指导的医疗实践存在着观察疾病不能干预身体，但治疗疾病必须干预身体的矛盾，因为它"可能被治疗，被一种饮食安排、一种策略所掩盖……它被困在独特的物质环境中，从而无法与其他疾病进行比较"[III]。干扰的因素众多且有些必不可少，从这种

I 米歇尔·福柯.临床医学的诞生[M].刘北成，译.南京：译林出版社，2011:113.
II 米歇尔·福柯.临床医学的诞生[M].刘北成，译.南京：译林出版社，2011:108.
III 米歇尔·福柯.临床医学的诞生[M].刘北成，译.南京：译林出版社，2011:121.

角度来看，医院空间对于疾病分类学来说，只会给疾病观察带来更大的干扰，疾病被困在一个独特的物质环境中，不仅有上述的治疗干扰，还有来自医院独特环境的干扰、其他疾病的交叉影响以及同一空间造成的差异被抹杀的问题，一种疾病更不可能如分类学要求的那样以真实面貌出现，从而使得它无法与其他疾病进行细致比较，并最终得出准确的诊断和治疗方案。

但是，事实并非如此，福柯说道：

临床实践并不是一个疾病在那里自行显现并彻底暴露的地方，人们有可能通过经验用一种恒定的形式来整合医院中的各种变形。分类医学所说的自然在这里被揭示出来，不过是异质的和人为的，是不连续的；医院的"人为"疾病使得各种疾病事件可以还原为同质性的；毫无疑问，医院领域并不具有展现真理的纯粹透明性，但是它特有的折射使得对真理的分析可以通过它的恒定性来进行。[I]

过去人们认为，医院引起疾病的变形，既造成病理上的紊乱，又造成疾病形式的紊乱。现在这种意见被否定了，通过统计处理，其中小概率的干扰因素会被消除，一旦人们从频率角度来确定医学认识，以上的困难就迎刃而解了。统计学并不需要一个自然环境，它需要的是一种中性领域，这个领域应该不加选择、毫无例外地向所有的疾病事实开放。新医学因此包括了两个重要的领域："医院领域和教学领域。"[II]医院同时具备了诊疗、教育和科研三大功能。身处医院这个医疗空间的医生，他们的目光也因此兼具诊疗、教育和科

[I] 米歇尔·福柯.临床医学的诞生[M].刘北成，译.南京：译林出版社，2011:121.

[II] 米歇尔·福柯.临床医学的诞生[M].刘北成，译.南京：译林出版社，2011:120.

研的观察逻辑。[I]这就是真正意义上的现代医院。

由此，我们就能认清现代医院与以往医院的本质区别，它不在于规模大小、床位多少，不在于收治何种人以及其财政来源与医院归属问题，等等，而在于其职责、功能的变化，以及认识论的差异。在职责和功能上，现代医院是社会医疗的主要形式和依托，它的功能从古代医院的济贫救助转变为专门诊疗疾病，并以自身为据点将医疗保健功能辐射到全社会，除此之外，现代医院还肩负着教育和科研的职责。在认识论上，现代医院和以往医院的区别在于它们收集临床经验的方式不同。福柯说道："决定这种经验的栅网（grid）本身却在不断变化——这种栅网决定了如何获得经验，如何将经验联结为可分析的因素和一种话语程式（formulation）。"[II] 这种栅网的区别就在于患者与事件的区别，以往医院的经验对象是患者个人的整体，而现代医院处理的研究对象是病理事件。

在此，福柯还连带分析了医院医学由于医学经验形式的变化而产生的重要伦理问题：是谁赋予了新医学"看"的权利？

上述讲到，现代医院无疑也是医学教学和研究的场所，相较家庭和私人诊所的诊疗和学徒式教学，现代医院的临床带教和科学研究规模更大、更为开放且得到机构和制度的支持，这无疑也是一种

[I] 约翰·V.皮克斯通.认识方式：一种新的科学、技术和医学史［M］.陈朝勇，译.上海：上海科技教育出版社，2008：107.书中讲到，医学的研究意识不是自古有的。比如皮克斯通谈到，英国医学在整个19世纪由私人行医并获利的内外科医生主导，他们并不把自己看作医学科学家。到了维多利亚时代，开始有了一些热衷于教学和医学科学的年轻人，他们渴望成为经验世界（医学技艺和博物学）中的分析者。到19世纪末，少数这样的人在医学专科学校获得付薪的解剖学家、生理学或病理学家的职位，他们中也包括了细菌学的先驱。

[II] Michel Foucault. The Birth of the Clinic: An Archaeology of Medical Perception［M］. Tran by A.M.Sheridan.London:Routledge, 2010:64. 在这里，grid 有网格、栅栏等意思，福柯意喻一种网络或边界，刘北成译为栅网，也可以译为经纬，含有纺织之意，指将经验碎片经过交织联结而形成知识。

权力的彰显。福柯在谈论医院改组和临床教育的新定义时讲道:"人们有什么权利把一个因贫穷而被迫到医院里寻求帮助的病人变成临床观察的对象……'医院里的病人是实验课最合适的对象',这不就改变了医院救助的本质了吗?……为了认识而观看,为了教学而展示,这难道不是一种沉默的暴力吗?"[1]在福柯的时代,多数医院是富人捐助的慈善机构,穷人在得到免费帮助的同时,把自身的疾病转变为他人的经验,使得痛苦展现出来,将之作为对富人和社会的交换;现代医院的财政收支与归属已不同于这类由富人慈善捐助的情形,但这一伦理问题仍存在,且扩大化为全民默认的模式。病人不再仅对富人付出生命利息,他需要为全人类的健康需求承担责任。在现代教学医院里,许多医生身兼三职,既是医生,也是教师和研究者,频繁而开放性的见习、实习和带教制度是一种默认的常规,医学以提高诊疗水平造福全人类为由,将患者当作了一种"景观"。

这一伦理问题之所以产生并扩大化,是医院医学的经验方式决定的,是疾病分类学空间和身体空间、医院空间融合重组过程中的必然现象。接下来,我们继续阐述三个空间如何实现重组,由此说明现代医学到底在"看"什么,它所突显的可见物是什么,以及生命权力的实质和其运行方式。

二、医院医学与比夏思想的契合

福柯讲到,尽管18世纪的临床教学和诊疗引入了概率论,利用大样本数据来增强确定性,但所观察的对象是含混的。古代医学中的观察是置于体液病理和疾病分类学的框架之下,18世纪的医学试

---

[1] 米歇尔·福柯.临床医学的诞生[M].刘北成,译.南京:译林出版社,2011:92-93.

◇ 第三章 现代医学对身体的规训策略 ◇

图抛开这些发展得越来越纷繁杂多的理论体系，回归纯粹和直接的观察。事实上，它同样不可能完全纯粹，不带有任何预设。正如上述对"典型临床教学"的分析，它不仅面临矛盾，而且，它所宣称的"自由"是盲目的。原因在于，医院医学看的不是患者个体，而是病理事件，并依靠概率统计增强确定性，据此加强教学和科研；然而医学经验不可能是没有约束地对一大堆病理事件的观察和收集。这时候面临的问题是，医学新的图式尚未建立起来，"典型临床教学"尚处于过渡期的夹缝之中。正因为如此，在医院这个开放的场域中收集到的大量病理事实就是一堆散乱的资料，缺乏统一的结构和主题，难以凝聚、提纯和创造出新知识。它呈现出这样一幅矛盾图景：医学一方面提倡改革，另一方面却还是遵循着疾病分类学的经验，无法突破。福柯这样说道："真正的问题在于18世纪晚期的医学根本不知道自己所涉及的对象究竟是一系列事实还是一组征候、症状和表象。"[I] 它试图改革旧医学体系中理论庞大繁杂的局面，以及知识传播、研发的封闭禁锢状态；然而，完全自由而无边界的经验形式既不能建构新知识，也不能填补以往医学中理论与实践分离的鸿沟。

总之，新的临床医学必须具备两种收集经验的眼光："一种是先于一切干预、忠实于直接事物的纯粹目视，在捕捉直接事物时毫不加以修改；另一种目视是用一整套逻辑铠甲装备起来的，从一开始就祛除了毫无准备的经验主义的那种纯真性。"[II] 第一种视觉正是18世纪医疗改革所追求的目标，第二种观察方式则是现代医学的一整套

I 米歇尔·福柯.临床医学的诞生［M］.刘北成，译.南京：译林出版社，2011:114.
II 米歇尔·福柯.临床医学的诞生［M］.刘北成，译.南京：译林出版社，2011:118.

话语体系，如第二章以比夏为中心，对现代医学的知识考古学分析。的确，临床经验如果只是向视觉开放或者语言活动开放，它将是无穷无尽的。因此，它必须在患者和医生的会面中被限定下来。那么，这个限定的界限是什么？福柯点明：它就是"身体的可触摸空间"——这正是比夏所带来的划时代的医学革新，"比夏的时代到来了"[1]。

阐述至此，就可以衔接到第二章第四节，做一个阶段性的总结，比夏的病理解剖学对创建新医学起到了至关重要的作用，他的理论是实现三个空间重组的关键：第一，它直视疾病和身体的方式为医学带来更强的确定性；第二，它成功地将医学理论和实践统一到同一套话语体系之中，并使得生命—疾病—死亡成为三位一体；第三，这套新的话语形式能够直接套用到医院医学和临床教学之中，它将18世纪的处于尴尬境地的"典型临床教学"拯救出来。正如第二章第四节对疾病分类学空间与身体空间重组的论述，"以视觉为中心"的新医学使得局部病理解剖的思维同整体论的体液病理、疾病分类学的"以症状为中心"的思维协同起来，成为一个彼此相融合的整体。

在以往的医学中，疾病与身体分离，诊疗实践中医生理所当然关注疾病，通过观察症状确诊疾病，并对症下药；尽管身体理论与疾病诊疗结合不紧密，然而症状是两者的连接点。古代医生既关注疾病，也关注患者（包括身体内部和外部一系列因素），治疗也由此包含了两个部分：一是一系列针对身体的调养，二是针对疾病的药物和手术治疗，这两种治疗手段并不冲突，甚至互相包容，因此医

---

[1] 米歇尔·福柯.临床医学的诞生[M].刘北成，译.南京：译林出版社，2011:137.

病与医人也不冲突。

再来看现代医学，直视身体和分析还原使得疾病与患者合二为一，疾病不再如古代医学所理解的那样是自然实体入侵身体，并引起变化。现在我们认为，疾病就是身体乃至生命本身的变化。由此，疾病和患者的关系也发生了翻转，以往是立足于疾病来解释两者的关系，而现在是立足于身体和生命本身；与此同时，"身体与生命"的解释方式也发生了变化，正如福柯所说："当认识主体进行自我重组，改变自身，并开始以一种新的方式运作时，新的对象也相应地主动向医学目视呈现自己。"[1]这意味着，主体和客体在同时发生变化，尤其对于医学这门特殊的学科，当客体（人作为研究对象）被医学的知识体系和机构设备转化为一系列事件时，主体（人作为研究者）观察的眼光也发生着变化：首先它是被打开的身体；其次是解析和还原的眼光，从器官的大团块潜入更为细微的深层，将更为微观的部分曝光出来，用直视的视觉图像和经过视觉转化的数据和符号的组合来解释疾病、身体和生命；最后是医院空间的统计和研究的眼光，每个患者因此而拥有了自己的事件集合，这三者共同构成了现代医学的"个人"。这就是新医学"看"的内容，它聚焦于患者个人，试图启动一种无限接近身体本身的认识。这里的"无限接近身体"指的是现代医学试图将古代医学中不可见、不可形式化的潜在的部分，借由视觉尽最大可能地显现出来，并用数据、图像、文字等对此进行如实的描述，形成一个有关"个人"的档案。

这就是现代医学理解的"个人"，它与古代医学在疾病和患者分离的框架下理解的"个人"有着完全不同的内涵。福柯总结道：

---

[1] 米歇尔·福柯.临床医学的诞生[M].刘北成，译.南京：译林出版社，2011:98.

自死亡被引进一种技术的和概念的推理法之时起，疾病既能够被空间化，又能够被个人化。空间与个人这两个相互关联的结构是从一种基于死亡的知觉中必然派生出来的事物。[I]

这段话里，第一句里的"死亡被引进一种技术的和概念的推理法"，指的就是直视尸体而形成的病理解剖学，它引领了疾病分类学、身体和医院三个空间的重组，形成了现代医学对人的认识。第二句里所说的空间与个人是从死亡的知觉中派生的，我们可以将这里的"空间"单独理解为医院，而"个人"则是特指现代医学强调的个体化医学。

下面，来进一步说明现代医学的个体化医学的本质，以及医院如何与个体化医学相辅相成，共同完成生命权力的运作，实现创造性生产。

第四节　个体化医学的诊疗模式

个体化医学（personalized medicine）是现代医学尤为强调的追求目标，也被认为是其优越之处。它指的是针对个体差异来制定最适宜的诊疗方案，包含了特异性、自主性、整体性、人性化和适宜恰当等方面的含义。研究者们通常将临床医学的实践模式分为四个时期：经验医学、标准化医学、分层医学和个体化医学。[II] 大写的历史为了确立现代医学的科学权威，一般都惯于回避古代医学与现代医

[I] 米歇尔·福柯.临床医学的诞生[M].刘北成，译.南京：译林出版社，2011:178.
[II] 王拥军.个体化医学[J].中国卒中杂志，2008，3(12):871-872.

学的理论体系差异,而直接将前者形容为缺乏正规的科学理论支撑的经验之谈,将后者描述为不断发展进步的结果。之后,人们又意识到生物医学有过于僵化、机械之嫌疑,毕竟千人千面,某些易感或致病因素对不同的人影响程度不同,同理,药物的代谢和效用也有个体差异。进而人们期望通过分层医学来分层管理患者,矫正标准化医学(以循证医学为代表)的单一化、机械化的倾向,最后,将个体化医学视为现代医学之优越性的突出特征和终极目标。

以上是目前被普遍接受的观点,这里要对这一主流观点提出疑问:个体化医学被标榜为现代医学之优越性的典型特征,它是伴随着生物医学体系出现的吗?古代医学中是否也有个体化医学?如果有,它与现代医学中的概念有何区别?

事实上,纵观医学史,我们知道,根据患者的个体特征,有针对性地实施诊疗,自古以来就是医学强调的实践原则。如同第二章第三节对古代医学的分析,以希波克拉底为代表的古代医学非常注重个体化诊疗,这种个体化以整体的身体观为中心。这里的"整体"包含两层意思,一是身体内部自成一个整体,二是它与外部环境套叠成为更大的整体。身体似小宇宙与自然界的大宇宙环环相扣,表现为身体与大环境协调的特异性和整体性,这是古代医学个体化诊疗的理论基础之一。

对于疾病分类学的"症状"思维,第二章第二节讲到,症状是疾病的呈现形式。古代医生非常关注疾病显露的症状;同时,为了结合体液论进行综合分析,古代医生还必须全面了解病人的生活作息、饮食习惯、周边环境、突发状况等多种因素,综合这两方面来获取诊疗信息,记录每个患者的病史,包括发病之前伴随的各种境遇,以及发病后的病情发展和转归等。西格里斯特在强调疾病的特异性时也谈到,对于疾病而言,总结其特征并将这些特征标准化固然很重要,但同时也必须考虑到个体的变化。比如希波克拉底医学派,他们将人分成各种不同的类别,且强调个体的变化。当然他们也会从疾病的角度来观察症状,总结特征,但是,"独立的病是不存在的"[I]。从某种意义上来说,希波克拉底医学不注重判断病,而侧重于判断人。当我们谈到某种疾病,实际上谈的是某人患了该病。玛格纳也谈到了类似的观点,回顾过去,自希波克拉底时期开始,"医生们认为治疗应基于每个病人独特的特征及环境,例如年龄、性别、职业、饮食习惯、家族、气候环境、季节因素等。明智且有经验的医生治疗的是病人,而不是疾病"[II]。

以上是医学史家们对古代医学中的个体化诊疗的描述,那么现代医学中所强调的个体化诊疗又有哪些含义呢?

它依托于生物医学体系的分析还原法和医院医学认识论,两者共同促成了个体化医学。在将身体和疾病转化为一系列符号和事件之后,医院开始不断强化临床指南,它包括了疾病名称和概念的规范化、诊断、临床分期、用药和手术切除的各项黄金标准等,这种标准化甚至扩展到住院天数、花费、病历记录,进而发展至20世纪60年代在美国兴起的临床路径(clinical pathway),其目标是减少变异、控制成本、规范医疗行为。这些符号和事件不断趋向于同一化和规范化,不断解析身体和生命,朝着更为微观的方向发展,使得医生无法有针对性地面对不同的患者个体,从而使得医学僵化机械。在福柯的同时代,一些哲学家如拉韦松(Felix Ravaisson,1813—1900)、

[I] 亨利·E.西格里斯特.西医文化史[M].朱晓,译.海口:海南出版社,2012:112.
[II] 洛伊斯·N.玛格纳.医学史[M].刘学礼,译.上海:上海人民出版社,2009:477.

◇ 第三章 现代医学对身体的规训策略 ◇

乔治·康吉莱姆等对此提出了预见性的批判，反思了生物医学体系的弊端，提醒医学要重视个体化诊疗。下面我们先来看看康吉莱姆对个体化问题的思考，再以此观点作为对照，阐述福柯对个体化医学的理解。

康吉莱姆在1943年的博士论文《论正常与病理的若干问题》(*Essai Sur Quelques Problèmes Concernant le Normal et le Pathologique*, 1943) 中，阐述了对正常、健康和痊愈的理解，他深受戈尔德斯坦 (Kurt Goldstein, 1878—1965) 的《有机体的结构》(*Der Aufbau des Organismus*) 的启发。[1] 戈尔德斯坦提出了一个极具启发的概念——个体常态。他建议对疾病概念进行哲学定义，"需要以个体存在的概念为起点"，疾病不能简单被理解为一种对"理想常态"或对定义健康状态的"统计学的常态"的偏离，它们只有在"个体常态"这个概念上才能得到正确的理解。戈尔德斯坦谈到，在生理学等基础医学中，有一般意义上的基于统计学数据的正常水平，但在临床医学中，显然只存在"个体常态"的正常，即只有基于特定个体，以其自身为标尺的正常，而不存在普遍意义上的正常值或者一般规范。比如，血压的正常值区间的标准之一，是收缩压≤140 mmHg，舒张压≤90 mmHg。当一个人收缩压≥160 mmHg和（或）舒张压≥95 mmHg时，就可以界定为高血压。但是，不仅各个地区、年龄阶段和国家的人口平均值有所偏差，每个具体的个人，情形也不尽相同，比如一个轻度贫血、血压偏低的人，可能75/60 mmHg就是他的适宜血压，而对于一个常年高血压的患者，也许维持160/100

---

[1] 米歇尔·比特博尔，让·伽永. 法国认识论：1830—1970 [M]. 郑天喆，莫伟民，译. 北京：商务印书馆，2011：473-510.

mmHg才是他的适宜状态。

戈尔德斯坦和康吉莱姆还有一个与"个体常态"直接相连的重要概念——个人环境,与一种个人环境相适应是健康的基本条件之一;相反,疾病会引起个人环境狭窄化,并有着与这个狭窄化的环境重新适应的新的生理平衡倾向;而痊愈指的就是一种新的个体常态的确立。由此可知,"反常"和"疾病"是两个不同的概念,反常意味着对群体的偏离,它可能会给所在的某一群体带来无法解决的难题,或存在着一些或真实或虚构或潜在的危险,比如遗传和进化论的思想,一旦被用于政治,就可能被别有用心者借用"反常"之名实施优生学甚至种族灭绝的恐怖事件。而疾病,不能被等同于异常或不正常,它是个体化的,在某种意义上是被合理化的身体状态,借用古代医学的疾病观,它被认为是人类存在的一种独特的自然和反自然的综合体。

戈尔德斯坦强调了疾病不等同于异常,从健康到疾病,再从疾病到痊愈,应将之理解为一种个体状态变换的过程。康吉莱姆承接其理论继续思考有关正常和病理的本质问题,他讨论了以下两个问题:第一,"病理状态是否只是正常状态的量的变异?"第二,"是否存在关于正常和病理的科学?"[1]对这两个问题的解答展现出康吉莱姆的思想倾向,即他对活力论(vitaliam)的推崇和对实证主义的批判。

科学医学对疾病的经典解释认为病理现象是一般生理现象的增大或减弱,康吉莱姆的观点则不同。他认为,疾病不能被简单还原为一种生理参数的量的变异;疾病的本性在于,它是对环境变换的

---

[1] 乔治·康吉莱姆.正常与病态[M].李春,译.西安:西北大学出版社,2015:10-152. 英文版见:Georges Canguilhem. The Normal and the Pathological [M]. New York: Zone Book, 1991:39-227.

承受限度的降低，而健康是承受环境变换的一个限度。当人感觉到自己不只是各项检查数据和图像的正常，他还必须能够适应新的环境和这个环境的各种要求，而且还具有根据新的生命常态进行常态化的能力时，人才会感觉到自己是健康的。比如胆囊切除术，由于胆囊结石多为胆固醇结石，质地较硬，容易在胆囊收缩时摩擦囊壁引发疼痛，还有诱发胆囊炎症、癌变和胆管结石、炎症的可能。因此在保守治疗无效和有明显诱发并发症的情况下，可能切除胆囊。胆囊是储存胆汁的器官，作为中转站，它保证了人进食的随意性。假设一个健康人，他生活在北方，气候寒冷使他养成了喝酒和吃油腻食物的习惯，他还可能因为工作节奏和压力而暴饮暴食，进餐量和时间不规律，但强大的胆囊能保证他适应这种变化和有突发意外干扰的环境。现在，他由于患胆囊结石伴胆囊炎，反复多次发病保守治疗后，行胆囊切除术，没有胆囊做中间调节后，肝脏分泌的胆汁将直接排放入肠道。这时候，患者承受环境变化的限度就狭窄了，他必须做较为严格的外部调整，精神放松，睡眠充足，戒酒戒油腻，饮食定时定量。一段时间的调整后，他会重新适应没有胆囊的状态，得到痊愈。虽然经历过病痛和治疗，他仍恢复了健康。健康、疾病和痊愈，这些由医学预设的范畴没有绝然的界线。康吉莱姆认为，说器官、组织、细胞有疾病，这种说法在医学上是不正确的。对所有的生命体来说，疾病只是作为整体的机体组织的疾病。[1] 一个机体组织的常态化意味着它具有采取新的生命常态的能力，痊愈是一种生理上的革新。

---

1 米歇尔·比特博尔, 让·伽永. 法国认识论: 1830—1970 [M]. 郑天喆, 莫伟民, 译. 北京: 商务印书馆, 2011:483.

在澄清了疾病、痊愈和健康的概念之后，康吉莱姆紧接着要思考的问题是，如何解释自己所强调的"整体"——何为生物的"整体"、身体的"整体"？也就是说，这里的关键问题是：在哪些身体层次上谈论"个体"的概念才是合适的？他反对将基因、蛋白质、细胞、有机生物、种群、物种、生态系统或者社会等杂多的因素看作具有"个体"的本体论身份的自然实体来分析和研究。在这些层次中，他只承认了两个可以具备"个体"特征的身份——细胞和身体，它们同时兼具个体和整体的性质。一个真正的整体多于它的各部分之和；同时，部分依赖于一个整体，这个整体如果不去维护它的部分就无法生存；而且，这个部分作为个体（细胞和身体）具有潜在自主性，如果细胞本身是生命元素，那么整个有机体也为细胞的生存服务。作为活力论者，康吉莱姆探讨整体性是为了阐述他对生命的思考，在他看来，生物科学不仅要研究那些可分析的作为部分和过程的对象，还要研究那些包括其生存环境在内的个体性全体。无论是戈尔德斯坦还是康吉莱姆，都意识到了生物医学体系可能带来的唯物机械论和过度专注于精细、微观的倾向，他们试图扭转这种局面，维护人之身体和精神的整全性。就此而言，他们的思想对于当前的医学而言，仍有较大的警醒价值。

一些临床工作者和医学研究者们在工作经验的总结和反思中，也提出了许多与康吉莱姆类似的观点，比如本章第一节讲到的樊代明的《医学与科学》，文中强调，追求数据、证据、因果的实证科学不能涵盖所有的医学思维。以不断细化的微观研究为例，近一个世纪以来，全世界对肿瘤的研究逐渐从身体到器官，再到组织、细胞和分子，特别是近三十年，大多集中于分子层面的研究，在此方面积聚了大量的科研资金，发表了不计其数的论文，最终，也未能在此层面有效控制肿瘤的发生率和死亡率。作者认为，肿瘤是一个细胞病，而不是分子病，从分子的层面去挖掘肿瘤发生的根源，是徒劳无功的。原因很简单，有肿瘤细胞就会有某种肿瘤，或者说有某种肿瘤就一定能找到某种肿瘤细胞；但我们绝不能说有某种分子就一定有肿瘤，更不能说有肿瘤就一定有某种分子。樊代明的说法也验证了康吉莱姆的观点，生物医学遵循分析还原，必然会从微观和局部的角度去探寻生命和疾病的本质，但越微观、深入，就越难顾及整体；同时，作为人，每个患者和医生都不同，两者具有特异性，互动同样具有特异性，各种临床状况因此不可标准化和复制。

对身体、疾病和患者的整体把握，是康吉莱姆给予我们的宝贵思想资源。但实际的情形是，现代医学似乎并未从中得到教训，而是一如既往地在实证医学（微观和分析）的路上越走越远，其原因何在？为何医学在明知维护人之整体性如此重要的情况下，宁可将分崩离析的工程坚持不懈地发展下去？

这个疑问，在福柯这里得到了很好的剖析，他完整地交代了其前因后果。前因在《临床医学的诞生》中，该书阐述了现代医学个体化的诞生缘由，以及它的具体内容；后果则在《规训与惩罚》中，解释了这种个体化在医学社会化和创造性生产中起到的重要作用。事实上，生物医学从未忽视个体，即患者的特异性，只是它对此有独特的理论解释方式和实践运作方式，甚至，我们可以说，个体化诊疗是现代医学不可或缺的基本前提。

《临床医学的诞生》问世时，福柯还未提出"微观权力"的概念，书中并没有对个体化医学的集中探讨，但他在字里行间做了间接说明，并在结论部分予以强调："个体化医学是现代医学的典型特征。"这里，再次从两个方面进行总结：

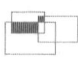 现代医学对人的建构 XIANDAI YIXUE DUI REN DE JIANGOU

第一，在现代医学中，疾病—生命—死亡的三位一体，启动了对人的个体化认识。前面讲到，戈尔德斯坦反对将疾病看成是反常的、绝对反自然的或与生命相背离的威胁和危险，应将其理解为包含在生命之中的矛盾的统一体。福柯对此有同样的想法，但他并没有由此引申至唯灵论、活力论或整体论，而是清醒地意识到，当疾病分类学演变至病理解剖学时，疾病的本体消失了，从一个与身体分离的自然界实体转变为身体和生命的一部分，这就是现代医学个体化的开端。因为病理解剖的视觉感知要与身体解剖结合，继而需要以特殊的个体及其病灶为基础，疾病的性质变异和个人特质所呈现的变异结合起来，才能构成一个"病案"，从而开启理解个人这一无休止的任务。

第二，这种个体化医学与古代医学不同。古代医学的个体性建立在整体性的基础之上，体液病理意味着身体内部自成一个整体，并与外部环境套叠成为更大的整体；而现代医学的视觉入侵、分析还原以及由流行病学和医院医学认识论建立的统计学和概率论思想，它的个体是一堆描述个体患者的病理事件的综合，而这些看似无边际的病理事件，是通过"身体的可触摸空间"被限定下来的。

这个空间的展现和由此诊断一种疾病，需要以下四个步骤：问诊、体格检查、实验室检查和辅助检查，它们在患者和医生的会面中完成。在这个会面场所中，要遵循以下原则：第一，医生要将观察到的症状、询问的病人感受、病程的变化、治疗的情况通过妥善建构的语言如实、详尽地描述出来；第二，要将以上收集的众多分散的资料汇聚到一个疾病的名称之上，临床视觉要以唯名论的方式对疾病的本质进行归纳；第三，临床视觉要以化学方式对疾病进行还原，也就是疾病诊断治疗中的实验室检查；第四，新的医学感知

◇ 第三章 现代医学对身体的规训策略 ◇

不再依赖于症状，而完全依赖于征候，征候也不再是疾病在极少干预下的自然语言，而在很大程度上来源于医学探究对它的召唤和虚构：

即在没有症状的地方人为地制造出某种征候，在疾病不表现自己的时候人为地召唤某种反应……确立这些人为的或自然的征候，也就是在一个活的人体上投射解剖病理定位标记的整个网络：描绘一个未来的尸体解剖的点位图。[1]

这段话说的是，征候学将不再是一种顺乎疾病自然的，基于经验和逻辑推理的读解，而是一组能够使得病理解剖学知识通过肉眼显现出来的技术。解剖临床医师的视觉必须测定一个体积，它处理的是身体的三维空间数据，这相当于体格检查和现代各项先进辅助检查技术。

以上这些步骤的综合运作，以病理学、系统解剖学、生理学、生物化学、医用物理等为基础，它们共同构成现代医学《诊断学》的具体内容。在临床诊断中，医生如同侦探一样，能抓住"案发现场"的每一个细节，敏锐观察到外行人意想不到的证据，并通过缜密的逻辑推理找到"真凶"。这个过程是有固定程序可循的，诊断学给出了医生在寻找"真凶"的过程中，必须遵循的四个步骤。

第一步，病史采集：主要是问诊，通过医生和患者的提问和回答了解疾病发生和发展的过程。具体内容包括患者的主观感受和初步显露的症状，如发热、瘙痒、疼痛、心悸、气短、眩晕、恶心呕吐等。

---

[1] 米歇尔·福柯.临床医学的诞生［M］.刘北成，译.南京：译林出版社，2011:182−183.

第二步，体格检查：医生用自己的感官（视触叩听）和一些传统的辅助工具（听诊器、听诊锤、血压计、温度计）对患者身体进行系统的观察和检查。

第三步，实验室检查：通过物理、化学和生物学等实验方法对患者的血液、体液、分泌物、排泄物、细胞取样和组织标本进行检查，以获得病原学、病理形态学或器官功能状态的信息。要注意的是，实验室检查必须结合病史、症状体征综合全面分析。

第四步，辅助检查：运用X线摄影、造影、CT、MRI等透视技术，以及B超、心电图、内镜等，直接获取有关身体内部的病变信息。[1]

在第一章第三节的最后，我们概括说明了福柯的医学史研究内容。它首先要考察医学主体之一——医生，通过考察他的思维和行动模式来分析他怎样成为医学知识的代言者，反过来说，正是这些知识体系定义了何为医生。现在，综合第二、三章的论述，来对此做详细说明。这里，引用了《诊断精要》中的内科名医提尼（Lawrence M. Tierney Jr）对诊断的经验总结，他对诊断的每一个步骤做了详细说明，其言论无疑是寓于现代医学理论框架之中的医生思维和行动模式的典型代表。同时，他也非常强调人性关爱。下面，我们来对这些步骤做详细说明。

第一步，最初几秒的观察。医生与病人见面的最初30秒被认为是最为重要的时刻，它包含着丰富的内容。这最初的一瞥几乎奠定了整个诊疗的基础。

在这里，提尼强调了医生敏锐观察力的重要性，比如有些疾病

---

[1] 陈文彬，潘祥林.诊断学[M].7版.北京：人民卫生出版社，2009.

可以仅仅依靠典型症状在一瞬间得到诊断,如甲状腺功能减退、肢端肥大症等,还如一些精神疾病、急腹症或者肾结石等。紧接着,与患者开始讲话的短暂时刻也有助于诊断,比如声音嘶哑,可能是喉癌、结核性会厌炎或甲减。医生除了要拥有一双被医学知识装备的眼睛,还要有久经世事的敏锐眼神,有很多值得留意的小事,如患者床边桌上放着什么?有没有书?是什么书名?这样可以很好理解患者的兴趣;有没有慰问卡?患者有着怎样的家庭和社会关系?推测患者是个怎样的人以及过着怎样的生活。

第二步,充分询问病史。在这一点上,医生首先要从工作经验中学到的是,他能从患者的主诉中得到更多还是更少。这取决于很多复杂的因素,有时候患者的症状还没有完全显露,其主观体验较为模糊;有时候症状本身具有含混性,比如晕眩,就很难从中发现确诊的痕迹;有时候患者的讲述不能切中要害,可能他倾诉了很多身体和生活的烦恼,但医生无法从中找到关于疾病的有力证据。因此,医生在询问病史之前,就必须对以上的情形有所准备,并预留下不为所动的清醒头脑和牢固的专业知识技能,以便做出正确的诊断。

提尼医生认为,能所获颇多的主诉,大致都是同解剖学有着高度相关性的症状,比如吞咽困难,就与咽喉和食管解剖位置密切相关。紧接着分辨体重下降程度、有无食管反流、有无吞咽疼痛等,就能确诊是不是喉癌或食管问题。还有一些所获甚少的主诉,比如眩晕,眩晕的鉴别诊断涉及多个学科,是诸多疾病的症状之一,包括消化道出血、脱水、脑血管疾病、低血压、高血压等。而大多数主诉是介于所获较多和较少之间,最好的例子就是胸痛,胸痛的重症疾病包括急性冠脉综合征、肺栓塞、主动脉夹层、紧张性气胸、特发性食管破裂等。这里要注意同其他引起胸痛的疾病相鉴别，如稳定性心绞痛、主动脉狭窄、肺动脉高压、心包炎、肺炎、胸膜炎、带状疱疹、胃食管反流、消化性溃疡、胆囊疾病、颈椎病、肩或脊椎关节炎等。

以上对主诉的思考，与古代医学对待主诉的方式不同。如第二章所述，古代医生重视主诉，他们必须仔细聆听和揣摩病人的感受，因为这是通向疾病真相的唯一途径。但在现代医学中，主诉对于诊断疾病而言，似乎无足轻重了。比如，提尼医生的描述，他将之区分为所获较多或较少等，正表明了现代医生思考方式的变化。当然，他仍然将主诉放在较为重要的位置上予以强调，认为不能完全抹杀它在诊断疾病上的价值，一来防止遗漏信息导致错诊漏诊，二来能借此增进医患沟通。这一折中的处理，更多是出自对患者的关爱。实际上，现代医学的实证性无法给予患者主诉更多的空间，在医生的病历书写中以及医学生的案例分析中，普遍都是寥寥数字带过（叙事医学的平行病历除外）。人文医学研究者认为，正是这一点造成了医患沟通障碍，患者认为医生不够关注自己，而医生则认为主诉不具备提供确切信息的价值。但由前一章和本章的分析可知，医生或医学的这种"冷漠"并非源自专业技能低下和职业道德缺乏，或者沟通技巧不够，而是起源于一系列实证医学的思维逻辑。

需要附加说明的是，相比主诉，现代医生对患者现病史、既往史、家族史、社会史的问询更为重视。主诉与现病史的区别在于，主诉是患者主观感受的述说，而现病史是医生在系统性知识的装备之下主导的有步骤的问询，并由专业术语书写而成。

第三步，实施体格检查。提尼医生强调，查体一定要从头到脚系统实施。现如今，种类繁多的科技影像技术广泛应用于临床诊断，导致了体格检查技能的丢失,很多医生仅仅诊查胸部、心脏、腹部等。这是错误、不充分、不正确的查体,无论反复多少次对诊断都是无益的。而且,询问病史和体格检查也是营造一个亲切、关爱环境的最佳时机:当患者(尤其是首次与医生有"亲密接触"的患者)面对医生时,他必须在短时间内将自己完全敞开给医生,体格检查对医生来说,是一次获得患者信任的绝佳机会,也是将关爱传达给患者的最佳时机。让患者心态平和,感受不到焦虑,对医生抱有信任和敬意时,他们才会更好地呈现病情。

第四步,实验室检查和辅助检查。这两项是现代医学的产物,在还原愈加微观的领域,这两者有逐渐融合的趋势。现如今,在世界各国,几乎所有的住院病人都要接受大量的"常规检查",包括三大常规、多种血液生化、肝肾功能、心电图、胸片、腹腔脏器B超、疾病部位的特殊检查等。这些庞大的检查,必须建立在细心询问病史和查体的基础之上,否则就抹杀了对患者的救助质量,也降低了医生在整个诊疗过程中的地位和价值。提尼医生谈到,询问病史和查体之所以重要,正是为了能够有效地选择实验室检查和辅助检查来进一步明确诊断。医生应当在询问病史和查体之后,建立适当的辅助检查计划,并考虑到该检查结果报告为阳性的可能性和指导意义,避免进行目的不明确的检查。他提出了现今医学中普遍存在的问题,也针对此情形讲述了自己的工作要求,以及对年轻医生和医学教育者的期许:永远不要忽略病人最为在意的问题,也可以主动询问病人"您有什么顾虑吗?",尤其对于短时间内难以落实诊断和治疗的疾病,最高效的措施绝不是一个接一个的复杂检查和侵害性的检查计划,而是反复听取病史和查体。很多患者较难在住院第一天就想起所有的病史,如果医生尊重患者,投入到同患者的对话中,很多疾病就很容易下诊断了。他引用了奥斯勒的一句话:"医生用足够的时间观察患者,带着敬意去询问患者怎么考虑自己的疾病,患者会自然地给出诊断来。"[1]

这里可以发现,提尼医生的诊断思维在生物医学和人性关爱之间有一些前后矛盾之处,导致许多人性化举动行之不易。比如,他强调,不要盲目地实施过多的侵害性检查,而要反复听取病史和查体。但是,在现代医学中,主诉和查体的作用甚微,且能被更为先进的检查技术所取代,为什么还要坚持呢?进一步来说,假如不再坚持反复沟通和查体,转而依赖仪器和技术,那么,又该如何将关爱与诊疗融为一体?是否只要诊疗技术高超,效果显著高效,就是彰显医学人道主义的最好方法呢?这些伦理问题,都是在考察现代医学知识体系时,需要思考的,它们都指向一个疑问:现代医学中,"人"的位置如何安放?

与诊断的思维类似,现代医学的治疗思维遵循同样的逻辑。古代医学的诊断多是针对症状而提出的,其治疗重心在于缓解症状和增强身体的自然恢复力。现代医学的诊断主要针对病名,以及由这个病名所包含的一整套固定的思维逻辑:概念、病因、发病机制、病理变化、临床表现、体格检查和辅助检查、治疗措施和健康教育。它的治疗思维的关键点是病因。西格里斯特就讲到,可将治疗分为三种层次,首先是消除或缓解症状,他认为这种处理方法,并不能直接影响到疾病本身,但能通过此措施让病人得到片刻喘息,增强抵抗力,就此而言它具有一些间接的效力。其次,我们做得更深入一些,同发病机制作战,这时候对付的可能是一组症候群。西格里

---

[1] 劳伦斯·提尼,松村正已.诊断精要[M].王小榕,译.北京:人民军医出版社,2011:16.

斯特强调，在治疗中掌握发病机理的知识具有何等惊人的重要性！事实上，现代科技医学研究的重心就在于此，也取得了许多瞩目的成就。最后，治疗方法被认为是医学自古以来致力追求的，即从原发性病因上根治疾病，这正是现代医学的终极追求目标。它不甘停留在症状的表层，认为控制症状是对病因不明的疾病最为无奈的态度，并认为古代和晚近的治疗手段仅可称为附属的或常规的治疗。现代医学力求能超越这一层面，认为一旦明确病因，就可以彻底征服疾病了。可惜这种理想追求难以实现，相关科学家们也承认，医学研究一度试图去寻找微观的、精确的甚至是唯一的发病原因，比如病菌学说和基因学说，最终却发现，病因都呈现出多因素相关和复杂组合的情形。比如保罗·萨加德谈道："现代医学认识到的那些人类常见病，如动脉粥样硬化、高血压、癌症、糖尿病和关节炎，都是多种因素共同作用的结果。"[1] 20世纪80年代，人们试图在个体细胞的层面寻找癌症的病因，发现癌症通常是三类基因（癌基因、肿瘤抑制基因和突变基因）突变的结果，接下来又发现基因突变与病毒、环境、生活方式都有关联，最终，癌症的病因仍是与个体相关的一系列因素的综合，精准的诊疗思维不但难以与人性关爱融合，也未必能实现高效的结果。

综上，本节讲述了现代个体化医学包含的具体内容，并提出了相关的伦理问题。个体化医学最为突出的成就，就是"以视觉为中心""身体的可触摸空间"和"通向微观的分析还原"所导向的基因工程革命。它经历了从贝尔纳到李比希的生物化学和营养学为代表

---

[1] 保罗·萨加德.病因何在：科学家如何解释疾病[M].刘学礼，译.上海：上海科技教育出版社，2007:38.

的实验医学,到微尔啸的细胞病理学,再到人类基因组工程研究和分子生物学、分子病理学。弗兰西斯·柯林斯(Francis S.Collins)在《生命的语言——DNA和个体化医学革命》中,讲述了基因工程将带来的医学革命,其中的核心科技如DNA测序技术、基因芯片技术、蛋白质芯片技术和代谢组学等,每一项都将带来目前为止最为精确和尖端的有关个体的描述。

在未来的医学发展蓝图中,个人信息将会是一个无比庞大的数据库,包括个人身体的图像和数据,遗传、饮食、运动、生活环境可能导致的患病倾向等,"我们正站在一场真正的医学革命的前沿,这场革命将把传统的'一刀切'的治疗方法转化为更强大的个体化治疗策略,即把每个个体视为独一无二的,需要其特异的遗传特征来指导如何保持健康"[1]。而且,DNA序列的监测也将成为电子病历中最具指导性的信息之一,可以结合病历资料综合指导医务人员开处方、进行诊断以及指导预防等。作者畅言,这场革命驻足于个体化,并将深刻改变我们身心健康的方方面面。

真实的情形果真如此吗?对于个体化医学,我们还能有更为深入的思考吗?上面谈到,康吉莱姆在思考健康、疾病与生命的本质时,认为拯救现代医学的关键在于强调个体性,而重视个体性必然离不开身体和疾病的整体观,从维护生命完整性的角度,康吉莱姆反对对身体做过于细致的分析还原。然而,依照福柯的见解,从现代医学之诞生的根源上来说,生物医学本身就包含了个体化医学的发展倾向。以上所述基因工程带来的个体化医学的变革,更是证明

---

[1] 弗兰西斯·柯林斯.生命的语言:DNA和个体化医学革命[M].杨焕明,黄艳,姚磊,译.长沙:湖南科学技术出版社,2010:14.

了这一点。只是，这种个体化医学不是诉诸整体性来达到的，而是通过尽可能细致、全面和深入的一组组数据、图像来达到的。由此可知，医学是否人性化与其个体化的程度没有直接关系。个体化医学是现代医学的本质特征之一，它在医学社会化的过程中扮演着极其重要的角色，与微观权力（即个体化权力）、自由主义的治理方式、卫生检查与监督以及扩大化的生产，都有着极其紧密的关联。

下面详细阐述之。

第五节　个体化医学的规训策略

在本章的第一节，我们讲到医学化，以及福柯的谱系学方法所阐述的"真理机制"，它通过知识与权力的结盟来实现。在医学中，这个知识就是生物医学。而权力，指的是生命政治背景下的微观权力。第一节的最后提出了这样一个问题：医学要向谁提供信息？它又在监督和控制什么呢？也就是说，医学如何在横向层面实施对人的规训，实现对主体的建构？《规训与惩罚》(1975)、《必须保卫社会》(1976)、《安全、领土与人口》(1977—1978)和《生命政治的诞生》(1978—1979)等书做了说明。

福柯在《安全、领土与人口》和《生命政治的诞生》中追溯了整个西方的治理技艺（art de gouverner）的历史，其中频繁使用的核心词语是"治理"，而不是"统治"，这反映了福柯的立场和关注重点。他聚焦于"权力"这个概念，但他所谈论的权力与传统意义上的权力内涵是不同的。在《必须保卫社会》的第一讲，他提出了这样的问题：我们能否将对权力的分析简化为对经济的分析？回答是不能，对权力的分析，不能以这样或那样的方式简化为对经济的分析，而且，对比权力和经济的次序，我们应当将权力作为第一位来考察。福柯对照了马克思的权力理论，显然，马克思的权力概念是普遍意义上的，福柯称之为老体系。它包含了压迫、契约、法律、阶级、斗争、屈服等含义，它在区分两拨敌对的人群，它根据战争—镇压模式来分析政治权力，而忽视了策略、战略和力量关系等内涵。福柯试图从关系、知识、真理和生产等角度来考察权力，与其说权力是敌对双方的压制和冲突，不如说它是人际关系中的运作策略。为此，他更愿意将政治形容为一种治理术，而不是统治，尤其是对"以国家名义为理由的管治时期和自由主义、新自由主义时期"[1]。而在自由主义的治理体制中，诞生了"生命政治"，其中最突出的政治事件，就是现代医学的社会化。

福柯首先分析了国家运行方式的变化。16世纪之后，新的国家治理方式与中世纪君主制不同，中世纪以来的社会，法律代表的是国王的要求，这个时候的权力主要围绕着统治权展开。君主的父亲角色一直被重视和突显，他的权力是一种自上而下的宏观权力，在这样的社会里，只有少数人被书写或者讲述，大多数人是隐身的。而新的国家治理方式不同，16—18世纪，政治哲学的基本问题是宪政问题，而18世纪至今，它的基本问题转变为治理的节制性问题，也就是自由主义的问题，它的治理权力主要是重商主义和自由主义政治框架之下的权力形式。18世纪之后的国家治理技艺，突出特征是"生命政治"——对人的治理。这里的人要从"人口"的概念上加

---

[1] 米歇尔·福柯. 生命政治的诞生 [M]. 莫伟民, 赵伟, 译. 上海：上海人民出版社，2011：译者的话 1.

以理解。福柯讲道：

人这个主题，通过把它作为生物、工作的个人和言说主体加以分析的人文科学，必须从人口的诞生出发来加以理解，而人口是作为权力的关联物和知识的对象。[1]

福柯在这里点明，现代主体的概念要从人口的角度来理解，也就是说，人文主义和人的出现以及人口的出现是联系在一起的。人口是一个政治概念，18世纪之后才出现，它既是指某一个特定区域的群体，也指统计中同一种类的样本。如前两节的分析，将这一结论具体运用到医学上，那就是现代医学的个体化，即医学主体的概念，要和数字化、信息化的事件集合联系在一起来理解，这才是真正的医学个体，而不是古代医学中的个体。这种个体化既包含了个人的概念，也包含了可归入统计的同质群体概念，这是集体／个体和社会整体／基本要素的关系，它是一种整体机制，但个人化也以某种方式在其中出现。

自16世纪起，以国家名义为理由的管治时期到来了，尤其是17世纪之后，重商主义逐渐兴起，以国家为名义的治理，旨在增强国家实力，使其强大而富有，人口的数量和质量逐渐成为国家的核心问题，它是国家财富和力量的基础，是重要的生产力。18世纪之后，这种情形又发生了变化，17世纪的财富分析被18世纪的政治经济学取代，参照上一章阐述的医学中的变化，经济领域发生了类似的变化，当把"人口这个新的主体—客体引入财富分析的时候开始，这一切在经济的实践和反思中就制造了颠覆性的结果，从这时开始，

---

[1] 米歇尔·福柯. 安全、领土与人口[M]. 钱翰, 陈晓径, 译. 上海: 上海人民出版社, 2010:64.

人们不再进行财富分析，从而开启了一个新的知识领域，即政治经济学"[I]。福柯分析到，从重农主义的魁奈一直到19世纪的马尔萨斯和马克思，人口问题都是政治经济学的中心。不仅如此，福柯进一步扩大议题，得出结论，从自然史到生物学，从财富分析到政治经济学，从普通语法学到语文学，都有一个引发转变的关键——人口，这一思想在之前的《词与物——人文科学考古学》中有着重阐述。

我们转回对政治经济学的说明。政治经济学类似现代医学，也诞生于18世纪中期，它指的是"对于一个社会中诸多权力的组织、分配和限制进行的一种一般性思考"。福柯得出结论："我认为政治经济学从根本上是能够确保治理理由作出自我限制的东西。"[II]它通过两个关键点来实施"自然"运作：自由市场和利益。国家在其中的作用是兼顾多种利益关系：个人利益与集体利益，社会效用与经济收益，市场平衡与国家公共权力等；最少治理是新国家的组织原则，即自由主义的治理体制，它的最主要原则是自主限制原则。自主限制原则是政治经济学所遵循的自然，这不是一些先于治理术运转的自然权利，而是治理实践本身的自然性，正是在这一点上，真理机制与自我限制原则联系起来了。福柯梳理了不同历史时期的治理原则，在基督教牧领时期，思考的是："我是否确实按照道德律、自然律和神律等来治理？"在16、17世纪的国家理由下，问题变成："为了使国家达到其力量最大化，我是否足够强化、足够深入、足够细致地来进行治理？"而到18世纪中期之后，问题转变为："我是否在

I 米歇尔·福柯.安全、领土与人口[M].钱翰,陈晓径,译.上海：上海人民出版社, 2010:62.

II 米歇尔·福柯.生命政治的诞生[M].莫伟民,赵伟,译.上海：上海人民出版社, 2011:11-12.

这个过多和过少的界限上治理?"这个既不过多也不过少的"自然",也就是治理操作内在的必然性,是作为治理的自我限制原则的真理机制出现的。[I] 真理机制依赖于各种知识,由此,知识和权力便有了内在的必然联系。福柯由此说道:

> 关于疯癫、疾病、犯罪、性以及我现在所讲的这些研究的关键之处,是要说明实践系列与真理体制的结合怎样形成知识-权力装置,这一装置将不存在的东西在现实中切实地标记出来并且合法地使之从属于真假区分。[II]

这个权力之本质的两个基本方面是:第一,它是一种微观权力;第二,它与知识结盟。下面来详细说明,并将其具体运用到现代医学的分析之中。

一、微观权力与身体规训

自主限制原则是这样的,国家非常清楚,"个体的自由进取"才是创造更多财富、促进繁荣的最佳途径,自由主义由此变成了"没有政府的时候所受到的统治",这就是自主限制原则的本质。它通过两种政策达到其目的,一是中央向其他国有或私有机构移交权力,如学校、医院、军队、监狱和慈善机构等的管理权和实施福利的职责等,再对中央进行反馈;二是生命权力向家庭(尤其是母亲)[III] 和

[I] 米歇尔·福柯.生命政治的诞生[M].莫伟民,赵伟,译.上海:上海人民出版社,2011:16.

[II] 米歇尔·福柯.生命政治的诞生[M].莫伟民,赵伟,译.上海:上海人民出版社,2011:16.

[III] 米歇尔·福柯.福柯读本[M].汪民安,主编.北京:北京大学出版社,2010:93.在《18世纪的健康政治》中,福柯谈到,在处于相互支撑和对立关系之中的"私人的"和"社会化的"医学中,有一种共有的总体策略,其中之一就是家庭的医学化,18世纪后半叶以来,家庭成了医疗渗透化的伟大事业的目标。这个攻势的第一波瞄准的是儿童特别是婴儿的养育。

主体的转移,实现家庭管理和自我监督,由此就诞生了"微观权力(micro-powers)"。它不是宏观权力,总体性权力,而是一种个体化的权力,它有以下几个特征:

第一,权力几乎无处不在,它是一种相互交错的网络关系,而不是自上而下的简单线性关系,或只存在于某一个特殊制度下的社会;第二,权力的主体具有双重性,他们既处于服从的地位又同时运用权力;第三,在这张流动的网上,权力的主体被消解了,真正凸显出来的是权力的驱动物——欲望和权力孕育的土壤——知识;第四,知识与权力结盟,能达到双重促进,"一方面,通过对权力关系的加工,实现一种认识'解冻',另一方面,通过新型知识的形成与积累,使权力效应扩大"[1]。这就是微观权力与知识的共生关系。18世纪是一个知识纪律化的世纪,知识成为学科是当时的一个重大转折,人们在理性进步方面获得了自我意识,也就是说,理解这个时期所说的理性进步,实际上就是将多种形态和异质的知识转变为学科。这些学科建构的真理机制很重要,对于人的科学来说,它建构了人,即现代性主体。现代医学所依据的生物医学体系和社会医学体系无疑就是这样一种真理机制。这些知识使人臣服,因为我们要借助各种知识体系来理解自身,但是,福柯点明,以临床医学为代表的诸多人的学科,与其说真理是绝对和永恒的,不如说它是话语

---

[1] 米歇尔·福柯.规训与惩罚[M].刘北成,杨远婴,译.北京:生活·读书·新知三联书店,2012:251. 英文版见:Michel Foucault. Discipline and Punish: The Birth of the Prison[M].New York: Vintage Books, 1979:224.

◇ 第三章 现代医学对身体的规训策略 ◇

和制度运作产生的结果。[I]一方面，知识由学科和机构通过应用科学原理生产出来，以限定的观点、思想、叙述、评论、规则、范畴、术语、解释和定义组成，与之相应的思维方式、价值理念经由广泛传播被固化下来，个体由此被规训；[II]另一方面，权力又为新的知识的生产和渗透提供制度保障，社会制度和政治权威通过知识真理的形式渗透进人们的灵魂。

前面讲到，从16世纪开始，尤其到18世纪，人们渐渐把国家本身视为目的，重要的是国家的实力、财富和权力，而它的人民被视为资源——人们必须被加以利用和管理，以保障国家的生存和发展。由于国家人口被当作资源，那么国家的任务就是监视、管理人口。这就需要一种可以让国家科学分析人口的知识，还需要制定既能规范行为又能使人们保持健康、快乐、勤劳多产的政策，这就是生命政治的诞生。对人口的监督和管理，正是现代医学扩大化的职责，医学也在此意义上与政治经济学携手，在民族国家构建和改革的浪潮中，实现着自身的变革，并最终达到医学的社会化。由此，医学除了延续传统救死扶伤的职责，更多地参与到国家治理之中，在这

[I] 有关真理和知识的这个论断，在《生命政治的诞生》第30页和《性经验史》第78—95页中对此有详细的阐述，此处有必要做一些附加说明。这个结论牵涉到福柯所定义的知识与"意识形态"之间的关系，后者又关涉到一个严肃问题，即福柯所讨论的、研究的究竟是不是哲学问题？显然他的理论并不排斥分析意识形态或某一个政治事件、某一段具体的历史。但他注重的是借此来分析科学如何进入知识的成分中并发挥作用；类似的情形也表现在他分析的"微观权力"的策略和技术上，虽然对权力之运作的分析与具体的制度、政治经济背景和空间紧密相关，但意识形态与微观权力的区别是，微观权力是从知识中产生的，与知识和学科共生共长，而意识形态是传统意义上的权力强加给人文科学的（见《规训与惩罚》第208页）。因此，在任何的社会制度下，都存在着微观权力在机构和空间的运作中与知识以及学科之间的密切关系，尽管这种微观权力的运作方式也许不尽相同。正是在这一点上，福柯研究的话题可证实为哲学问题。

[II] 规训是知识-权力的落脚点，在现代社会里，它是一种与自我实现和成就相联系的力量。社会有着各种学科和机构制度，人通过被它们承认而占据一定的社会空间，并建构出自律而健康的主体。

种转变中，医学空间就会与社会空间重合，或者说，能够穿越和完全渗透社会空间。《临床医学的诞生》中讲道："人们开始想象医生的无所不在。医生的目视交织成一个网络，时时处处实施着一种连续不断的、机动的和有区别的监控。"[I]《临床医学的诞生》的第二章和第三章讲述了大革命前后一系列的医学改革，如农村医疗、对出生和死亡的登记、健康状况的统计管理、撰写各郡的医务地方志、医学学会的建立、医学院教育改革、医院的改制等。医学希望达到一个目标，即每一个公民都应了解必要和可行的医学知识，为此医务工作者除了诊疗巡视活动外，还应承担健康教育的职能，进而改变所有人的医学意识，据此形成以下情形：

形成知识的场所不再是上帝安排了不同种类的疾病花园，而是一种普遍化的医学意识，这种医学意识在时空中扩散，开放而机动，与每一个人的存在相联系，与全体国民的集体生活相联系，永远警觉地注视着那个不确定的领域：疾病在那里以各种形象显露出自己的庞然身影。[II]

进一步来说，生命政治至少需要两样东西来确保其运作：知识体系和行政设备。知识体系来源于一系列人的学科，医学是其中最重要的学科之一，其他还有人类学、社会学、心理学、精神病学等，这些学科的研究对象是兼具生物特性和公民特性的主体。第二章我们运用认识型的概念阐述过医学三个空间的重组，其中谈到，文艺复兴时期的认识型的基本特征是"相似性"，世界被认为是上帝有目的的创造，因而人们把世界当作上帝之书来解读；"上帝死后"，其

[I] 米歇尔·福柯.临床医学的诞生[M].刘北成，译.南京：译林出版社，2011:34.

[II] 米歇尔·福柯.临床医学的诞生[M].刘北成，译.南京：译林出版社，2011:35.

权威性减弱，许多领域、学科和机制跳出来竞相认可新的权威，制造知识和真理，这就是"真理机制"。在失去了上帝和君主神圣权力之后，下一个登场宣誓其权威性的是科学理性建构的真理。

接下来，保证生命权力顺利运作的另一个关键要素是行政设备，即各种管辖机构和相关制度，在《规训与惩罚》中，福柯对此类空间做了集中阐述，比如监狱、学校、医院、工厂、军营等以及与之相配的制度，它们借鉴了人的科学知识，建构合理的物理空间，不仅关注犯罪，也涉及卫生和福利，它们在整个社会发挥作用，隐形监控着人的行为。对于现代医学来说，这个极其重要的机构就是大型综合医院。

福柯以微观权力为切入点来解释医学空间和社会空间的重合，两个空间起先的交集是医院，其作用支点是身体。福柯讲到，18世纪之后，人们对身体的关注大大增加，身体作为权力的对象和目标、作为能被训练和操纵的工具，它的力量被榨取同时也被增强。到19世纪初，人的健康成为工业社会使用的经济标准之一，资本主义开始计算它的人力需要，疾病成了社会关注的中心。健康的保持，对贫困者和患病者的治疗和援助，探寻发病的原因和场所，这些都成为国家义不容辞的责任。进而医学的目的和范围就发生了变化，它的价值开始依赖于下列因素："作为劳动工具的身体，在其他科学基础上使医学合理化的探讨，维持人口健康水准的努力，对治疗和照料的注意以及慢性病症的记录等。"[1]

微观权力通过知识（学科）和机构制度（institution）来规训身体，

---

[1] 阿兰·谢里登.求真意志：米歇尔·福柯的心路历程［M］.尚志英，许林，译.上海：上海人民出版社，1997:141.

"规训"是微观权力的主要作用方式,它利用物理空间的隔离、监督策略的制定,搭配一套人的科学(医学、心理学、精神病学、人类学、社会学)和专门机构(医院、监狱、学校、部队),实施着对整个社会的监视。古代人的自由在于共同体和公共生活,而现代人的自由是处在私人与国家两端之间矛盾的平衡,如何将个人主义的自由民主与秩序井然的国家和社会协调起来,唯有建立在科学理性的规范化之上的个体自律才能达到目的。这种自律,除了科学的规范,还需要机构和制度的规范,后者要借助于"全景敞视主义"的建筑空间,表现在医学中就是个体化原则与社会医学(医院)的结合。

医院就是这种全景敞视空间,由医院扩展开来的整个社会医学同样具备全景敞视的功能,它利用其打造的空间布局和制度设定实行对身体的监督和驯化。在《临床医学的诞生》和《性经验史》第一卷中,福柯说到,需要接受医学和精神病学治疗的患者处于一个知识体系和制度支持而生效的注视下,这种注视监视着他们的每一个举动,医生在观察病人的身体、行为和神态,为其做出诊断和治疗时,他们使用了机构性注视(institution gaze)和学科注视相结合的眼光。生物医学是关于身体的最具权威性的知识,再加上医院的医疗空间和程序化的诊疗,完成一系列规范流程,包括询问患者、用肉眼观察患者、体格检查、用各种透视方法(和/或侵入手段)所做的实验室检查和辅助检查、手术药物的治疗以及出院指导和家庭随访。医生亲近个体的患者,其方式不同于古代,后者从外部和整体上把握患者身体,而前者利用科学技术将身体认知推进到更为深入和精细的层面,如基因研究和分子生物学。更进一步,医生还要借助于医院和医疗系统了解大样本患者和正常人,他必须在总体状况(人口出生率、死亡率、平均寿命、健康水平、疾病普查等)、个体状况(具

◇ 第三章 现代医学对身体的规训策略 ◇

体疾病、对疾病和身体的自我认知、家庭社会因素等）和提升社会福利、实行人道主义的救助间[I]建立起一种联系，从而顺利地实施检查、教育和服从的治理技艺。在更高和更广泛的国家社会层面，这种注视成为监视和控制公共卫生的一种手段，比如将公共卫生问题、食品药品监督、预防医学的开展、初级保健的实行等转变为道德问题和国家政治经济事件。

我们会发现，反过来，这些规训技艺又加强了人对现代医学的认同，并默许其逐渐改造身体，进而看向身体的目光和身体本身同时发生了变化。福柯讲道："历史学家早就开始撰写身体的历史，他们研究人口学或病理学领域的身体，他们把身体看作是需求和欲望之源，心理变化和新陈代谢之所，细菌和病毒的侵害目标。"[II]他们揭示纯粹生物学意义上身体的生存基础，也揭示身体如何卷入某种政治领域或文化领域。我们要阐述的正是这一种状况：一方面，是政治对身体的经济使用，"身体作为一种生产力而受到权力和支配关系的干预"；另一方面，身体只有被某种征服体制所控制时，它才能成为一种劳动力，也就是说，只有在身体既具有生产能力又被驯服时，它才能变成一种有用的力量。[III]从微观权力区别于宏观权力的概念中，我们知道，在自由主义的国家治理技术之下，施加于身体的权力不

[I] 关于医学的目的——拯救。在西方，其观念上的转变与基督教的观念转变是一致的。牧师们关注的焦点从一种精神目的转向一种世俗的目的。问题不再是保证个人在另外一个世界得到拯救，而是丰富他们在这个世界的存在。拯救在一系列的世俗目标中有了新的意义，如健康、幸福（在具有充分的财富和生活标准的意义上）、安全和预防事故等，这一拯救的观念转变使得医学在其中发挥着越来越重要的作用。

[II] 米歇尔·福柯.规训与惩罚[M].刘北成，杨远婴，译.北京：生活·读书·新知三联书店，2012:27.

[III] 米歇尔·福柯.规训与惩罚[M].刘北成，杨远婴，译.北京：生活·读书·新知三联书店，2012:27-28.

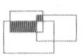 现代医学对人的建构 XIANDAI YIXUE DUI REN DE JIANGOU

是一种所有权,而是一种策略;它的支配效应不应被归因于"占有",而应归因于调度、计谋、策略、技术和运作,这就是微观权力的运作方式。那么在医学中,这一套策略是如何发挥作用的呢?我们以医院空间为中心说明。

二、医院的物理空间

在《规训与惩罚》第三部分第一章,福柯讲述了这样一个问题:如何打造驯顺的身体?他以17世纪的士兵形象来说明,古典时代的人们发现身体是权力的对象和目标后,用称之为"纪律"的各种方法来加强驯顺性。

纪律的历史环境是,当时产生了一种支配人体的技术,其目标不是增加人体的技能,也不是强化对人体的征服,而是要建立一种关系,要通过这种机制本身来使人体在变得更有用时也变得更顺从,或者因更顺从而变得更有用。[1]

这些机制就是规训的策略,它要借助学科体系和机构制度来完成,对后者而言,首要考虑的就是医院物理空间的编排。那么,这种建筑如何设计才能有利于规训策略的实施呢?

首先,医院的物理空间有讲究,医院建筑逐渐被安排成医疗活动的空间工具,无论是一个病房内部还是医院整体结构安排,它必须在空间构造上有利于精细化程序流程和更为有效的观察与监督。

其次,医院建筑还应在结构上将病人隔离开,旨在预防传染病,改善通风条件和注意每个病床周围的空气流通,防止污浊气体损害

---

[1] 米歇尔·福柯.规训与惩罚[M].刘北成,杨远婴,译.北京:生活·读书·新知三联书店,2012:156.

病人情绪和传染疾病。[1] 合格的医院物理空间能同时在精细分区和整体流畅沟通上做到完美,以利于个体化管理和整体监督。

最后,医院科室的划分结构与医学知识体系中的分科方式实现了一致性。比如,医院科室一般都大同小异地划分为外科(骨科、普外科、肿瘤外科、心胸外科、泌尿外科、神经外科等)、内科(心血管内科、呼吸内科、肾内科、血液内科、内分泌科等)、妇产科和儿科等;功能分区则划分为门诊、住院部(内外妇儿)、检查科室(实验室检查和辅助检查)、药房、手术室、行政管理部门等。这些功能分区通过便利的物理空间排布和电脑信息化管理形成快速的物件和信息的无缝对接和沟通。这种病房的划分方法与内外妇儿教科书的章节安排大体保持一致,而后者则和医学院的专业设置和指导性教材保持一致,这种安排不仅体现了物理空间的专业化分科,也使得临床诊疗、教育培训以及研究工作实现类似的专业化。

通过以上安排,规训权力就变成了一种"内在"力量,与它在其中发挥作用的知识体系和经济目标有本质联系。这是一种复杂、自动和匿名的权力,虽然监督要依赖人来实现,但实际上人已退居幕后,是关系网络在起作用。这个网络控制着整体,完全覆盖着整体,并从监督者和被监督者之间获得权力效应。福柯讲到,在对医学主体实行层层监督时,权力作为机制的一部分在起作用,这样就使得规训权力毫不掩饰,而且绝对审慎。不掩饰是因为它无处不在,无时不警醒着,它没有留下任何晦暗不明之处,时刻都监视着负有监督任务的人员。说它是审慎的,是因为它基本上是在沉默中发挥

---

[1] 米歇尔·福柯. 规训与惩罚 [M]. 刘北成, 杨远婴, 译. 北京: 生活·读书·新知三联书店, 2012:195.

作用，有条不紊地诊疗程序、各项操作规程以及大大小小的规章制度使一种关系权力得以运作。这种权力"物理学"对身体的控制遵循着一整套空间、线条、格网、波段、程度的游戏。它是一种微妙的"物理"权力。

三、检查的策略：规范化与个体化的结合

第四节到本节以上的内容，讲述了一个重要结论——现代医学的突出特征就是规范化与个体化的结合。而这两者的结合，是为了保证检查的顺利实施。

福柯对规范化的力量做过多次集中论述，规范化在古典时代末期成为重要的权力手段之一。从而，地位、特权和依附关系等被一整套的规范级别所取代。后者不仅能表示一个同质共同体中的成员资格，而且也在分类、建立等级制和实施分配中起作用，规范化力量是强求一律的，它适用于倡导自由、平等的现代社会；同时，它也能够度量差距，决定水准，确定特点。总之，规范化就是在同质状态中创造个体差异，它导致了各种个体差异的显现，这既是实用的要求，也是度量的结果。

规范得到确立后，就能与监督一起发挥作用，检查把监督与规范化裁决技术结合起来。它是一种追求规范化的目光，一种能够导致定性、分类和惩罚的监视。权力关系和认识关系在检查中强行介入，这是被科学史研究者所冷落的古典时期的另一项革新。值得注意的是，检查不是意识形态或者某一国家的政策决定的特殊行为，而是学科和权力网中必然产生的结果。"18世纪末，造成医学的认识

◇ 第三章　现代医学对身体的规训策略 ◇

解冻的一个基本条件是，作为检查机构的医院组织起来了。"[1] 巡诊开始变得更有规律、更严格，特别是范围更大了。医院就是一个"检查"机构，医生没完没了地检查病人。之后，护士出现了，她们同医生一道，实行着更为贴近患者、更细致周全、对象更庞大的巡查。检查导入了一个完整的机制。这种机制把一种知识形成类型与一种权力行使方式联系起来。福柯总结了"检查"的几种机制，以下从医院医学规训身体的策略上来说明：

首先，检查将可见状态转换为权力的行使。福柯对照了不同历史时期权力的行使方式，中世纪君主通过献祭、加冕和凯旋甚至葬礼等来展示权力，这是一种权势的炫耀，一种夸大的和符号化的"消费"；而现代权力是以规训的方式出现的，规训有自己的仪式，那就是检查，权力借助它不是发出表示自己权势的符号，不是把自己的标志强加于对象，而是在一种使对象客体化的机制中控制他们。在这种支配空间中，规训权力主要是通过整理编排对象来显示自己的权势，如前面讲到的医院物理空间的划分：内外妇儿各细分科室、行政管理部门、门诊、住院部、急诊科、各检查部门、康复科、后勤部。通过这些分门别类的空间布局，来整理编排医生、护士和患者，使他们处于一套环环相扣、条理清晰、高效率运转的程序化活动中，这种程序化非常有助于检查的实施。

其次，检查把个体引入文件领域。检查留下了一大批按人头、按时间汇集的详细档案，不仅将人置于监视领域，也将人置于书写的网络之中，如在医院需要辨认病人，跟踪疾病的变化，研究治疗

---

[1] 米歇尔·福柯. 规训与惩罚 [M]. 刘北成, 杨远婴, 译. 北京：生活·读书·新知三联书店, 2012:209.

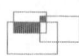

现代医学对人的建构 XIANDAI YIXUE DUI REN DE JIANGOU

效果，确定类似的病例和流行病的起源。由于检查伴有一套书写机制，医院医学中的重要规范之一就是病历书写规范和各类管理评估图表的设计和使用。检查造就了两种相互关联的可能性：一种是把个人当作一个可描述、可分析的对象，在一种稳定的知识体系的监视下，来强调个人的特征、个人的发育、个人的能力；另一种是建构一个比较体系，从而能够度量总体现象，描述各种群体，确定累计情况的特点，计算个人之间的差异以及这些人在某一片"居民"中的分布。[1] 福柯在此提出了一个亚里士多德式的问题：一种研究个人的科学能够合理而合法地成立吗？有关记录、登记、建立档案、分类制表等技术在今天已司空见惯，但在关于个人的科学认识刚刚开始的时期，这是极其具有决定意义的事件。在医院空间，最具代表性的就是医疗病历的书写和存档，在计算机的时代，个人病历发展成为从出生一直到死亡的全程记录，个人的家庭关系、遗传特征、DNA检测、每一次生病和住院的诊疗经历、婚检和生育情况、老年病、慢性病甚至精神问题，都可能事无巨细地被保存下来，并能以电子病历和互联网的形式更加快速地检索查阅。

最后，由各种文牍技术所包围的检查把每个人变成一个"个案"，这个个体化并不是回归个人本身，而是为每一个人创造出一个属于他的副本。这种个案成为一门知识的对象，又成为一种权力的支点。因为在古典时期之前，只有特殊的个性才可能进入描述领域，普通的个性是不可能进入的。但现在，规训方法改变了这种关系，降低了可描述个性的标准，并从这种描述中造就了一种控制手段和一种

---

[1] 米歇尔·福柯.规训与惩罚[M].刘北成,杨远婴,译.北京：生活·读书·新知三联书店,2012:214.

支配方法。这种把现实生活变成文字的做法不再是把人英雄化，而是一种客体化和征服。在这种方式中，每个人都获得自己的个性并以此作为自己的身份标志。这些"个案"的建立、积累和整理存档，显然更加有利于检查。而计算机和信息管理系统的参与，使得这种检查技术得到了更为高效的运转。

通过以上的一系列规训机制，医院医学实现了在个体纵向和社会横向两个方向上对患者甚至健康人身体的驯化。福柯总结道，以上正是现代的自由主义的个人观体现，规范和纪律成为重要的针对个人差异的权力运作方式。在封建制度的社会里，君主的个人化程度最高，与之相关的机制都导致了"上升"的个人化的方式；而在一个规训的制度里，个人化是一种"下降"，随着权力愈益隐蔽、愈益有效，受其影响的人趋向于更强烈的个人化。当"个性形成的历史—仪式机制转变为科学—规训机制，规范代替了血统，度量取代了身份，从而用可计量的人的个性取代了值得纪念的人的个性时，正是一种新的权力技巧和一种新的肉体政治解剖学被应用的时候"[1]。

进一步来说，在现代医学中，权力与知识结盟，从而实现对身体的规训，它是一项创造性的生产活动，符合现代社会的生产消费观以及就医人口猛增的现状。这种权力机制被严密整合进医院的生产—利润的高效运转之中，不但满足了人们日益增长的就医需求，拉动医疗行业经济增长、聚集更多的社会资源，还加快了科研技术的研究和应用转化。这些发展被史学家们推崇为西医取得的重大历史进步，比如罗伊·波特（Roy Porter）在回顾了西医的历史进程后，

---

[1] 米歇尔·福柯.规训与惩罚[M].刘北成，杨远婴，译.北京：生活·读书·新知三联书店，2012:217.

得出这样的结论，尽管科学医学曾经给人类带来诸多伤害，其过度局限于自然科学也是弱点之一，但是，"在中国你能发现精致的传统医学体系，去印度你会发现尤纳尼（Unani）、瑜伽和其他许多鲜为人知的治疗技术。在任何发展中国家你都能发现草药医学体系。但是当所有这些医疗实践与科学医学共存时，只有科学医学体系是唯一普遍存在的"。[1] 作者认为即使在不可知的未来，也不可能有其他的医学体系能取代现代西医，"一旦科学出现，对医学来说，除了与这种全新的观点共命运之外，就不可能再有其他的选择了"。然而，通过以上福柯的医学思想分析可知，现代医学的主流权威地位，并不是其科学医学的真理权威决定的，而是知识与权力联手实施对身体的深度入侵和群体的规训机制确立起来的。

综合以上两章，从个体（身体）和群体（社会）两个方面阐述了现代医学对人的建构，据此得出结论：现代医学为人类创造福利的同时，实施着对人的禁锢。假若没有福柯对此的深入剖析，从表面上看，现代医学困境的根源，是生物医学的工具理性与人文主义的冲突，人们在既要维护科学理性的真理权威，又要彰显医学的人道精神上陷入了两难境地，进而，推崇人文社会科学，加大人文医学的分量与力度，就成为20世纪中叶后医学的热门话题，其中的突出表现之一就是医学模式的转变：从生物医学模式转向生物—心理—社会医学模式。

下一章，我们将运用福柯医学哲学研究的思想成果，来剖析人文医学的实质，澄清其研究瓶颈的根源。

---

[1] 罗伊·波特. 剑桥插图医学史 [M]. 张大庆, 译. 济南: 山东画报出版社, 2007:242.

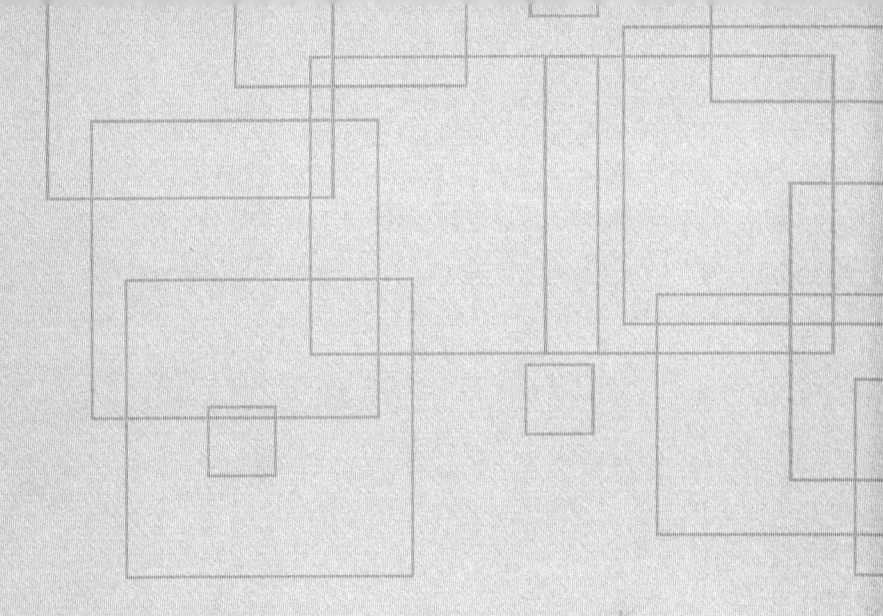

第四章 CHAPTER 4

福柯医学哲学思想对人文医学的批判

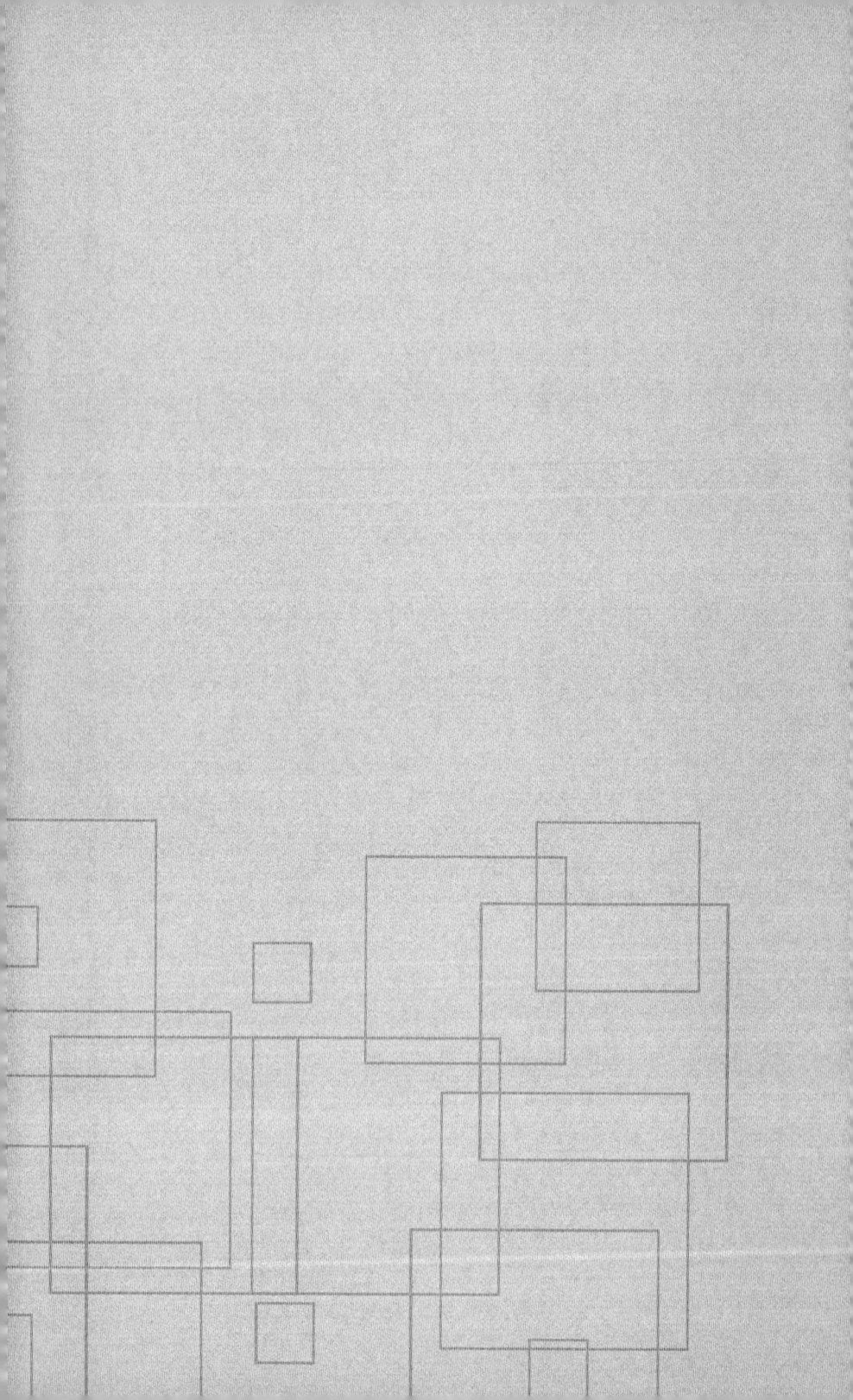

◇ 第四章　福柯医学哲学思想对人文医学的批判 ◇

本章先对医学哲学和人文医学的概念和知识背景做一个概括性说明，然后，以叙事医学为例说明当前人文医学研究的瓶颈，再运用福柯的医学研究理论，集中对人文医学中的两大主题——医患关系和医学学科属性——进行分析，据此揭示人文医学真正的困境。假若真如福柯所说：人死了，现代主体是被建构出来的，"人将被抹去，如同大海边沙地上的一张脸"[1]。那么，基于人文主义的人文医学也终将是一个幻影。

第一节　医学哲学与人文医学的概念澄清

"医学哲学"这个概念在20世纪之后逐渐被提及，E.D.彼莱格里诺对之做了解析，他将之分解为三种含义："医学中的哲学、医学和哲学的关系以及哲学中的医学。"[II]

（一）依照传统的理解，医学哲学指的是医学和哲学的关系（medicine and philosophy）。我们可以将之理解为相互包含，或两者

[I] 米歇尔·福柯. 词与物——人文科学考古学[M]. 莫伟民, 译. 上海: 上海三联书店, 2012:506.

[II] E.D.彼莱格里诺, 范瑞平. 医学哲学：关于其定义[J]. 世界哲学, 1987(3):3:54-56.

彼此独立但相互影响。P. J. D·艾克（Philip J. van Der Eijk，2005）在撰写希波克拉底、卡利斯托和盖伦的医学思想与哲学理论的关系时，正是基于此种含义。^I

一方面，医学知识曾部分借用了哲学的理论，或者说哲学的思考给了医学启发和灵感，并成了指导医学理论形成的基础，比如希波克拉底文集中的体液论和四元素说对恩培多克勒（Empedoclēs，前495—约前435）理论的借鉴，盖伦（Galen，129—199）运用柏拉图的灵魂学说、亚里士多德的哲学方法和目的论来解释身体和疾病的本质等。

另一方面，E.D.彼莱格里诺认为，当我们谈论医学和哲学的关系时，这里的医学和哲学应当是两门完全独立的学科，"每一个学科都从另一个学科的内容或方法中吸取某些东西来阐明自己的事业"^{II}；文德尔班（Wilhelm Windelband，1848—1915）在《哲学史教程》(1950)中也谈到，在西方哲学的传统中，数学和医学是较早从哲学中独立出来的学科。^{III}因此，作为凌驾于具体学问之上的哲学（物理学之后），它必然能给予数学、医学等以启发。同时，数学和医学，也能给予哲学家思考的灵感，数学以其思维方法的抽象性和逻辑性获得哲学家的青睐，它是哲学中纯理性精神的象征；而医学，在观察和诊疗

I　P J D Eijk. Medicine and Philosophy in Classical Antiquity [M]. New York: Cambridge University Press, 2005.

II　彼莱格里诺, 范瑞平. 医学哲学：关于其定义 [J]. 世界哲学, 1987（3）: 54-56.

III　文德尔班.哲学史教程[M].罗达仁, 译.北京: 商务印书馆, 2010:9.文德尔班讲到，数学和医学顽强地保持着它们从一开始就具有的对于一般科学的独立性。公元前6世纪的哲学，作为主要探讨世界本原的第一哲学，它与当时的医学相隔甚远。医学在当时还只限于技术知识和专业技巧，它是一种技艺，而不是一种科学，到后来当哲学变成包罗万象的科学的时候，医学才同哲学发生关系。而数学则是与哲学并行不悖、同时发展的。

身体的过程中积累了大量经验知识,它在理解身体、生命以及身心关系、人与自然的关系等方面,能提供较好的第一手参考资料。

(二)医学哲学指的是哲学中的医学(medicine of philosophy),它将医学作为一种思维的工具或知识资源,来辅助用于哲学问题的研究。福柯正是在此意义上做医学研究。乔治·康吉莱姆也说过(Georges Canguilhem,1904—1995),哲学家之所以对医学感兴趣,并不一定是出于要学习医学专业知识或做某种学术的训练,而是希望能通过医学来思考和澄清人类的一些具体问题。[1]古希腊罗马时期,也有不少哲学家为此对医学抱有热情,倡导哲学家要积极学习医学,用于身心修养,或借此谈论政治和城邦治理等。

(三)医学哲学指的是医学中的哲学(philosophy of medicine)。依照这层含义来理解,它就是一个晚近概念,指运用哲学的概念方法来探讨医学的形而上学部分,属于科学哲学的一个分支。弗莱德·吉福(Fred Gifford)主编的《医学哲学》(*Philosophy of Medicine*)在此意义上使用这个概念。[2]罗纳德·卡森和切斯特·彭斯(Ronald A.Carson & Chester R.Burns)的《医学哲学和生命伦理学》(*Philosophy of Medicine and Bioethics*)也使用了此种含义来总结医学哲学研究领域20年来的学术成果,内容涉及与医学相关的伦理、政治、经济、

---

[1] 乔治·康吉莱姆.正常与病态[M].李春,译.西安:西北大学出版社,2015:7.

[2] Fred Gifford, Philosophy of Medicine[M]. Amsterdam: Elsevier B.V.,2011. 书中收编了许多医学哲学研究者的文章,如 Concepts of Health and Disease, Medical Ontology, Theories and Models in Medicine, Reduction in Biology and Medicine, Causal Inference and Medical Experiments, Patterns of Medical Discovery, Evidence-based Medicine, Group Judgment and the Medical Consensus Conference, Uncertainty in Clinical Medicine, The Logic of Diagnosis, Conceptual Foundations of Biological Psychiatry, Brain Death, Nursing Science, Public Health.

社会等方方面面的问题。[1]

这里的医学哲学,可以看作医学领域最高层次的理论指导,我们可以将哲学常用的基本框架——本体论、认识论和价值论——套用到医学上。那么,医学哲学的研究内容可分为三个部分。

首先,任何一个医学体系,它的理论研究和实践对象必然是身体。因此,其本体论应当是对身体及其相关概念(灵魂、生命、死亡等)的哲学思考:身体的组成元素和组成法则,它与精神(或灵魂)的关系,它与宇宙的关联,它在构成完整的生命和人方面起到何种作用,等等。

其次,医学认识论探讨身体观,即医学认识身体和解释身体的方式。基于本体论对身体的探讨,认识论则通过对正常和不正常身体的对照分析,来解释何为疾病和病人,再据此推导出诊疗的原则和方法。因此,认识论主要考察医学知识是怎样建构的、它追求确定性的方式以及医者的临床思维方法和行动模式。每一种文明中的医学,比如中医、西医、印度医学、埃及医学等,都有自己的身体观和疾病观;不同的历史时期,同一个医学体系的认识论也可能存在显著差异,比如第二章的分析,古代和现代西医在19世纪初,身体观和疾病观理论有较大的差异,由此衍生的临床思维方法和行动模式也有较大的差异。

最后,我们要考察医学的价值取向,包括医学中的善与正义,医学的目的和范围等。古代医学目的较单纯,主要是预防疾病、缓解不适、安抚病痛和死亡以及治疗疾病。总的来说,它是帮助身体

---

[1] Ronald A. Carson, Chester R. Burns. Philosophy of Medicine and Bioethics [M]. New York:Kluwer Academic Publishers,2002.

◇ 第四章　福柯医学哲学思想对人文医学的批判 ◇

处于良好状态的技艺之一；现今，医学在人类生活中扮演着更为重要的角色，它不再是个人事业，而是一项社会性的综合工程，它不仅要关心个体的身体和疾病，还要监控整个社会的健康水平和关怀全人类的命运。它的目的更为复杂，范围更广，衍生的伦理问题也更多。

以上对医学哲学的概念和内容进行了梳理。目前，医学哲学研究界主要取第三种含义，兼顾第一种和第二种。而当我们将之作为一个晚近概念来看待时就会发现，随着科技医学带来的变革和扩张以及它的双刃剑效应，医学哲学在现当代有许多新的研究主题和内容，包括历史、伦理学、法学、人类学、社会学、文学和沟通学与医学的交融，其中的许多内容被归入到另一个更为热门的主题——人文医学下。因此，医学哲学与人文医学概念相关，有时候甚至被混用。为了将两者加以区别，接下来继续阐述人文医学的概念内涵。

按照一般的理解，人文医学被强调和重视，与生物医学模式的负面效应有关，人文医学被认为可以增加人性温度，恢复人性尊严，它是人文精神在医学中的体现。周国平就讲到，技术化和市场化使得现代医学出现非人性化倾向，强调人文精神的目的，是让现代医学回到它的初衷：尊重人，尊重生命。[I]那么，何为人文精神？显然，这个问题对于理解人文医学的概念十分重要。周国平在《医学与人文》里，对人文精神的解释较为笼统，与常规主流观点无异。他谈道："在西文里面（包括英语、德语），人文精神这个词 humanism 就是人道主义、人文主义。"[II]

[I] 何裕民. 医学的哲学审视［M］. 北京：中国协和医科大学出版社，2009:128-134.
[II] 何裕民. 医学的哲学审视［M］. 北京：中国协和医科大学出版社，2009:128.

但是，立足于西方人文主义来解释人文医学，会使后者的概念更加含混不清。福柯对此就谈到，概念的使用要慎重，要正本清源。在谈论启蒙时，他提醒，勿要将启蒙与人文主义混淆。启蒙是一种事件以及历史进程中的一部分，它处于欧洲社会发展的某个时期，包含着社会转型的各种特殊因素。而人文主义是另一回事，它是一种主题，或者是各个主题构成的整体，它多次在欧洲再现，并发生重大变化，各种主题相互抵触碾压，太灵活多变，不能如同启蒙那样作为反思的纲目。不仅如此，他还谈道："如果人的问题、人类的问题、人文主义的问题在整个18世纪是个重要问题的话，那么，我想，'启蒙'极少把自身视为一种人文主义。"[1]

实际上，福柯要研究的人的问题，以及此章谈论的现代医学中人文医学的概念，不应纳入人文主义的主题之下，而应该放在启蒙问题的反思之中，由此可以避免那种把人文主义主题和启蒙问题混淆起来的历史和道德的混乱。除此之外，福柯还列举了"文学""政治"等的概念，它们不可古今通用同一套解释框架，而只能以回溯的方式或新的类比以及语义相似的用法运用于中世纪或古典文化。同样的道理，医学、临床医学和医患关系的概念，无论是回溯到古典时代，还是中世纪、古希腊，或者仅仅是17、18世纪与19世纪，它们的话语方式和涉及的领域都不同，甚至也不是彼此联结的。在进入研究探讨之前，首先要对其概念的历史和哲学范畴进行澄清。

总之，我们应当这样理解人文医学：它是一个晚近概念，出现在20世纪之后，兴起于20世纪60年代，有着特殊的时代意义。它依仗的是19世纪以来的认识型下诞生的现代医学和人文科学，对其的

---

[1] 米歇尔·福柯.福柯集[M].杜小真,编选.上海：上海远东出版社，1998:538.

◇ 第四章　福柯医学哲学思想对人文医学的批判 ◇

反思是对启蒙以来"人的问题"反思的一部分。

当下，人文医学包含的主题和内容十分丰富。本章前半部分将以其中的热门话题——叙事医学为例，来说明人文医学研究的瓶颈。之后，再运用福柯的医学研究思想来分析其困境的根源。事实上，这个困境的根源就是现代医学在人之建构中的限定性。本章后半部分则集中分析人文医学的核心主题——医患关系，通过对医学主体之生存状态的分析，来批判和反思当前的人文医学研究。

第二节　叙事医学的研究瓶颈

20世纪中叶以后，人们开始质疑和反省生物医学模式的不足，认为其关注局部多过整体，显露出工具理性的机械僵化。它将人分裂细化为基因片段、分子、原子，用数据、图片、公式等描述和分析，看似精准却未能揭示人的真相。近百年来，现代医学在基础医学和临床医学领域的确有了许多重大突破，使得治病救人更加高效，但同时也衍生出一系列伦理问题，包括医患纠纷、过度医疗、医疗资源分配不均、对生命和死亡的理解困惑和深度入侵等。人们开始警觉到医学可能在制造一些科学神话，它的无能和伤害也渐渐浮出水面。人们依赖医学带来的福利，也恐惧无所不在的医学对身体和心灵的操控。20世纪末以来，许多医疗界和非专业的有志之士们著书表达了这种担忧，如罗伯特·门德尔松（Robert S. Mendelsohn）的

《一个医学叛逆者的自白》[I]、耶尔格·布勒希的《疾病发明者》[II]、尤格·布莱克(Jörg Blech)的《无效的医疗:手术刀下的谎言和药瓶里的欺骗》[III]、罗斯·霍恩的《现代医疗批判:21世纪的健康与生存》[IV]、雷·莫尼汉和阿兰·卡塞尔(Ray Moynihan & Alan Cassels)的《药祸》[V]以及杰瑞·麦利考夫和爱德华·理查兹(Jerry Menikoff & Edward P. Richards)的《医生难言的事实:治疗与研究的抉择》[VI]等,作者们对普查体检、辅助检查、化疗药物和切除手术、预防医学和流行病学的统计方法、医学实验对照研究、医院管理、卫生保健系统管理和医疗体制等提出了疑问。他们呼吁人们警惕现代医学的负面效应,避免它可能造成的伤害。

在对现代医学提出疑问并试图引导其走向更好的发展道路的研究中,彰显医学人性化的一面,提升医学的人文精神被放在了首要位置,这正是人文医学在20世纪末21世纪初兴起的原因。[VII]克莱尔·胡克(Claire Hooker)对人文医学的内涵做了介绍,他写到,人文医学

[I] Robert S. Mendelsohn. Confessions of a Medical Heretic [M]. New York: McGraw-Hill Education, 1990.

[II] 耶尔格·布勒希.疾病发明者[M].张志成,译.海口:南海出版公司,2006.

[III] 尤格·布莱克.无效的医疗:手术刀下的谎言和药瓶里的欺骗[M].穆易,译.北京:北京师范大学出版社,2007.

[IV] 罗斯·霍恩.现代医疗批判:21世纪的健康与生存[M].姜学清,译.上海:上海三联书店,2005.

[V] 雷·莫尼汉,阿兰·卡塞尔.药祸[M].尚飞,译.合肥:安徽人民出版社,2007.

[VI] 杰瑞·麦利考夫,爱德华·理查兹.医生难言的事实:治疗与研究的抉择[M].时占祥,译.北京:科学出版社,2013.

[VII] 1999年,BMJ刊登一篇文章,提示将有一个新的杂志来探索一个全新的医学概念,那就是人文医学。文章见:Martyn Evans, David Greaves. Exploring the Medical Humanities [J]. BMJ, 1999, 319:1216.

服务于三个主要目标：首先，作为一个研究领域，人文医学要对医学中人性化的一面做积极的探索，包括从深奥的哲学到文化和历史对其的影响；其次，人文医学包括了医学同一些创意艺术的交集，比如医学类作家、电影制作人、音乐家和美术家们的优秀作品；最后，对人文医学很大的期望值在于它关注人际交往和创造性，期待能由此培养出具备更多同情心和更好沟通能力的医生，为患者带来更好的健康效果。[I]

20世纪60年代之后，新的人文医学教育在西方国家兴起。自1982年开始，美国医学教育委员会就明确提出加强医学生的人文社会科学教育，紧接着英国和法国也提出在教育和实践中加入更多人文学科特殊学习模块，培养"不受任何学科界限限制的人"[II]。1999年国际医学教育专门委员会（IIME）制定了全球医学教育最低基本要求，包括七个方面：①职业价值、态度、行为和伦理；②医学科学基础知识；③沟通技能；④临床技能；⑤群体健康和卫生系统；⑥信息管理；⑦批判性思维和研究。[III] 其中，除了②④之外，其他都可归入人文医学的范围。国内的人文医学研究始于20世纪80年代，以医学伦理学牵头逐渐发展起来，近些年来在各大医学院校和临床实践中逐步引入人文知识，并出版发行相关书籍和文章。走在前列的如大连医科大学、东南大学医学院、北京大学医学部、华中科技大学同济医学院、山东大学医学院等，都成立了医学人文学研究中心、

[I] Claire Hooker. The Medical Humanities: A Brief Introduction [J]. The Lancet, 1995, 346(8983):1143–1145.

[II] 殷小平，苏博，刘鉴汶，等. 国外医学人文教育课程计划的特点与启示 [J]. 中国医学伦理学, 2012, 15(6):25–29.

[III] 美国中华医学基金会. 全球医学教育最低基本要求 [J]. 医学教育, 2012(4):23–25.

医学史研究机构等，其他各大医学院校也相继成立类似机构。一些人文医学类期刊逐步开设和成熟起来，比如《医学与哲学》《中国医学伦理学》《中华医史杂志》《医学与社会》《叙事医学》等。人文医学执业技能培训和考试也于2005年正式启动。

人文医学理论研究包括医学与哲学、历史、伦理学、艺术等的交叉研究；[1]实践方面包括学校教育和临床实践研究，前者在于加强医学生人文素质，主干课程为医学伦理学、医学史、卫生法学、医学心理学、医学社会学、医学哲学和叙事医学等；临床实践包括医生与患者的沟通培训，医生和患者的权利与义务划定的临床应用，卫生法、生命伦理和医学伦理的临床应用等（可统称为人文医学执业技能）。

近30年来，人文医学在现代医学中颇受重视，并在临床实践和医学教育中蓬勃发展起来。但是，何为医学的人文精神以及如何让这种人文精神与医学达到真正的融合等深层次的问题，目前并没有得到很好的解决。

上一节谈到，通常观点认为，现代医学非人性化的主要原因在于医学技术化和市场化。因此，医疗系统和医学教育应当更注重人文精神，只有当医学是一项公益事业，医生是一个充满人性关怀的人，才能真正将患者当作一个完整的人。大家直观地认为，现代医学偏执于自然科学，缺少了人文科学的成分，应当查漏补缺，对症下药，加强人文医学的教育和临床实践，提升医学的人文精神就能

---

[1] Kirklin, Deborah. The Centre for Medical Humanities, Royal Free and University College Medical School, London, England [J]. Academic Medicine, 2003, 78(10):1048-1053. 在这篇文章中，作者定义人文医学为"一种跨学科和快速增长的国际化努力，它富于创造力和智力地借鉴了文学、艺术、创造性写作、戏剧、电影、音乐、哲学、伦理、决策制定、人类学和历史等与医学的融合，以便达到医学教育的目标"。

纠正这个庞大战舰在正确航行中的小偏差。

果真如此简单就能解决吗？实则，这种缺什么补什么的思路，阻碍了更深层次的追问，治标不治本。当我们高举人文医学的大旗，认为它是拯救现代医学的可靠法宝时，我们或许尚未弄清现代医学诞生的来龙去脉，也没有澄清自康德以来的启蒙运动背景下人的真相。而仅仅只是被传统认识论、大写的历史和学科二分法的固定思维牵着鼻子走，看似在反思和解决问题，实则仍然在亦步亦趋地为科技医学的发展保驾护航。因此，假若不能跳脱出以上的理论框架，就不能实现真正的反思与批判。

下面，以叙事医学为例，通过剖析其自身无法突破的研究瓶颈，来论证上述的结论。

国内相关研究者们一般认为，叙事医学的名称和概念，由丽塔·卡伦（Rita Charon）正式提出。她于2001年发表的相关文章里，对叙事医学的概念、形式、功能和伦理要求等方面做了具体论述和界定。卡伦概括了四种叙事情境：医生和病人、医生和自我、医生和同事、医生和社会，并强调了叙事能力在改善医患关系中的重要作用。之后，她又出版了《叙事医学：尊重疾病的故事》（2006），该书于2015年由郭莉萍等人翻译引进至国内，成为国内展开叙事医学实践和研究的契机。

丽塔·卡伦偏重文学叙事理论和方法，强调文学与医学实践之间的关系。主张医生和患者通过文学描述或讲述故事的方式积极表达自我体验，为患者建立更完整的病历，增进医生对患者的理解，从而改善医患关系。这是叙事医学的重要组成部分，在她之前，阿瑟·克莱曼（Arthur Kleinman）的《疾痛的故事：苦难、治愈与人的境况》（英1988，中2010）、凯·图姆斯（S.K.Toombs）的《病患的意义：

医生和病人不同观点的现象学探讨》(英1992，中2000)、迈克尔·怀特和大卫·艾普斯顿（Michael White & David Epston）的《故事、知识、权力：叙事治疗的力量》(英1990，中2013)[1]等著作，都可以看作是叙事医学的研究成果。

叙事医学的内涵和它的理论背景较为复杂，它与学科二分、现代性与后现代性背景相关，与之紧密联系的学科有哲学、语言学、文学、心理学、人类学和社会学等。阿瑟·克莱曼建议用人类学的理论和方法来诠释慢性病中疾痛的意义。在作者看来，这不仅对医学有益，对人类学同样有价值。慢性疾痛是连接身体、自我和社会的桥梁。在挖掘社会环境和个人内在体验之关联过程中，会产生一种力量，这种力量可能加深苦难和病残，也可能缓解症状，成为治疗的手段之一。

阿瑟·克莱曼的主要观点是，患者对疾病的理解不同于医生，导致两者有隔阂，进而影响了诊疗的效果。他列举了糖尿病、慢性疼痛、神经衰弱症，以及一些临床检查指征不明显或不明确但患者确实有不适感的情形，如哮喘、皮肤病、死亡体验、胎记、疑病症、纯粹的精神疾病和一些治疗后遗症等。从这一系列疾病的诊疗经验中，作者得出结论，不确定性是医患双方应当共同接受和理解的医学难题，之所以要引入人文社会科学，运用到现代医学中，也是为了尊重并服务于这种不确定性。

当医生愿意从患者的角度出发来实施诊疗，就会发现，患者和疾病带有文化的特殊性和个人的独特性。"科技手段也许可以缓解，甚至治愈疾病，但不是疾痛。要治疗疾痛，医生必须敢于面对患者

---

[1] Michael White, David Epston. Narrative Means to Therapeutic Ends [M]. Chicago: The University of Chicago Press, 1990.

的棘手、复杂以及永远特殊的生活经历。"[I]这就是将人文社会科学引入医学的意义,这样才能既治疗疾病(disease),也治疗疾痛(illness)。

图姆斯则从哲学的角度来论证人文医学或者叙事医学的合理性和真理性,她援引了胡塞尔的现象学理论来说明。

首先,她表达了与阿瑟·克莱曼类似的观点。对于各类疾病,尤其是对心理疾病和慢性病而言,疾病的诊疗过程就是医生和患者长期交往合作的过程,然而现实的临床诊疗情景是——他们无法共享同一个意义世界。

患者对于生病身体的了解与医生对于生病身体的把握不同,这种差异源于生活体验与科学解释的根本性分歧:医生根据科学训练和职业目的去关注疾病,临床数据是最重要的关联物;然而,患者很少关注客观的临床数据,与他们最为相关的是疾患将会对日常生活带来的影响。[II]对于医生来说,诊断和治疗疾病是他集中关注的,而对于患者来说,疾病意味着特别的身体感受,以及他已经被限定的生活状态或者对生存的某种威胁。正是这种对待疾病方式的差异,加深了医患沟通的鸿沟。

接下来,图姆斯从两个方面阐述了精神现象学对生物医学的重要启发。

第一,现象学集中考察人的意识活动,研究意识的显现与构成。这种纯粹意识不同于以往哲学理论中提到的"经验",它是超越经验的,被称为现象学还原和本质还原。也就是说,胡塞尔从以往自然

[I] 阿瑟·克莱曼.疾痛的故事:苦难、治愈与人的境况[M].方筱丽,译.上海:上海译文出版社,2010:246.

[II] 图姆斯.病患的意义:医生和病人不同观点的现象学探讨[M].邱鸿钟,陈蓉霞,李剑,译.青岛:青岛出版社,2000:24.

科学和精神科学的认识论中后退了一步,试图阐明"不含任何假定"的意识现象。

正因为现象学研究的是主体自发的、未加反思的、没有认识"偏见"的意识,在图姆斯看来,它"为解释未加反思的、理所当然的生活体验提供了方法……现象学在日常生活世界和自然科学的概念化之间提供了一种基本而且重要的区分性说明"[1]。正因为如此,我们可以运用现象学的方法,来论证患者对于疾病的直接体验和医生对疾病的"经验"是有区别的。

第二,现象学说明了意识的基本结构、先验意识与经验意识的关系,并阐述了主体间性的问题。图姆斯认为,这些理论对于解决医患在理解疾病意义上的差异有很重要的价值。

首先,只有阐明了意识的基本结构,我们才能在此基础上更好地反思生活经验,并对患者的疾病体验进行阐释。由此,我们才能向下推到阿瑟·克莱曼的人类学方法或者心理学的方法,以及解释学和结构主义的方法。

其次,正如胡塞尔强调的,个体体验是独特的、内在的、较难与人分享,具有不可通约性。图姆斯和阿瑟·克莱曼也认为,患者体验具有个体差异和隐秘性。在此,我们依据主体间性的理论,不仅可以论证患者体验的客观性和普遍性,也可以确证,医患之间尽管存在理解疾病的差异,但他们仍然可以共享一个世界,实现有效沟通。

总之,图姆斯运用胡塞尔的精神现象学的理论来论证叙事医学的合理性是较为成功的。从某种意义上来说,现象学的确可以作为

---

[1] 图姆斯. 病患的意义:医生和病人不同观点的现象学探讨 [M]. 邱鸿钟,陈蓉霞,李剑,译. 青岛:青岛出版社,2000:4.

叙事医学的理论支撑。之后的解释学、结构主义的理论和方法在叙事医学中的运用，都可以看作是现象学理论的进一步推演。

综上，叙事医学研究者认为，在疾病理解的差异面前，医生必须做出改变或者让步，他们应当着手构建"一个能与患者共享的意义世界"[I]。

如同恩格尔哈特（H.Tristram Engelhardt）[II]、阿瑟·克莱曼和威廉·考克汉姆（William C. Cockerham）[III]等人的伦理学、人类学和社会学观点，对疾病下定义不应当仅仅从自然科学的角度，还应用生物学、病理解剖学、病理生理学或者微生物学加以概念化；文化是理解病情的决定性因素，生病是直接的个人体验，这种体验发生在一个生活世界之中，它不仅关涉到身体，还有心理和社会，也就是说，有关文化的一切问题，都可能包含在其中。假如，医学或者医生无法意识到上述情形是一个值得关注的问题，就无法获得诊疗最大效益，甚至带来诊疗的失误和失效。

我们以疼痛和某些疾病来加以说明。临床上对疼痛的各种诊断和分级标准，并不等同于患者的切身感受，如果医生不细致考察患者的感觉，如同叙事医学那样倡导的，仔细聆听患者讲述的包含着身心、家庭、社会的完整故事，那么医生可能并不能真正解除患者的痛苦。而缓解疼痛是医学自古以来最重要的目的之一。这也提示了，倡导叙事医学对于提升患者的自主性尤为重要。患者拥有评价

[I] 图姆斯.病患的意义：医生和病人不同观点的现象学探讨[M].邱鸿钟,陈蓉霞,李剑,译.青岛：青岛出版社,2000:35.

[II] 恩格尔哈特.生命伦理学基础[M].范瑞平,译.北京：北京大学出版社,2006.

[III] 威廉·考克汉姆.医学社会学[M].高永平,杨渤彦,译.北京：中国人民大学出版社,2012:9-10.

医学治疗是否有效的权力，或者至少能拥有一部分主导权，这在古代医学中本来是毋庸置疑的，在现代医学中却成为问题。比如乳腺癌患者，经过根治术、放化疗和数年的内分泌治疗之后，医生从患者生存期上评价其治疗效果良好，而患者可能并不认可，各种治疗带来的巨大身心伤害，可能延续数月甚至数年，那么从患者的角度，这种治疗可能并不尽如人意，远远没有达到其期望值。另一个案例更能说明问题，2013年10月25日浙江温岭杀医案件，引发人们关注一种疾病——空鼻综合征，该病的诊治是医患纠纷的重灾区。[1] 由于空鼻综合征目前尚未被认定为一种疾病，且没有明确的诊断标准和检查手段，也未在鼻甲手术和空鼻征发生的因果关联上有明确的科学佐证。医生做完下鼻甲切除手术后，认为已尽到工作职责，成功治疗了疾病。但术后大约有20%的患者发展成空鼻综合征，由于鼻甲黏膜被破坏，使得患者的主观感受异常难以忍受，一呼一吸之间都遭受痛苦折磨，严重影响日常生活，长此以往甚至导致精神焦虑抑郁，身心痛苦引发患者对主治医生的仇恨，进而发展成流血冲突事件。

这些例证说明了叙事医学的重要价值，研究者们鼓励患者勇敢描述和表达自己的感受，甚至撰写自传文献，以便医生和社会能加深对其患病生活体验的理解，关注病人的故事。

但是，叙事医学也存在自身无法克服的难题，其一是它的临床应用疑难，其二是其尺度的把握问题。首先来看第一个难题。它的具体表述是，叙事医学是否就是叙事治疗，它是否只是心理治疗中的

---

[1] 李娜, 彭云鹏, 支国成, 武霞. 以空鼻综合征为例分析医患冲突产生的原因及对策 [J]. 中国医学伦理学, 2015, 28(2):206-211.

◇ 第四章 福柯医学哲学思想对人文医学的批判 ◇

一种？如果不是，它在其他更为广阔的临床领域，应当如何推广？

迈克尔·巴林特（Michael Balint）在《医生、他的患者及所患疾病》[1]中列举了一个案例，在分析其诊疗分歧时，充分暴露了以上问题。该患者有腹部疼痛、腹泻、嗳气及呕吐，屡次就医过程中，又逐渐显现出因工作压力过大而导致的幽闭恐惧等症状，该症状严重影响到患者的出差工作。他的全科医生经过反复沟通检查，确诊其患有回肠炎。自此后，医生的诊疗主张就分为两派：一派认为，只要能找到造成症状的确切器官，患者就能减轻未知的焦虑，之后假如手术治疗起效，困扰身体的不适消失，就能帮助他完全康复，因为该患者主要患有器质性疾病，而幽闭恐惧和慢性焦虑是身体症状引发的副反应；研讨小组的另一派则不这样认为，有人建议将患者转给精神科治疗，精神科医生认为，尽管有一些器质性发现，但这并不能解决精神问题，比如，患者后期在手术治疗上不合作，这本身就是症状之一。退一步来讲，即使他听从全科医生意见进行了手术，他的性格、他对生活的态度以及他解决问题的能力，不可能通过外科手术刀而改变。

在就医过程中，全科医生们反复多次的检查令患者失望，但全科医生方也有自己的坚持，他们似乎并不愿意将患者转出。假如"不负责任"地将患者转给精神科医生，同样失信于患者。迈克尔·巴林特在这场争论中持中立态度，但他仍然提醒那些全科医生，应当摈弃一些执念，不要认为找到器质性原因并进行了治疗，患者的一切症状就会消失，永不再犯。

---

[1] 迈克尔·巴林特.医生、他的患者及所患疾病[M].魏镜,译.北京:人民卫生出版社,2012:17-20.

无论这个案例最终的结局是什么,类似的情况在临床屡有发生,它揭示了叙事医学在临床应用上的困难。王一方在《整合循证医学与叙事医学的可能与不可能》[1]中,也提出了类似困惑。作者总结,叙事医学的应用疑难背后是自然科学与人文科学的对立和不可通约,导致其难以得到广泛的临床推广。假如将医生归入自然科学方,患者归入人文科学方,是医生向患者低头,还是患者迁就医生的立场呢?叙事医学当然支持前者,文中作者建议将癌症病区作为叙事医学的临床试验田。但是,即使有了划定的区域和疾病,具体操作该如何展开,仍然有疑问:是让医生抛开自己的立场,彻底进入患者的世界,还是在坚持自己立场的前提下,容纳患者的体验?或者临床医生与支持叙事治疗的心理医生合作,各司其职,各自实施诊疗?要求医生撰写平行病历,能否真正得到辩护,会不会反而增加了临床医生的工作负担和心理压力,影响诊疗的实施?它应当是所有医生的工作任务,还是部分医生个人兴趣之上的自主选择?叙事医学的道理简单易懂:一个好医生,不仅仅能做好手术、对症下药治好病,还要能安抚患者的情绪。但现实中医生应当具备怎样的能力,才能满足上述案例的诊疗矛盾里隐含的要求,却没有充分的实践资料支撑和效果验证,最终只能又绕回到医德上,强调医生的关爱对患者身心康复的心理暗示作用。

再看第二个难题。叙事医学在临床应用上会遭遇阻碍,除了学科二分,无法有效融合之外,还有更深层次的原因。从上述的分析可知,叙事医学的概念和理论背景较为复杂,它包含了医学与文学、

---

[1] 王一方.整合循证医学与叙事医学的可能与不可能[J].医学与哲学,2014,35(492):15-18.

◇ 第四章　福柯医学哲学思想对人文医学的批判 ◇

语言学、心理学、人类学、社会学和哲学的关系，不能仅从其中一种关系中，去界定叙事医学的内涵。但从另一角度来看，无论是哪种跨学科方式，叙事医学的核心词语是"叙事"，叙即叙说、叙述，叙事指对事件的描述、说明，也就是说故事。叙事医学指通过叙事的方式，重现或者重构疾病的意义，使处于日常生活情景之中的疾病得以展现出来。

那么，这里就有一个叙述的尺度问题，是重现还是重构，如果是重现，应当重现到怎样的程度？为什么这个问题需要追问，阿瑟·克莱曼在《疾痛的故事：苦难、治愈与人的境况》中就提到，挖掘疾痛的意义，这种力量可能加深苦难和病残，也可能缓解症状。显然，作者也注意到了，叙事医学并非只有优点，没有副作用，但他一笔带过，没有对这一关键点展开论述。

迈克尔·怀特和大卫·艾普斯顿在《故事、知识、权力：叙事治疗的力量》中，则对此做了简单阐述。作者谈道："将经验叙述成故事，从而达成意义与连续感，显然是要付出代价的。叙事绝对无法涵盖整体丰富的活过的经验。"[1]事实上，不仅生物医学带有不确定性，生活和关系转化为故事和意义，同样带有不确定性。基于这种观点，文中引用了福柯关于"权力/知识"的理论，提醒叙事治疗的研究者和实践者注意，由哲学、文学、人类学、社会学或心理学方法建构出的疾病的意义，可能无法充分呈现人们真实的生活经验，甚至在某些方面与之相悖，因为这些意义可能是由那些具有"真理机制"的学科提供的；再者，人们可能在描述一种情形的存在时，可能受

---

[1] 迈克尔·怀特, 大卫·艾普斯顿. 故事、知识、权力：叙事治疗的力量[M]. 廖世德, 译. 上海：华东理工大学出版社, 2013:10.

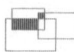 **现代医学对人的建构** XIANDAI YIXUE DUI REN DE JIANGOU

到权力技术的煽动,不止重现而是夸张重构了某些疾病和事件的意义。

对于叙事医学可能带来的问题,苏珊·桑塔格在《疾病的隐喻》中,做了更为详细的论述。桑塔格和图姆斯有着相似的经历,因为有过身患重病的经历,而引发了对医学现状的思考。但是两人思考的角度和立场不同,得出的结论有较大差异甚至在某些方面是对立的。

作者详细考察了结核病、霍乱、梅毒、癌症和艾滋病等,认为自古以来就有关于疾病的隐喻,隐喻的根源可能是科技落后,加上神秘主义、宗教以及文学等的强化,疾病被人类丰富的想象力渲染为一种惩罚、一种赎罪、一种迷人的无法抗拒的魅力、一种失德的表现、一种极度的情绪失控或者低落等,疾病有时甚至被认为是患者自己的创造,如果要寻找病因,那么患者本身就是疾病的根源。作者认为,"这种荒谬而又危险的观点试图把患病的责任归之于患者本人,不仅削弱了患者对可能行之有效的医疗知识的理解力,而且暗中误导了患者,使其不去接受治疗"[1],尤其是病因不明或者多重病因的疾病,容易变得神秘莫测而被赋予"真相"以外的诸多意义,具有被当作隐喻使用的最大可能性,这种对疾病的理解会造成"军事隐喻"。比如癌症,由于被过度描述渲染,军事隐喻将疾病视为邪恶和憎恶的对象,将肿瘤视为异己,将患者视为道德不良分子甚至作恶者而排除在健康人(或正常人)之外,进而将疾病连同患者如同发动战争对付敌人一般进行毫不留情的全面打击。然而,当癌症的病因逐层被弄清,科学治疗方法的进展和治愈率的提高,隐喻的观

---

[1] 苏珊·桑塔格. 疾病的隐喻 [M]. 程巍, 译. 上海: 上海译文出版社, 2003:43-44.

念也将逐渐消退，人们不再把癌症当作邪恶的敌人，需要穷追猛打的对象，也不再把患者看作是应当受惩罚的、被孤立的背德者，而仅仅将其看作身体自然防卫机制的失调，倡导科学治疗和带癌生存。

但是，在癌症之后，艾滋病又取而代之成为新的被隐喻对象，从结核病到癌症，再到艾滋病，人们对疾病的隐喻从未消退。桑塔格说，在她治疗癌症的期间，正遭受了疾病的隐喻之苦，这种痛苦比疾病本身带来的伤害更为致命，她打算写一本书，不是描写"某人怎样获悉自己得了癌症、怎样哭泣、怎样挣扎、怎样被安慰、怎样受苦，又怎样鼓起勇气等的故事……"[1]她谈到，现实生活中的患者，与托尔斯泰的《伊凡·伊里奇之死》、阿诺德·贝内特的《莱斯曼阶梯》和贝纳诺斯的《乡村牧师日记》中描述的形象并不相同。因此，桑塔格写书的目的是"平息想象，而不是激发想象"，因为隐喻夸大甚至扭曲了患者的体验，妨碍了患者尽最大努力以获得正规有效的治疗，可能让患者对诸如手术、化疗等一类有效的治疗产生非理性的恐惧和抗拒，而强化了对食疗和心理疗法等辅助治疗方法的迷信。

总之，作者希望劝说和她一样罹患癌症的患者，要正视疾病，它仅仅是一种病而已，既不是上天降下的灾祸，也不是上天给予的惩罚，更不是羞于启齿的耻辱，它也不必然等同于死亡。它没有意义，而正确良好的治疗方法的确存在。

当然，并非所有关于疾病的隐喻都同样可憎，桑塔格最为批判的是"军事隐喻"，她敏锐地发现，艾滋病所带来的隐喻的影响力比疾病本身更加危险和深远，"总体"医学同"总体"战争一样不可取，

---

[1] 苏珊·桑塔格.疾病的隐喻[M].程巍，译.上海：上海译文出版社，2003:89—90.

身体不是战场，疾病不是敌人，患者不是牺牲品，医学和社会都没有权力对疾病发动全面战争，进行不择手段的反击。

作为同样被疾病所困扰而进行深入反思的作者，桑塔格与图姆斯的许多观点即便不针锋相对，也是相互背离的。比如图姆斯积极推荐医生多读有关描写病患体验的文学作品，鼓励患者用语言、文字表达内心体验，桑塔格却不支持某些描写或表达患者日常体验的文学。当然，图姆斯提倡的叙事医学不仅仅是对患者病情"夸张式"的艺术表达，它主要指患者日常真实处境的记录和关注，但两者的界线和区别常常难以把握。从桑塔格的观点中，我们还可以发现，叙事医学的难点，不仅仅是一个适当把握阐释尺度的问题，而且是对医学学科属性的争议。下面将对此进行分析，并运用福柯的理论来挖掘人文医学研究之困境的根源。

第三节 人文医学研究困境：医学学科属性的论争

在第三章的第一节，为了说明谱系学的方法，率先分析了一个问题：医学是不是一门科学？由此说明福柯不同于传统认识论和大写的历史观的创新研究方法。实际上，这个问题也关涉到对现代医学学科属性的论争。

医学是不是一门科学，它偏向自然科学还是人文科学？这是对医学学科属性的思考，由此也延伸到对现代医学目的和服务范围的探讨。

一、人文医学研究现状

我们知道，现代医学固守的是自然科学的立场，而人文医学的兴起必然固守人文科学的立场。新医学模式的倡导，让人们普遍接受健康和疾病包含了生物、心理和社会三重属性。既然如此，就不能固守单一的自然学科属性。《医学与哲学》1996年刊登了一篇文章：《医学的学科属性是什么》，该文表达了类似的观点。[I]自此后，相关的文章大量涌现，一致声讨单一的学科属性致使医学冷漠无情，应当充实人文科学来增强其人性温度。那么，近几十年来，人文医学努力的结果究竟如何呢？答案是，情形并不乐观。其一，当下的西医领域，自然科学仍然处于主流地位，人文医学仅处于辅助和补充的边缘位置。其二，假如人们默认自然科学与人文科学分属不同的学科领域，那么它们是否可通约，如何通约？人文医学如何融入医学专业领域之中，正是当前的最大难题之一。大多数医学专业人员对人文医学不感兴趣，任凭其教育和研究者如何呼吁也不予理会；而人文医学研究者们难免带有对科技的偏见，也会不自觉排斥科技的力量。其三，人文医学的教育实践也存在问题。如果我们将人文医学与医学人文精神画等号，认为通过前者定能提升后者，这种想当然的观点显然与实际情形不符。比如，宫福清谈到，医学人文教育中存在的问题之一，是将医学人文知识与医学人文精神等同化。这个提法本来极具价值，正中要害。但作者未顺此思路深入探索下去，他转而认为医学人文知识其实同人文精神是统一的，有了医学人文知识不一定具有人文精神的原因，在于教育不得力，进而提出在教育方法上进行改革，加强案例教学、分阶段式教学、情景教学等。[II]这样话题一转，又将讨论扯回了表面，事实上，假如当前所倡

[I] 苏占清. 医学的学科属性是什么[J]. 医学与哲学，1996，17(8):410-412.

[II] 宫福清，戴艳军. 正确认识医学人文知识与医学人文精神的关系[J]. 自然辩证法研究，2012，28(5):103-105.

导的人文知识并不等同于医学真正的人文精神,那么,做任何教学方法改革都会事倍功半。作者也感觉到了,文中谈到,当代医学人文教育有着相当的功利性和技术化倾向,更多的偏向于沟通技能、法律法规以及规范伦理的教化,它们真的能提升医学人文精神,让医学更人性化吗?还是仅仅让从医者又增添了一些新的实用知识而已?这才是真正的问题所在。

对人文医学的质疑,还表现为对现代医学的目的和服务范围的争议(与第三章医学化主题密切相关)。

医学为何而生?几千年来它一直在履行着怎样的职责?人类为什么需要医学?这些问题都归结到医学一贯秉承的目的上,即"减轻病痛,挽救生命",这个传统目标就是医学的人文精神或它的人道主义。但是,现代医学发生了变化,连带着它的目的也复杂难缠起来。1993年在哈斯廷中心(Hastings Center)关于"医学的目的"的会议中,就存在着两种不同的意见。丹尼尔·卡拉汉(Daniel Callahan, 1931—2019)讲到,医学的科技进步使得它本身的范围和作用增加,但医学的目的是否应该扩展到对人类生存状况的改善上,还存在争议。一方认为,医学有其自身的目的和完整性,这种完整性应当限制其范围和作用,也就是说,医学只负责让人们达到某种"正常"水平;而另一方则认为,医学作为一种科技是中性的,它自身并没有道德判断,只能依据人类的需要来决定它如何被使用,正因为如此,它应当作为使人类"最优化"的手段。那么,扩大其范围和功用完全合理。[1]

对批判和反对医学扩大化的一方而言,其言论偏于无力。科技

---

[1] 何裕民. 医学的哲学审视[M]. 北京:中国协和医科大学出版社, 2009:41.

◇ 第四章　福柯医学哲学思想对人文医学的批判 ◇

一旦蓬勃发展起来，要延缓其脚步，减慢发展速度，比加速科技创新还难，人类一旦发现了科技的无穷福利，就很难摆脱，只能选择与之共进退了；再者，在现当代，假如我们不依赖于医学，还有什么可依靠之物呢？神学、哲学甚至艺术，在拯救人类身心上的影响力都式微了，如今似乎只剩下了医学。因此就不难理解，现今为什么要将一大堆的学科、知识还有社会责任全部塞进医学系统之中。

对支持医学扩大化的一方来说，假如医学应当按照人的需求来调整其服务范围，那么人的需求又是什么呢？什么是人类最优化的生存方式？进而，人类本身是什么，完整的人指什么？这些问题悬而未决，就无法准确谈论医学的目的。结果是人们要在传统与现代、医学内在框架和社会外在结构、科技与伦理之间反复比较权衡，试图得到一个符合中道的医学目的。这个努力至今尚未有显著成效，医学化的现象在当今社会愈演愈烈，致使对医学人文精神的理解也较为模糊。图姆斯和桑塔格的观点，也是对这一大探讨主题的回应，图姆斯和丽塔·卡伦等人支持叙事医学的力量，将文学、语言学、人类学等引入医学系统，并试图实现有机结合，让医学变得更好；而桑塔格则提醒人们警惕医学化可能造成的军事隐喻，不要将过多不属于医学的内容加入进来，保持医学自身的独立与纯粹。

总之，现代人文医学兴起的初衷是弥补生物医学的不足，试图通过人文科学的加持使医学回归人本身，关注人的整全性。然而，在二元分裂的学科框架内追求一元和整体，无疑是自相矛盾、难以凑效的。这就是人文医学的研究现状：初衷虽好，但成效有限，发展潜力不足。

接下来，将运用福柯对人文科学之形成的分析来说明，正是因为19世纪以来的人文科学认识论构型的复杂性，导致了有关医学学科属性的论争。澄清此问题后,在此基础上继续阐述现代医学对人的限定和禁锢,从而说明人文医学研究困境的根源。

二、医学学科属性论争的知识背景

福柯讲到,19世纪以来的认识论领域在三个方向上展开,第一是数学和物理学领域,它们属于纯粹的脱离经验的演绎逻辑以及对自然物体或现象的研究。第二是生物学、经济学和语文学等经验科学,它们将间断而类似的要素关联起来,并在这些要素之间确立起因果关系和结构常数。这两个方向一起限定了一个共同的层面,就是把数学应用于这些经验科学的领域,或显现为语文学、生物学和经济学中可数学化的领域。第三是哲学反思的方向,在这里诞生了各种各样的生命哲学、异化之人的哲学、符号形式的哲学等。假如我们从一个纯哲学的观点出发去询问这些经验性的基础,那么,这里就出现了那些区域性知识的本体论,探讨什么是生命、劳动和语言。[1]

然而,人文科学的认识论并不在以上的任何一种之中,但是,它又生存在这个"知识三面体"的夹缝里,人文科学的认识论与以上所有的知识形式都有关联,它依据取自生物学、经济学和语文学的样式或概念而发展,并致力于人存在方式的经验现象的研究。正是在生物学的投影表面,构成了有关人的功能和规范的人文科学,即人是"一个具有种种功能的存在是,即接受刺激(既是生理学的,但也是社会的、人与人之间的、文化的刺激),对刺激做出反应,适

---

[1] 米歇尔·福柯. 词与物——人文科学考古学[M]. 莫伟民, 译. 上海: 上海三联书店, 2012:452-453.

◇ 第四章 福柯医学哲学思想对人文医学的批判 ◇

应、进化和服从周围环境的要求，随着由环境强加的改变而进行组合，设法消除失衡，根据规则行动。总之，具有生存的条件并有可能发现那些使人能履行其功能的折衷的调节规范"。正是在经济学的投影表面，构成了有关人的冲突与规则的人文科学，即人显得"具有需求和欲望，设法满足需求和欲望，因而具有利益，追求利润，与其他人相对立……人出现在一种不可克服的冲突的境遇之中……人创立了一组规则，这些规则既是对冲突的限制，又能重新激发冲突"。最后，在语言的投影表面，构成了有关人的一个融贯的整体和一个符号体系。"就这样，功能和规范、冲突和规则、意义和体系，这三组对子完整无遗地覆盖了有关人的认识的整个领域。"[1] 其中，功能和规范主要是心理学中的概念，也就是说，心理学基本上是一种依据功能和规范对人进行的研究；冲突和规则是社会学领域的应用，即社会学基本上是一种依据规则和冲突对人进行的研究；意义和体系则是语言现象研究中的主要概念，即文学和神话的分析根本上属于一种意义和指称体系的分析。如上所述，心理学、社会学和文学，这些具体学科构成人文科学。同时，这三组对子并不绝对分属于以上三种人文科学，而是在所有人文科学的共同领域中被复述。从而，这些人文科学的研究对象的界限很难区分和确定，它们的研究方法也难以区分和确定，所有的人文科学都是相互交织并相互阐释的。

正因为如此，相比起演绎科学、经验科学和哲学反思，人文科学不稳定且不纯粹，它是各种知识空间危险的中介，"它们作为科学而具有的不确定性，它们向哲学表示的危险的亲近，它们不被恰当

---

[1] 米歇尔·福柯.词与物——人文科学考古学[M].莫伟民，译.上海：上海三联书店，2012:466.

限定的对其他知识领域的依赖,它们的总是次要而派生的特性、当然还有它们对普遍性的要求……"[1]都来源于它所在的认识论构型的复杂性。比如精神病学(作为现代心理学的一部分),它出现在19世纪初,为了同器质性疾病相区别,精神病学与神经病学区分开来,从而使得它的研究方法和确证方式变得极为困难,也就是说,精神病学要想获得科学的明证性,就要在心理领域和生理领域使用相同的方法和概念,而这只能是一个空想。《古典时代疯狂史》对其历史进行了追溯,要考察它,无法运用传统认识论的研究方法。但是,它的确在19世纪成为可能,甚至协同心理学成为人文科学的根基,贯穿所有的人文科学。

现代医学(尤其是临床医学)也是如此,它处于生物学、心理学和社会学的边缘,它的研究对象的界限和研究方法很难区分和确定,且是相互交织并相互阐释的。如同福柯的分析,医学这种人的科学极不稳定,也极不平衡,它与诸简单科学之间存在永久争论,比如自然科学与人文社会科学之争——人文社会科学要求成为自然科学的理论基础和指导,科学医学则不顾"心理主义""社会学主义"和"历史主义"而要去寻找它们自己的基础、方法的验证和历史的净化。这就是新医学模式看似融合和整全的表面之下隐藏的分裂和冲突,成了人文医学研究难以向前推进的巨大障碍。

从前两章对医学的知识考古学和谱系学研究,以及福柯对人文科学的分析可知,并非先有生物医学体系的不足,而后才有了新医学模式的改进。新医学模式是现代医学的内在本性所决定的,它绝

---

[1] 米歇尔·福柯.词与物——人文科学考古学[M].莫伟民,译.上海:上海三联书店,2012:454-455.

不可能仅仅具有生物学和生理学那般的纯粹（尽管生物学和生理学本身也远未达到理论数学那样的确定性），它与生理学、数学、物理学、化学以及微生物学（现将之统称为基础医学）建立了确定的关系，却不能由此忽视实际操作的临床经验、医院医学中的制度、经济、政治运作等一系列的话语实践，由于后者被转化到心理学、社会学、人类学等学科之中，就必然会产生新医学模式，进而就有了医学是自然科学还是人文社会科学的喋喋不休的争论。

从以上的分析可知，人文医学真正要思考的问题，是现代医学中引入的人文科学知识是怎样构建起来的，它们所揭示的，是人的真相吗？能让我们据此回归人本身吗？这个问题，正是福柯的哲学探讨的核心问题。

三、现代医学在人之建构中的限定性

第一章在解释人文科学的概念时讲道，19世纪之后，医学的知识构型，随着整体知识之认识型的变化而发生了相应的变化。"人"第一次进入了西方知识领域，生命的概念也出现了。在这里，人被理解为一种存在者——只有在他的内部，知识才成为可能。在福柯看来，自从"人"出现以后，有限性就成了人最为突出的特征。这一点，从现代医学的诞生中也能得到验证，在现代医学中，生物医学是人作为经验知识的客体所形成的知识，而心理学和社会学，以及之后的精神分析和人类学，是人作为经验知识的主体所形成的知识，它们同属于一个认识型，即同一套整体知识体系，也属于同一个限定性之中。

下面，我们先从将人作为客体来建构的经验科学中，来分析这个限定性。

《词与物——人文科学考古学》的第九章对此做了详细阐释。当人作为知识的客体时，他是个限定性的存在。因为人活着、讲着话和生产着，他受制于劳动、生命和语言，人具体存在于它们之中，并在其中发现了自己的确定性。我们只有通过人的语言、身体和他制造的客体，才能靠近他，人的科学只有与这种限定性相联系，才能在知识空间中有其确定性并拥有可能去认识的条件。一旦他思考，他只能在自己眼前这一个存在形式中揭示自身。

我们可以在达尔文和华莱士（Alfred Russell Wallace，1823—1913）的进化论思想中，理解福柯的上述言论，为何人受制于生命，为何人只能在"自己早已是一个生物"这一存在中思考。

形态—功能—转型是19世纪以来生命科学研究的立足点，依照认识型的框架，我们可以将之大致归类为文艺复兴时期和古典时期的形态学研究，以及现代的功能和转型研究。威廉·科尔曼（William Coleman）将生命科学的研究分为三类：第一类是由解剖学家、组织学家和胚胎学家组成的那部分生物学家，他们研究植物和动物的外表及结构组成，有机体的形态以及产生方式；第二类学者关心所有生命个体都具有的那些生命过程——呼吸、营养、排泄等，他们关心功能的研究和理解；第三类生物学家关注的问题是各种关系，包括动植物各种类型之间以及生存个体与不断变化的环境之间现在和过去的各种关系，这些人后来被称为进化论者。[1]正如达尔文所强调的，物种起源指的是一个物种变成另一个物种的转型，他并不考虑生命的最终起源以及物种最初的环境，"达尔文和华莱士自然选择的

---

[1] 威廉·科尔曼.19世纪的生物学和人学［M］.严晴燕，译.上海：复旦大学出版社，2001:16.

出发点以及必不可少的基础,是丰富的生物多样性"[1]。

自然史中对物种的描述有两种观点,一种观点认为世界万物是静止的、固定不变的,"固定论"者希望通过制作固定不变的图表对大自然的存在物进行分类;另一种观点则相信物种在连续性的历史发展中不断推进,他们被称为"进化论"者。福柯认为,持后一种观点的人并非真正的进化论者,而以上的两种观点也不是对立的。我们可以认为物种是完整和精致的,也可以认为它们是暂存的,但不管怎样,即使是变化,也在上帝创造的预先计划之中。这两种观点处于古典型的同一个认识根基之下,因为这时候,历史性未渗入物中,它还未成为所有知识的思想前提,这个时候所强调的时间系列,只被视作生物所生活的外部空间中所发生的所有变化的一个总称,而没有被视作生物内部结构中的发展原则。因此,这时候所说的"进化","只是整个生物等级从其最初的要素向其最后的要素作连成一体的和一般的移动。这个体系也就是C.博内的体系"[2]。移动的终极高度通往上帝,在这里,柏拉图、亚里士多德和莱布尼茨的思想都可为其提供理论支持。

这个等级是从柏拉图宇宙极大丰富的概念和亚里士多德等级体系的学说中衍生出来的。它与基督教的思想极其和谐地融合在一起,将人类放在一个硕大无比系列的中间。这个系列从无机界开始,通过低等生物到高等植物和动物,然后越过人类,到达天使和造物主上帝的天国。[3]

---

[1] 威廉·科尔曼.19世纪的生物学和人学[M].严晴燕,译.上海:复旦大学出版社,2001:79.

[2] 米歇尔·福柯.词与物——人文科学考古学[M].莫伟民,译.上海:上海三联书店,2012:201.

[3] 威廉·科尔曼.19世纪的生物学和人学[M].严晴燕,译.上海:复旦大学出版社,2001:74.

而真正的进化论，它的先决条件就是历史解释。威廉·科尔曼也用相当强势的语气说道，在生物学的各个领域，在进化论的各种学说中，以及自然和人类社会各种关系的理论中，都能发现历史解释的痕迹，我们再不用追溯至上帝那里。前后事件之间牢不可破的关系构成了历史解释，每一个演变必然要利用先前的事件，必然建立在已存在的过去的基础之上。

如前所述，自然的等级主宰了古典时期的博学思想。而属于现代认识型的真正的进化论者，打破了前达尔文时期对连续性和等级的推崇。福柯和威廉·科尔曼都持同样的观点，拉马克（Jean-Baptiste Pierre Anta Monet Lamarck，1744—1829）的理论属于古典时期的认识型，尽管他强调环境的影响，但他仍"希望保留生命形式普遍进步的思想，同时又能解释大量动植物物种的特化器官以及对环境条件显而易见的适应"[1]。而居维叶（Georges Cuvier，1769—1832）的分类体系彻底打散了人们对有序等级的设想，历史的解释加上对功能的关注，转换了认识型。

探究生物体是如何发挥其功能的，是19世纪之后生物学家们的共同研究目标，由此来说明生命的本质，即什么是生命的最终形式。生命的概念和人的概念就这样被突显出来；同时，历史性地渗入让自然因果律的观念浮现出来，这也是达尔文和华莱士的立场。他们认为，生物能处于多样化的和谐状态之中，无论它们是有序还是暂存，无论它们有没有预定的变化模式或者最高的等级状态，这些都不重要。最重要的是，探究这些暂存的多样化的物种之间的因果关

---

[1] 威廉·科尔曼.19世纪的生物学和人学[M].严晴燕,译.上海：复旦大学出版社，2001:75.

系,从实证的关系考察中来探索"演化的过程及其机制",这样就足够了。达尔文由此引入了重要的概念——竞争:"在生存斗争中,有利的变异往往会保存下来,而不利的变异则会遭淘汰,这一结果将导致新物种的形成。""有利变异的保存和有害变异的抛弃",达尔文将之称为"自然选择"[1]。自然选择是生物特征的"趋异"以及生物灭绝的原因所在,它完全是机会主义的。

威廉·科尔曼认为,无论达尔文的学说是否存在争议,自然选择确实打开了一条通向进化研究的新纪元之路。进化成为植物学和动物学研究的共同主题,它使分类学、古生物学、比较解剖学、胚胎学和生态学等专业学科,因为对地球上生命真实历史的共同探求,而相互联系了起来。在这种意义上,达尔文征服了生物学。

福柯澄清,我们强调19世纪人文科学的限定性问题,这并不是说,之前的知识就不存在限定性,只是,17、18世纪的人的限定性与19世纪不同。对17、18世纪的思想来说,限定性是优先的,人的界限既说明了经验内容的存在,又说明了直接认识它们的不可能性,这种限定性阻止了人去完全认识他的身体、满足他需求的方法以及运用语言进行思考的方法。与无限性的否定关系被设定为先于人的经验并先于他可能获得的知识,这为在绝对认识中把握它们的不可能性提供了基础,这一思想前提为形而上学留出了空间。因为这些经验内容被置于表象的空间,无限之形而上学不仅是可能的,而且是必要的,它们应该在表象内部有其场所和真理。无限这个观念,以及有限的确定性这个观念,两者彼此使对方成为可能。就如同前

---

[1] 威廉·科尔曼.19世纪的生物学和人学[M].严晴燕,译.上海:复旦大学出版社,2001:78-82.

达尔文时期的"进化论"（如拉马克的理论），与神学并不冲突。神学家关注人在自然界中的位置，以及人与上帝之间的关系。研究各种物种，能促进我们对自然界以及对创造自然界的至高无上之神的了解。

然而，19世纪初形成的经验并不把有限性之发现置于无限之思想内，而是置于其知识内容的心脏地带，这就造成了循环论证：假如关于人的知识是有限的，这是因为它陷在语言、劳动和生命的确实内容之中，无法得到解放；反过来说，生命、劳动和语言的具有确定性的内容，无法获得终极真理的原因，是人的认识能力有限。现代认识型是以这些限定性作为认识的基础，作为知识确定性的来源，实证主义就建立在这样的根基之上。如同达尔文所强调的，物种的起源考察的是"转型"，即一个物种变成另一个物种的客观过程，而不去考虑生命的最终起源以及物种最初的环境。本来，植物和动物以及人类，无论是在最初还是之后的维持过程中，是否最终依赖于超自然的因素，是进化论和神学之间永无休止争论着的中心问题。[1]但达尔文回避了这个问题，赫胥黎也认为，我们完全不必在意人类的原始状态。与拉马克只能提出假说不同，进化论研究者们能为生物的转型提供理论体系和科学的可信度。

孔德在此方面表达了更为激进的立场，众所周知，他将人类知识的权威分为三个时期或三种形态：神学、形而上学和实证主义。在他看来，实证主义的确定性能最终一统天下，使得人类所有的思想领域都被实证主义所覆盖，除了自然科学，还有社会、政治、道

---

[1] 威廉·科尔曼.19世纪的生物学和人学［M］.严晴燕，译.上海：复旦大学出版社，2001:92-94.

德和宗教领域等,这种一致性能重新建立真理的权威。而实证主义要实现这一点,只能为自己划定界限,正如威廉·科尔曼对孔德的描述,"他并不探索事物的本质,而寻求对两个或多个事件之间的关系作精确说明。他喜欢用数学方法来研究功能,总是希望能详细说明自然科学或社会科学某个基本现象中的变化是如何引起其他相关现象发生变化的"[I]。

那么,实证主义又是怎样思考人的呢?它只能从人的动物性和社会性两个方面展开观察。进化论者思考人在自然中的位置,与神学不同。神学的理解认为,尽管人与神之间存在着无法弥补的差距,但人毕竟是神按照自己的形象创造出来的,他被神赋予了灵魂,他的精神性远远胜过身体。以往的哲学家和科学家们,对人拥有灵魂这一点,保留着极大的探究空间。而现代认识型,在突显人的同时,却把他们的位置拉低了。正是在这种意义上,有关无限之形而上学的知识变得毫无用处了,假如此时还存在形而上学,也只能是被人的限定性所衡量的形而上学,如同福柯所描述的:"生命哲学把形而上学揭示为幻想之幕,劳动哲学把形而上学揭示为异己的思想和观念学,语言哲学把形而上学揭示为文化插曲。"[II]

形而上学终结(the end of metaphysics)是西方思想史上一个较为复杂的事件的消极面,这个事件就是人的出现。当人开始存在于自己的身体内,存在于他的生理学内,当他开始存在于劳动的中心,当他把自己的思想置于语言的褶层时,现代性开始了。现代人(这个

[I] 威廉·科尔曼.19世纪的生物学和人学[M].严晴燕,译.上海:复旦大学出版社,2001:119.

[II] 米歇尔·福柯.词与物——人文科学考古学[M].莫伟民,译.上海:上海三联书店,2012:413. 英文版见:Foucault M.The Order of Things: An Archaeology of the Human Sciences [M].New York:Vintage Book,1994:316.

人在其身体的、能劳动的和会说话的存在中是可确定的）只有作为限定性的构型才是可能的，这必然导致了实证主义的全面胜利。

同样的情形出现在现代医学的诞生中，在《临床医学的诞生》的结论部分，福柯说道：

> 这种把空间、语言和死亡联结起来的结构——其实就是众所周知的解剖临床方法——构成了实证医学产生和被接受的历史条件。实证在这里应该在很强的意义上来理解。疾病与多少世纪以来难解难分的那种恶之形而上学分道扬镳了；它在死亡的可见性中找到了使它的内容得以实证地充分显现的形式。[I]

总之，达尔文探究物种的起源主要研究转型，而不考虑生命的最终起源以及物种最初的环境。福柯澄清，这个将人限定在历史先天性之中，同时又回避了起源的实证研究，才是现代认识型中真正意义的进化论。

现代医学也是如此，它在人的建构中，也有着同样的限定性。在生物医学中，我们研究人的身体，于是"人开始存在于自己的机体内、存在于自己的头颅壳内、存在于自己的四肢骨架内以及存在于他的生理学之整副肋骨内"[II]；生物学和生理学是这一认识型下的产物，身体功能研究成为生理学的研究对象："生理学就成为这样一门科学，它专门研究功能，包括生物各种单独的生命机制以及这些机制的综合效应——生命本身。"[III]

[I] 米歇尔·福柯.临床医学的诞生［M］.刘北成，译.南京：译林出版社，2011:219.

[II] 米歇尔·福柯.词与物——人文科学考古学［M］.莫伟民，译.上海：上海三联书店，2012:414.

[III] 威廉·科尔曼.19世纪的生物学和人学［M］.严晴燕，译.上海：复旦大学出版社，2001:157.

第四章 福柯医学哲学思想对人文医学的批判

如何理解这里的"生命本身"？无论是对于生理学还是整个现代医学，为了追求确定性，这个"生命"实际上是个受限的概念。它使得1840年之后，机械论重新在生理学中焕发活力，因为有限性的需求不允许活力论这只"外来的手"，来扰乱正常的、独立存在的身体内原子间的动力关系，这会导致"因果联系的断裂"。为此，研究者们必须把唯心的理论、唯灵论和活力论等思想排除出去。贝尔纳的研究工作就证明了这一点，"不直接参与关于生命本质问题的争论的情况下探索严肃的生理学问题，不仅是可能的，而且也是极有益处的"[I]。他们不去探讨本体论的生命，而只描述生命的各个过程，研究现象和现象之间的可确定的关系，避免寻找事物的本质和最初的原因。以这样的科学实证态度构建起来生物学和生理学，作为现代医学的最为基础的理论支撑，决定了后者也陷入了同样的受限状况之中。

同样的，人作为主体来建构的知识中，有着类似的限定性。福柯讲道，人文科学的限定性就是经验的复兴，"经验综合在人之限定性中是被需要的——意识的限定性，活着的、讲话的、劳作的个体之限定性，都是这同一个限定性"[II]。那个起源于"知识的三面体"[III]的夹缝之中的人文科学，它"并不探讨处于最大透明性中的人的生命、劳动和语言，而是探讨处于这个有关种种行为、举止、态度、早已作出的姿态、早已发出声音或写就的短语的层面中的生命、劳动和

I 威廉·科尔曼.19世纪的生物学和人学[M].严晴燕,译.上海:复旦大学出版社,2001:169.

II 米歇尔·福柯.词与物——人文科学考古学[M].莫伟民,译.上海:上海三联书店,2012:444.

III 米歇尔·福柯.词与物——人文科学考古学[M].莫伟民,译.上海:上海三联书店,2012:449.

语言"[1]；19世纪之后形成的生物医学同心理学、社会学和人类学等一起，共同实施了对人的限定和禁锢。因此，对新医学模式而言，其中加入的心理学、社会学等，同样并非人的真实栖息之地，累加到生物医学之中，反而给人更多的限定，乃至重塑。倡导医学的人文社会科学部分，无论是心理学、社会学、伦理学、解释学（或叙事医学），并不能真正解决现代医学与生俱来的问题，反而为人制造出更多概念、结构和框架，成为人更为坚固的牢笼和桎梏。

正如第二章对古代医学的身体理论和诊疗原则的分析，古典时期的认识型，将有限性置于优先地位，并为无限之形而上学留下空间，古代医学因此可为神学、哲学和艺术的治疗留下空间。而现代的认识型，将有限性置于人之认识的核心位置，将其视作确定性的唯一来源。这不仅造成悖论，还造成了无限之形而上学的终结，有关生命和灵魂之形而上的探讨被实证知识取代了。疾病与身体彻底融为一体，有关治疗的概念变得狭隘，治疗疾病就是治疗身体，它们使用的是同一套生物医学的方法。而有关神学、哲学和艺术的治疗，要么被医学排除出去，成为无法获得确定性权威的边缘知识；要么被医学招安，在生物医学的最高真理权威下被改造和强行融合。

由此看来，人文医学的兴起和发展，并非现代医学为克服生物医学体系的缺陷不断发展完善的结果。因而，相比起进步、创新精神而言，它带来的疑问和争议也不容小觑。

上面，我们谈论了现代医学在人之建构中发挥的有限性作用。下一节，我们来分析，这种对人的限定和禁锢，怎样表现在医患关

---

[1] 米歇尔·福柯.词与物——人文科学考古学[M].莫伟民,译.上海：上海三联书店, 2012:462.

系中。医患关系作为人文医学最为重要的主题之一，这一分析是反思和批判人文医学研究的落脚点。

第四节 对医学主体自主性和医患关系的反思

首先，我们来看看当前的人文医学研究，在争取医学主体（医生和患者）的自主性、协调医患纠纷等方面，做了哪些努力。这些努力在多大程度上解决了医生和患者受限的问题，又有哪些根源性问题没有得到深入剖析和解决。

一、医生的权威：临床决策能力与职业道德

在医疗体系的内部，医生的自主性来源于其专业素养——如何做一个好医生。也就是说，要能在体系内获得更大的自主性，充分体现医生作为人的价值，主要在于他的临床决策能力和职业道德。在美国人类学家、流行病学家罗伯特·汉（Robert Hahn）所著的《疾病与治疗：人类学怎么看》这本书中，作者如实记录了内科医生巴利的生活状态，他是众多普通医生中的一员，同时也是现代医学体系中最有代表性的医生形象之一。下面将该书中的相关记录做一个概括性说明。

他是一个作风正派、生活严谨的人，每天保持规律的生活作息和规律的学习习惯。他的生活和人生很早就规划好了，他知道明年什么时候度假，哪个周末和晚上需要值班，哪几个下午他要到哪个医院去查房以及每天大概会有些什么事情。这些计划一般很少变动，除非有紧急事件发生。他的时间是根据病人能找到他的程度和他必

须回应的程度来规划的。大致有三个时间段：工作的时间，待命的时间，不接工作的时间。由于总是有太多的事情要做，他常常感觉非常紧迫，每每试图在早上9点钟之前结束查房，以免让办公室的病人等待，他总是走得急匆匆，尽管如此，办公室的病人有时候还是为了看病而等他两个小时，巴利的病人预约看病时间一般是上午九点钟到下午两三点之间，他几乎没有休息时间，不吃午饭。办公室坐诊结束后，他还要返回医院探望病人，与住院医生一起工作，查看实验报告，并写些诊治笔记和处方。每周有一个下午，他会去指导当地高血压诊所的医生。此外，他还要参加会议。巴利常常要到晚上9—10点才能回家，即使这个时候他也可能接到急诊电话，如果他不能在电话里解决问题的话，就还得赶回医院。他时刻都想休假，他说："只要休息就是好的。"他希望过一段完全没有日程安排的假期，但又有些顾忌，度假回来后重新上手很难，因为缺乏工作的动力。

他坚持诊断时要聆听病人的描述，认为直接的、第一手的观察资料胜过借助技术手段得到的知识。在对病人诊疗的过程中，他非常依赖于感官接触，并且对高科技医学技术带来的医患关系的扭曲和疏离十分反感。他曾不赞成卡镇购买第二台CAT扫描仪，他承认这台机器"令人赞叹，它所得到的信息非常非常棒"。但考虑到仪器昂贵的价格，当地只需要一台就够了。但县医学协会的成员不赞成他的意见，他们投了统一购买的票。最后，机器买回来了，巴利和其他人一样，用的次数相当多。他很强调综合考虑病人的多个病症而不是孤立分析，并且要采用演绎而不只是归纳的方法来探究病情，所有他曾在芝加哥接受的医学教育中学到的普遍原则，他一直牢牢铭记在心。他也非常注重经验的积累，他说在学校时，经常听说医生的直觉或"第六感"很重要，当时他一直弄不明白这个该死的第六感是什么，但他说，现在终于明白了，根本没有什么第六感，它不过是指医生的诊疗经验积累。他是个彻底的实用主义者，他坚信学习是在做的过程中，是在对事情负责任的实践中完成的。因此他对待住院医生和实习生非常严格。他并不是因为爱科学而看重它，而是觉得它很有用，科学完全控制着行动，如果你知道相关的事实和原则，你就必然知道如何行动。他认为"你必须按照常规方法去做……你别无选择。不然后果是致命的"。依次进行治疗的冲动非常强烈，深深扎根于他的思想和行为之中。当掌握的科学事实无法明确说明风险与收益的关系时，巴利才会将行动变成需要选择的问题，对于这两点，他的区分是很清楚的，医学知识最终要依赖于科学事实和科学原则，但巴利也认为，目前的医学还不能算是一门科学，目前的缺陷很大，不确定性太多了，但他仍然认为，比起一二十年前，医学的确进步很大。他不喜欢"学院派"，即那些在他看来是没有用处的、有些浪费的知识。"学院派的医学实在太奢侈了，"他会这么说，"每个人都在不紧不慢地做事情。"那种象牙塔的风范在他看来是不切实际的，他看不起他的儿子修的一门叫作医学哲学的课程，对学院派人们的悠闲，对他们超然于紧张的时间安排和急诊电话的压力之外，他感到既愤怒又妒忌。但他还是经常咨询学院派们，还要借助他们得出的各种科学结论。

　　对于病人，巴利总是尽可能接近他们，他经常会忧虑病人的各种状况，并带着很强的感情色彩，比如他会抱怨那些和他对着干的病人，会反感那些在道德上或社会责任方面有问题的病人，对那些消极地影响病人情况的家属也很恼火。他不仅分享病人的苦痛，还利用自己的经验来诊断病人的病情。他会检查自己的感官反应或"感觉"，来直觉判断病人的感觉。他还说，当病人好转时，他自己的状态也会好转起来。他会请病人就算不为自己也要为他着想,一定要听从他的建议,接受他的处方。此外,病人病痛的消除也会让巴利如释重负。他们康复了,他也康复了,他总是教导住院医生"治疗病人,别治疗实验室"。但这句话可能有无限多种理解方式,他虽然认为当今医学过分依赖技术,但他并不认为处理数据与诊治病人不一致。

在与病人交谈时,他很少使用医学术语,只是简单解释一下他现在正在做什么。他会尽量使谈话适合病人的领悟力、智商和兴趣。他极少说出足够多的信息,让病人可以判断是不是有什么替代性的治疗方案或对自己的情况有充分了解。他对某些病人的理解能力持怀疑态度。巴利相信,病人只需要知道他们想知道的病情就可以了。他不赞成现在那种要让病人有充分知情权的主张:"这是不人道的。大多数人其实根本不想知道那么多。很多人在要进坟墓的时候都还在指望自己其实是去帮别人修坟墓的。"

病人的精神状况和社会状况与疾病相混杂在一起时,他很明显对于病人精神方面的问题感到很不安,并试图回避,他似乎认为精神影响体质的现象是短暂的,比如,他说精神压力引起的高血压只是暂时的,他还谈到"溃疡性结肠炎","如果你一天腹泻30次,你说是什么样的情绪问题、什么样的情绪反应能引起这样一种病?不可能是因为你沾沾自喜或者自满。它应该是一种机能性疾病,但人们会对它产生情绪反应,这样解释更合理"。巴利从医学角度出发聆听病人的言语,把他们看作症状的组合体,对他们的个性和心理方面则避而不谈,通过这样的方式,他保持着与病人的距离,并把这些情绪和社会问题归入"一些非医学的、非生理性的事务和情况"。

同时,巴利还积极广泛参与医学行业的各种行政和政治活动,

◇ 第四章　福柯医学哲学思想对人文医学的批判 ◇

他是当时县医学协会的主席，创立并领导了当地的职业标准检查组织，他相信参与政治活动能更好地避免政府对医学的过度控制，正如他自己说的那样："医生都喜欢做自己的 Yiddish。"[1]

以上是罗伯特・汉（Robert Hahn）用五个月的时间来观察和记录的资料，作者作为一个医学外行和旁观者，以既不夸张也不掩饰的态度，全面记录了该医生的实际状况。如案例结尾处所言，每个医生都喜欢做自己的主人，这句话值得重视，它表明，医生都渴望能在医疗系统中获得更多的自主性。

从以上的记录来看，巴利争取自主性的方法有以下几个方面：首先，医生的专业素养始终最为重要，无论处在哪一个医学体系中，掌握这个体系的知识和技能的熟练程度，是医生发挥自我价值的基础。比如巴利医生对患者第一手资料的重视，恪守诊疗思维方法和科学原则，积极向学院派学习，习惯性积累诊疗经验，善于沟通，积极参与政治和社会事务，等等，都体现了他的专业素养。其次，他的职业道德素养，同样可以作为医生形象的代表；他工作勤奋负责，将为患者谋求最大利益作为行事的首要原则。这样的医生能赢得患者的信任。正因为如此，他对于知情同意等措施不以为然，他似乎并不需要法律或伦理的手段来调整自己和患者之间的关系。

但巴利也在某些方面表现出困惑，比如他对待高价检查仪器的态度，在基础医学研究与临床应用之取舍上的矛盾，以及面对患者身体之外的问题（包括情绪、家庭和社会等）时产生的无奈之感和回避态度，还有对医学哲学等人文医学的轻视等。在诊疗的过程中，他对于处理客观图像、数据和主观情绪之间的关系上存有困惑，但

---

[1] Yiddish 是意第绪语，为犹太人的国际通用语言，指主体、代理人、主人等意思。

他不愿在此问题上深究,无数次成功的诊疗经验让他决定忽略这个小问题。而事实上,这个不愿被深究的小问题正是现代医学之光明面下潜藏的阴影所显露的冰山一角。

从以上案例中,可以看出,巴利不啻为一名优秀的医生,他在很努力地维持和提升自身的自主性和价值。但从他的身上,仍然能发现,他的能力和价值有被削弱的趋势,或者说,开始转向与传统医生概念不同的方向。其原因和表现主要有以下几点:

(一)医学内部分科日益专业化,分工越来越精细,使得医生没有能力和权限涉及自己专业以外的领域,尽管会诊和协作能缓解分裂导致的一部分问题,还是大大削弱了医学的整体观。

(二)医疗器械和药物的快速发展和更新换代,包括各种身体检查和疾病监测工具、数字化手术室和高科技手术辅助工具、眼花缭乱的药物开发等,使得医生的能力从传统的诊疗疾病、推测预后以及康复养生指导,转向手术技巧(尤其是微创手术技能)运用、文献的检索能力、筛选能力、对新技术新器械的学习和掌握能力、操作各种数字化程序和应用软件的能力等;另一方面,是药品和医疗器械市场对医生的控制,这也是大多数分析医疗困境的研究者们普遍认同的,就算医生能拥有自由行医的空间,也难逃药品和器械公司的幕后黑手。

(三)医生被强势学科、操作规程和机构制度所限定,受到严格管制,自主发挥的空间受限。

从机构制度方面来说,就医制度里有一整套的制度策略,如入院制度、出院制度、收费管理、检查项目的选取、手术疗程和用药种类、方法的确定等,都有着越来越清晰和具体的规定,即便是声称自由度最高的美国医生,也难以不受其控制。李启充在《美国医疗的光明与黑暗》中探讨了一些控制医疗成本的举措，如疾病种类定额支付制度、同行监察以及管理医疗等，都与医生的自主性丧失有关，以管理医疗为例，起先被认为是"控制医疗成本，提高医疗质量"的良策，它拟定出种类繁多的诊疗指南，标准住院天数、严格按照疾病分期或分级的治疗方案、同行监督机构和信息公开等，这项措施得到政府和医院的支持，随后又被许多国家接受和引进。"从1993年开始，每年12月第一周，管理医疗国际高峰会议在佛罗里达州迈阿密市如期举行，旨在向全世界推广管理医疗模式。1999年，共有56个国家500多人出席会议。尽管美国管理医疗受到广泛批评、遭他人厌恶，然而在其他国家，它却颇受医疗保险经营者们的青睐。"[I] 为了避免引起公众的批评和反感，之后它又被改称为循证医疗（Evidence-Based Medicine）。[II] 比如，"咨询公司——美联 - 罗伯特森公司制定的诊疗指南应用最广。其中规定的标准住院天数为乳腺癌手术1天，脑中风手术1天，肺炎2天，心肌梗死2天，冠状动脉搭桥术4天"[III]。作者认为，管理医疗衍生了诸多负面问题，它原本就是医患不信任的产物，其中的后果就是医生自主权的幻灭，虽然医学界和社会曾一度对这项限制医生、节约资源且运转高效的制度非常支持，但它的教条主义也日益显露出来，即医学渐渐不能将患

I 李启充. 美国医疗的光明与黑暗［M］. 徐蒙，译. 北京：求真出版社，2012:89-108.

II 这里将循证医疗和管理医疗这两个概念略做分析：作者认为，循证医疗并不同于管理医疗，仅是后者假借循证医疗之名。循证医疗本意是根据患者的客观证据进行诊疗，即从个别患者的症状出发，寻找最适用于患者的治疗方案的客观证据，这是一种自下而上的方法。而管理医疗是一种自上而下的方法，它将诊疗指南硬往患者身上套。还有一点是，循证医疗是让医生自愿或者自然而然去行动，而诊疗指南却是一种强制行为，容易导致医生的抗拒。当然，实际上，假如这两者的效用尽可能大地发挥出来，会发现它们的区分界线并不清晰，也有一些共通的地方。

III 李启充. 美国医疗的光明与黑暗［M］. 徐蒙，译. 北京：求真出版社，2012:89-108.

者作为一个活生生的完整的人来治疗；而且，制定这些标准住院天数的依据难以得到科学验证，这种生搬硬套的做法不仅会让医生抗拒，患者也会反感。

从知识方面来说，传统认识论的知识分类，以及实证主义和循证医学思想的过度强化，使得医生过分信赖现代医学单一的思维模式，据此追求诊疗的确定性，而难以跨出学科界限之外理解和接纳其他知识的真理形式和验证方法。

对于以上医生能力和形象被弱化的情形，在医学体系内部加强其自主性十分必要。

在《主体与权力》中，福柯谈道："医疗职业受到批评，主要不是因为它的暴利，而是因为它对人们的身体、健康、生命和死亡施加无节制的权力。"[I]权力作用于直接的日常生活和专业领域，使得个体成为主体，有两种策略，或者说这个被建构的主体有两层意义，一是"将一种他必须承认而且别人必须承认他身上存在的真理法则强加于他"，[II]主体从而被控制，依赖并使之隶属于他人；二是通过伦理学、心理学、人类学、社会学等人文科学来构建职业良知或自我的框架，使主体束缚于职业个性。尽管福柯在此抱持的是批判和揭露的态度，但在医学体系内部，要实现医生权威，仍需遵循这两点策略——临床决策能力和职业道德的提升。

这正是当前研究者们普遍强调的，即医生应自觉成为医学科学

I 米歇尔·福柯.福柯读本[M].汪民安,主编.北京：北京大学出版社,2010:283.

II Michel Foucault. Power: Essential Works of Foucault 1954—1984[M].New York: The New Press, 2000:331. 中文版参见：米歇尔·福柯.福柯读本[M].汪民安,主编.北京：北京大学出版社,2010:284. 文中翻译为：权力形式一旦在日常生活中直接运作，就会对个体进行归类。在他身上标示出个体性，添加身份，施加一套真理法则，这样，他本人和其他人都借此认出自己。

规律和服务目标的捍卫者,积极维护正常医疗秩序,努力参与到医疗体制的改革中来;抵制过度追逐名利、过度依赖仪器设备等歪曲和破坏性行为,不能在其改革发展途中利用其弱点和漏洞从中谋取私利。医生不仅要勤勉学习专业知识、磨练专业技能,还要扩大知识面,涉猎各种替代疗法,为病人提供多种主流医学之外的治疗方法,努力将自己塑造成为一名真正的医生,更好地履行现代医学赋予的职责。

二、患者的自主性:积极进入现代医学体系

本章第二节分析了叙事医疗,谈到要破除医患沟通的隔阂,应当让医生做出让步和改变,这是科学世界向生活世界的靠拢。但是,鉴于科学世界的坚固庞大和不可逆转,医生向生活世界的靠拢常常收效甚微。在医患沟通中,许多医生也烦恼于无法和患者在同一套知识和概念框架之中交流。从患者方面来看,在实际的医患会面中,尽管患者倾向于表达患病的主观感受,这并不意味着他不能理解医生的表达和医学的诊疗程序,相反,他们具备面对医学系统的初步知识,且和医生抱有相同的目标——治好疾病。他并不一定会完全拘泥于主观感受,并固执要求医生顺应自己的立场,而是会努力主动适应现代医疗体系。

因此,如何提升患者的自主性?答案包括制定科学有效的患者就医指南,使其积极学习并顺利融入现代医学体系,教会患者了解医院环境和管理制度、保险业和第三方运作方式,了解医学专业知识和语言,以及怎样选择好医生,如何与医生有效沟通和打交道,等等。

这里,我们列举一群特殊的患者——医生患者(ill physicians)的患病经历，他们作为熟谙医学的"专业"患者，其经历具有代表性，具有较大的研究价值：一方面，医生患者的就医经验可以为普通患者提供指导，即如何做一个能融入现代医疗系统的专业患者；另一方面，研究者们也希望，能借这些具有亲和力的形象，引导医生体验患者患病的切身感受，应该说，医生患者这一特殊角色，是加强医患相互理解的桥梁。

同样出自《疾病与治疗：人类学怎么看》，罗伯特·汉（Robert Hahn）记录了32岁的儿科医生菲茨休·穆兰和神经科医生奥利弗·萨克斯的患病体验，前者身患肺癌，后者在独自爬山时摔落造成严重骨折。两位医生在转换为患者的过程中，从医生的白大褂（象征着权威、力量和洁净）换成病号服（象征着暴露、脆弱和无助），有明显的受辱感。案例中记录到，萨克斯想和治疗医生沟通使用脊椎麻醉而不是全麻，以便能看清手术经过，但医生们根本不考虑他的想法，而且，他们认为萨克斯具有专业知识，理应比一般的患者更易沟通和适应，他们只寥寥数语交代萨克斯不必担心，一切交给医生就好。萨克斯说，他知道这是对患者的保护，但这种保护挺可怕的；类似的情形也发生在穆兰身上，在住院期间，有外科医生当着他的面，将其作为典型案例进行讨论和教学，这让他感到震惊和受不了。

这些医生患者们深深体会到了患病时面对整个医疗体系的无助，以及在重返健康的过程中，病友之间的支持所起到的重要作用。他们渐渐发现，医生们总先入为主认为患者比较傻，其实患者们在对待自己的身体上是相当明智的，只是医生不理解而已。在这种身份互换中，穆兰和萨克斯还领悟到，作为专业人员，自己对整个医疗系统的运作细节，甚至对医学专业知识的认知并不周全，甚至不一定比其他患者知道得更多。

◇ 第四章　福柯医学哲学思想对人文医学的批判 ◇

除了罗伯特·汉的研究，罗伯特·克里兹曼（Robert Klitzman）[1]也做了相关研究，他记录并概括了七十多例医生患者（包括艾滋病、癌症和心脏病患者）的患病经历，起先，有些医生认为自己具备专业知识和临床经验，生病后应当能适应得更顺利。事实却并非如此，对所有人来说，患病都是一个全新的体验，而身为医生可能比一般人更难以接受患病的状态，他们拒绝进入患者角色，难以下决定让谁来当自己的治疗者，难以完全交出自我到另一个人手中。当然，这种应激反应也有积极的一面，他们能保留一部分自我诊断和治疗的空间和能力，尽管这带来矛盾和分裂感，但它也使得医生患者能更有效地应对整个医学系统，合理利用手中的保健资源，为自己争取最优的健康照护。

总之，以上的案例给予研究者的启发是，医生患者作为熟悉医学体系的患者，他们更善于准确全面描述患病体验，能更为冷静、理性、客观分析自身的疾病；另外，他们在一段短暂的不适应期过后，能较快调整状态，积极配合诊疗，以便达到最优化的治疗效果，同时，他们能主动创造机会，并积极运用各种沟通渠道宣泄不良情绪，建构强大的心理承受能力。更重要的意义是，这些遭遇过病痛的医生，宛如新生，在之后的诊疗工作中更懂得换位思考，理解患者的处境。当然，我们不能指望每个医生都大病几场后才能取得行医执照，成为一名好医生。但上述记录，既能为医生提供患者面对医疗体系时心理变化的第一手资料，也能提醒患者怎样更好地进入医疗系统，那就是积极学习就医知识，包括医学专业知识，与医疗

---

[1] Robert Klitzman. When Doctors Become Patients [M]. New York: Oxford University Press, 2008.

机构、制度、医疗保险等相关的各类知识，这对患者而言，是至关重要的。

面对当今医学科学和机构系统日渐庞大复杂的现状，若要在一无所知的情形下涉足医疗，必定十分被动，不利于疾病的诊疗和康复，可能还会带来一系列疾病之外的痛苦和烦扰；而积极主动进入医疗体系，不仅有助于自身的诊疗和康复，甚至能推动整个医疗系统的进展。哈里·柯林斯和特雷弗·平奇（Harry Collins & Trevor Pinch）如实记录了艾滋病激进分子们，由于不满意科学家们的研究成果和政府对于科研、用药的政策，而自发组织起来进行药物治疗试验的研究。这意味着他们必须开始熟悉生物医学语言，学习专业知识，他们很快发现，这并非绝对不可能的事情，而且远比想象的容易做到。艾滋病激进主义者在科研上取得的成就改变了人们对于专业知识的看法：作为一个非专业的组织，"他们不仅能够在艾滋病的科学领域获得足够的专业知识，并且在医生的帮助下，有能力去参加和开展自己的研究。并且，他们的研究获得了美国最权威的科学和法律机构之一 FDA 的认可"[1]。

这个典型的案例证实了医患在角色互换中所产生的积极效应，该书的作者也说，这个事件重新定义了医患关系。在医患沟通中，为何医生常常无法畅所欲言，而有所保留呢？原因有两个：其一是为了确立行业和自身形象的权威。这种现象存在于古今各行业中，医生作为行业的话语者，他们倾向于筑起专业的高墙，将外行人挡在墙外，这是专业人员的下意识行为，就如同一个粉刷匠或木匠，

---

[1] 哈里·柯林斯, 特雷弗·平奇. 勾勒姆医生：作为科学的医学与作为救助手段的医学 [M]. 雷瑞鹏, 译. 上海：上海世纪出版集团, 2009:164.

◇ 第四章　福柯医学哲学思想对人文医学的批判 ◇

他不会向屋主详细讲述其制作工艺和流程的每一个细节，而只会简单说明各种方案的效果，让其做选择。其二则来自医生对患者和家属的了解进而产生的担忧，患者由于心理承受能力、第一次就诊、不具备与自己疾病相关的医学专业知识、病情不乐观等因素，并不适合得到太过详细的病情资料和诊疗操作的具体细节（尤其是过于直白的手术过程）。临床实践中，确实有不少患者对于接受太过详细的诊疗细节和过于真实的疾病预后较为反感，从而引发不必要的负面情绪和惊恐，产生巨大心理负担，妨碍治疗效果，甚至因此拒绝治疗，延误诊疗的时机。但从以上的分析可知，这些顾虑并不是反对患者积极学习医疗知识的理由，也不能成为医生拒绝向患者袒露真实诊疗细节的借口，"专业"的患者积极地参与诊疗活动，甚至机构制度的建设、改革活动，能更好地促进医学的革新。

事实上，西医相较中医或其他文明的医学，相较神学、哲学和艺术的治疗方式，它是其中较为简单直观的。比如上述的艾滋病患者们，刚开始被医学中各种缩写和代名词搞得一头雾水，觉得实验研究是一项外行人无法涉足的艰深领域，但努力一段时间后，发现自己完全能够掌握那些难懂的词汇，并流利地利用它们和医生交流，最后，也能较好地完成实验室的研究工作，它揭示了患者进入现代医学体系的可能性和程度。哈里·柯林斯和特雷弗·平奇据此乐观地认为，虽然曾经抨击快速转化的科技医学给人类带来的危害，但最终，我们还是站在了科学的一边，承认它在漫长的历史发展中给人类带来的福利，并力图在这种倾向中找到解决医学困境的方法：这种方法就是，病人要尽可能学习医学专业知识，以应对复杂多变的医疗环境，虽然医学专业人士与学习医学的外行终究有差别，但至少能在协商和合作上达到更好的效果，能共同促进行业的快速运转与扩大再生产，也能有效地激励和监督医生的诊疗行为，不被尚未成熟即投入临床的医疗手段危害，还能更为自主地选择医生和主流医学之外的多种"替代医学"[1]。

以上谈论了在医学体系内部，医生和患者获得自主性的方法，以上的案例记录和相关的论述，是当下人文医学研究的主要成果，也是缓解当前医患紧张关系的主要举措之一。然而，这些努力远远不够，在这些实例中，仍然可以看出，医生和患者内心深深的无力感，再结合前两节对人文医学的研究瓶颈以及现代医学在人之建构中的限定性分析，我们会发现，医生和患者的自主性得不到彻底表达，还有更深层的原因，可以从医患关系的角度来挖掘。

下面，先对当前人文医学中的医患关系研究做一番说明，再根据福柯的理论来对其实质加以剖析。

三、医患关系的研究现状

医患关系研究是人文医学的重中之重，几乎是所有人文医学研究主题的最终指向。从前几章的叙述可知，这个概念并不古老，伴随着现代主体的出现而出现，在20世纪60年代之后，它逐渐成为人文医学探讨的核心主题之一。具体内容包括医生的家长作风、医患沟通不良、医患纠纷、知情同意等。我们先来看看现代伦理学和社会学如何界定医生、患者和医患关系的概念。

第一章第一节我们谈到美国社会学家塔尔科特·帕森斯对现代医

---

[1] "替代医学"一词并不符合本书的原意，它隐含着将西医作为主流医学，在首选之但不能发挥作用的时候，不得不寻找的替代方法；或者是配合主流治疗方法之外的辅助疗法。这种称呼隐含了对其他医学体系的不信任感。本书认为，其他医学体系应当与现代西医拥有平等的话语权，并保持各自的独立性。不应当以科学医学的真理名义加以收归，或者以非科学医学的名义加以拒斥。

◇ 第四章 福柯医学哲学思想对人文医学的批判 ◇

学中患者和医患关系的定义，帕森斯把患病看成一种越轨行为，从生物和社会两个方面来理解这种对"正常"状态的干扰。在此，患者是一种制度化的角色，处于服从的位置，而医生的作用是能有效地帮助患者处理健康问题。在医学专业知识和技能方面，医生是主导角色，患者在对提供的治疗方案的接受、拒绝或者协商上，处于从属地位。医患关系类似"亲子关系"，帕森斯用"家长权威"来比喻两者的关系，这一解释在很长的时间里成为该概念的主流解释。[I] 威廉·考克汉姆（William C. Cockerham）也对这种基于社会学的概念来源做了解释。他说，工业社会发生了意义深远的变化：大家庭的衰落、疾病治疗理论的变化、药物种类的长足发展，以及通常需要住院才能够进行的复杂治疗技术的进步。这些变化已经把疾病逐出了可预期的领域，使其进入一个高度专业化和制度化的情境。与此相似，我们应对病人的方式也改变了，通常把他们交给专家并由专家进行照料——这些专家活动于我们熟悉的情境之外，而且普通人对他们没有任何控制力。这一转移本身，以及我们对医院常规和医疗规程的遵守，造成了一系列专业化情境，而这些情境导致了对患病的越轨定义。[II]

杰伊·卡茨（Jay Katz）则从另一个角度来阐述医患关系。他认为，医生和患者处在一个沉默的世界中，这并非指他们之间缺乏对话，而是指医生只按照自己认为好的治疗方案来为病人做决定，不咨询患者的意见，也不关心患者的主观感受，患者也不参与关乎自身的

[I] Talcott Parsons. The Social System [M]. New York: Free Press, 1951:22-23.

[II] 威廉·考克汉姆.医学社会学[M].高永平,杨渤彦,译.北京:中国人民大学出版社,2012:110-111.

治疗方案，而是被动盲目地接受诊治。总之，医疗方很少关注病人的权利并给予他们自己做决定的机会，他们普遍认为患者不能理解专业的医学知识，不能与医生共同商议诊疗决策，并承担相应的责任。[1]研究者认为，以往的医学模式中（包括古代医学到生物医学模式）的医生和患者都处于这种状态之中，持续到大约20世纪上半叶，之后，法学、伦理学和社会学界等开始关注此类问题，并提出解决方法。

总之，当前人文医学研究界对医患关系的主流解释认为：首先，医生和患者无法在一个平等的位置上进行交流合作，专业划界导致了两者信息不对等，只有通过知情同意等合同、契约或法律手段，强制医生为患者提供信息，为患者争取自主性；其次，在现今的医疗体系中，医生关注疾病胜过关注病人，生物医学被认为缺乏人性温度，这是人文医学者们的共识，他们呼唤医学人道主义精神的回归，这种回归意识里包含了对现代医学的批判和对古代医学之精神的缅怀。

人们怀念古代医学的人文情怀，认为其关注人的特征非常明显。洛伊斯曾说："我们可以发现，希波克拉底和盖伦对治疗病人的痛苦、希望、绝望、期望，对医嘱的不依从性和采取自我治疗这些方面的建议，依然为现代医生提供了很有价值的建议。他们很注重的疾病的预防、病人的个性、病人与环境的相互作用、将病人作为一个整体治疗、医生是一个为人提供健康之道的载体等方面的观念，与大

---

[1] Jay Katz. The Silent World of Doctor and Patient [M].Baltimore: Johns Hopkins University Press, 1984:28.

众的期望产生了很大的共鸣。"[1]而现代医学，却常常因为其机械冷漠的诊疗模式被诟病，它们将身体看作机器一般施与诊疗，只关注异常数据和图像，将异常纠正为正常作为治愈标准；且只关注局部，缺乏整体观，虽然医学模式和新的健康概念要求从身体、心理和社会三个方面来把握病情，理解患者，然而治愈标准的评定方式和范围仍较狭隘，仅诉诸一系列实验数据和图像。

皮特·杰森（Peter S. Jensen，1981）谈到，医患关系开始成为一个话题，根源于医学的市场化、技术化以及社会化，而医患关系的僵化或改进，是患者的满意度和卫生保健之成效的重要影响因素。[2]该观点提出的医患关系紧张的根源，代表了主流的研究立场，随即沟通技能、法律法规以及规范伦理被应用于医患关系的调解，具体内容包括医生的沟通技能培训，医生与患者权利与义务的划定，知情同意的临床应用，医生职业道德的强化，等等。这些研究的成效如何？它们是否切实解决了医患关系紧张、医患纠纷、恶性冲突等问题？

我们来对其中的两大研究主题——知情同意和医患沟通进行分析。

将医生和患者作为分离甚至对立的两个群体，从伦理学和法学

---

[1] 洛伊斯·N.玛格纳.医学史［M］.刘学礼，译.上海：上海人民出版社，2009:478.

[2] Jensen P S. The Doctor-Patient Relationship: Headed for Impasse or Improvement? [J]. Ann Intern Med, 1981, 95(6):769 − 71.

的角度,清晰划分两者的权利与义务。[1]然后在此基础上谋求博弈和合作,试图削弱医生的家长权威,增强患者的自主性,这是目前解决医患纠纷的主流指导思想。比如知情同意,就是其中的重要举措之一。

20世纪70年代以后,以美国为首的发达国家意识到保护患者和受试者权益的重要性,并通过法律层面予以保障。对于人体试验而言,知情同意的运用正是延续其最初的教诲,有一定的应用价值,但在普通的临床诊疗中,实施效果有待考证。杰瑞·麦利考夫和爱德华·理查兹(Jerry Menikoff & Edward P. Richards)在《医生难言的事实》(2013)中谈到,在人体试验中,知情同意难以实施,原因在于,医生难以准确预测试验效果,且医学研究大多数为解答科学难题,并不以受试者的利益为先,受试者若不是为了自身生存的机会,不会参与试验,这本身就是矛盾。[II]另外,知情同意在维护患者权益上也

[I] 从伦理和法律法规的角度,医生方面的权利包括治疗主导权(检查诊断权、疾病调查权、医学研究权、处方权、医学证明文件出具权等)、继续医学教育权、人格尊严权、工资待遇权以及某些医疗特权,比如紧急或危机状况下的医疗处置权,保护性医疗措施,流行病的强制隔离,以及病人处于非理智情况下拒绝治疗的医疗特权等。同时,医方的基本义务包括遵守卫生法律法规和诊疗护理规范、常规的义务,诊疗的义务,解除病痛的义务,保密的义务,高度医疗注意的义务,病情解释说明的义务,制作保存病历的义务,转诊的义务和生命救助的义务等。除此之外还有一些特殊的义务,比如合法出具医学证明文件,积极救助急危病人,依法使用药品、消毒药剂、医疗器械,医生的告知和征询义务,医生不得索取、收受患者财物,服从卫生部门的调遣,医疗事故、重大传染病的报告义务等。

患者方面的权利包括人身权、生命健康权、平等医疗权、医疗自主选择权(比如有权选择医疗机构、医生、医疗服务内容和项目、医疗方案,有权在诊疗行为结束前决定出院时间,但必须与医方签定相关声明,有权自主决定其遗体或组织器官的处理方式等。其他如安乐死的选择权,病人在不具备决定能力时的权利转让问题,则不同的国家有所区别)、隐私权、知情同意权、病历资料的复制权、免除一定社会责任权、求偿权和诉讼权等。同时,患者的义务包括遵守医疗机构规章制度的义务、尊重医务人员及其工作的义务、协助诊疗的义务、自觉支付医疗费用的义务、支持医学科学发展的义务等。

[II] 杰瑞·麦利考夫,爱德华·理查兹.医生难言的事实[M].时占祥,译.北京:科学出版社,2013:17-19.

有难度，在医疗案件的判决上，医学诉讼相较其他案件，纠缠着更多的专业疑难，增加了公正判别的难度，最终又不得不转回到对医生职业道德的强调上。

除了人体试验，一般性的临床诊疗中，知情同意的应用有着更多的不确定性，积极方认为，通过制定一些规章制度和合同，比如诊疗同意书，能"强制性"要求医生告知病人病情和治疗方案，病人也能积极听取和学习相关的医疗知识，并参与到诊疗方案的选择和制定中来，共同承担责任和风险，达到双赢的效果。但实际情形却不容乐观，比如2007年广泛热议的医疗事故之一：2007年11月21日下午，怀孕41周的李丽云因难产入院。其男友肖志军不同意进行剖宫产手术，拒绝在手术同意书上签字，在常规抢救3小时后，医生宣告李丽云抢救无效死亡。这个案例中，知情同意不仅没有发挥它应有的作用，反而激化为双输的最坏结果，加剧了医患间的不信任，成了医患关系恶化的催化剂。知情同意书在诊疗过程顺利和成功的情况下，它可能只是一张不起眼的纸张，而一旦诊疗出现失误或不可控意外，它既不能保护医生，也不能保护患者。从以上案例可知，假如失去了医患间的信托关系，知情同意可能会扭曲为医生自保的手段，事无巨细都要患者及家属签同意，以避免纠纷和官司，从而加剧医患误解。由此可见，知情同意并非调和医患关系的良药。

再来看医患沟通。

在现代医学中，医患的沟通能力和效果引起人们高度重视，由此也成为人文医学的重点研究领域。大量调查研究表明，医患纠纷的导火索之一就是沟通不良。强调医生方沟通技巧的观点认为，只要医生善于解释诊疗流程，并利用自己的丰厚经验适时解答患者心头的疑问，定能获得积极配合，构建良好的医患关系；而患者也要做一个"聪明"的患者[1],所谓的聪明,指在医患沟通中,患者应当是在沟通中强势、主动的人,能够积极填补与医生之间信息不对等的鸿沟。但事实上,医患沟通不良不仅仅是医生没有时间或缺乏谈话技巧所致,也不一定在于患者的被动消极,仔细分析诸多临床沟通失败的案例就会发现,充裕的时间和优良的沟通技巧并不一定能解决所有的问题,医患沟通障碍,很多时候表现为,医生提供的信息和患者的需求不一致。比如人文医学中一个具有共性的沟通案例:一个患者看门诊,主诉胃部或腹部不适,通过胃镜或腹部B超等检查,医生详细向患者解释了检查结果的意义,开好药物,并详细叮嘱其用法。至此,医生认为已经尽责完成了沟通和诊疗工作;而患者则认为医生没有满足他的需求,他已经不是第一次看门诊,也曾做过相关检查,并通过其他医生获得过类似的信息,他此次看门诊的目的,是希望医生告诉他诊断出的胃溃疡或肠炎的转归如何,有没有转化为恶性肿瘤的可能,以及它是否可能痊愈等,对这些问题,医生似乎不愿多说。那么,医患在哪些方面无法顺利和深入地交谈呢?芭芭拉·柯尔施和卡洛琳·哈丁(Barbara M.Korsch & Caroline Harding)在积累五十年临床经验的基础上,总结了医患沟通障碍的各种现状,并撰写了如何与医生沟通的患者指南。作者列举了双方各自的抱怨:

医生方认为患者行事随意,问题太多,不能抓住重点,不能理解医生耐心细致的解释;难以认同和欣赏医生,持批判态度居多;不听从医生建议,不遵医嘱;医学是一门严肃的行当,无法充满感

---

[1] 讴歌.医事:关于医的隐情与智慧[M].北京:北京十月文艺出版社,2011:98-116.

情地对待每一个患者;虽然不排斥甚至中意宣教患者,但工作时间紧凑,无法在某一个患者身上给予过多时间;患者期望值太高;等等。最后还有一个现象,当医生以较轻的口气说出某些简洁的语言,患者会习惯性放大为另一种意思,比如医生说,假如有任何需要担心的事情,护士会打电话给你,此言一出,患者就会一直守在电话前等待,或者当医生说需要做几个测试时,患者会自动认为几个测试就是一整天的痛苦过程。

患者方也有抱怨,他们认为医生没有笑容,不关心人,不看着患者,不认真听,会打断讲述;等待的时间过长,医生办公室总是拥挤繁忙,没有隐私性;没有从医生那里获得希望得到的信息;等等。

这些细节反映了医患之间的隔阂和不理解。本章上一节讲述叙事医学的难题时,谈到图姆斯对于医患隔阂的解释,她认为,医生关注诊断和治疗疾病,而患者关注那些不适的身体感受,这是两个群体的经验差异所致。那么,若是要打破这堵高墙,使得两者能以一种"经验上相同"的方式来理解病情,医生就必须改变那种只关注客观临床图像、数据的思维和行动模式。在图姆斯看来,医生是作为控制方主导着医患交流,他应当率先做出努力和改变。这就导出了一个更为根本性的问题:医生是否真能做出改变?又怎样改变?胡塞尔的现象学尚且不能解决欧洲科学的危机,叙事医学也就很难说能解决生物医学的困境。而且,从第二、三章的分析可知,医生的思维和行动模式背后,有着坚固而强大的实证科学的教化和支撑,现代医学体系在机构和制度上日渐庞大、分工精细,更加固了这种模式,就专业素质而言,他们将很难突破这种框架,而只能在行为举止、仪表态度等方面做适度调整。

除了上述的研究结果,还有学者试图借鉴某些古典理论来重新阐释医患关系。比如根据亚里士多德《尼各马可伦理学》中的"友爱"观来界定医患关系，认为医生和患者应当是朋友关系。[I] 也有人提出反对意见，尽管医学与友谊不冲突，但医生若在感情上与患者及其家属过于亲近，反而会令双方处在更大的诊疗失误风险中。那么，该如何持有冷静中立的态度，既能将病人看作一个客观病案，又能对其抱有爱心和同情心呢？凯瑟琳·蒙特戈莫里（Kathryn Montgomery）提出了"邻里医疗（A Medicine of Neighbors）"的概念，它似乎是对古代医学的致敬和效仿。在古代，诊疗活动大多数以个体医生的经营为主，医学内部知识和技能分工不细密，医生在一片居住区开设诊所，接纳病人或到病人家中看病，医患有着较为固定和长久的交往关系，医生了解患者的家庭、成长、婚配和患病经历。由于长久的邻里关系和对固定人群的持久关注，他们拥有顺利交流的良好基础。作者认为，"最好的医患关系是保持距离的学习和个性化"[II]。这在朋友之间可能无法做到，邻里关系却可以。一来因为医患关系确实存在着专业隔阂和信息不对等的情形，二来病人并不一定想从医生那里得到友谊。因此，最为适宜的诊疗方式，就是在一个小范围的社区里，由全科医生管理着大家的健康，医生见证着镇上居民的出生、婚姻、疾病和死亡。他知道几乎每个人的秘密，并包容和保守这些秘密，他最大限度地履行着医生的职责，面对疾病、痛苦、人类的各种灾难，尤其是生命的夭折。邻里医疗突显了医生最为可贵的品质或德行，这是凯瑟琳·蒙特戈莫里提出此观点最有价

I　Edmund D. Pellegrino, David C. Thomasma. The Virtues in Medical Practice [M]. New York: Oxford University Press, 1933: 82-83.

II　Montgomery K. How Doctors Think: Clinical Judgment and the Practice of Medicine [M]. New York: Oxford University Press, 2006: 187.

值的地方。在学术立场上,作者的倾向性仍旧是强调医学不应仅仅是自然科学,而主张引入更多的人文科学成分,尤其是解释学的方法,即"叙事"方法在临床的应用,也许能让医生的注意力重新回到病人的主诉上来。

但实际上,如上一节所述,叙事医学并不能顺利套用到现今的主流诊疗模式中(除了心理疾病的部分诊疗活动),从而不能发挥有效作用,甚至还可能增加临床医护不必要的工作负担;邻里医疗可能适合于某一类医疗形式,比如社区医疗和康复治疗中心等,而对于周转率高,具有高度规范化操作流程的大型综合医院来讲就不太适合。另外,睦邻友好主要指一个共同体内的协作关系,并不完全适合医生与患者之间一对一或一对多的交往方式。

如前所述,许多研究者对当今的医患关系紧张忧虑重重,盲目夸大医生缺乏沟通技巧而引发的不良后果,又或者在医生的权威上大做文章,称其为家长制、父权制,继而构想出许多积极发挥病人自主性的方法,如知情同意、契约论、医患博弈等。实际的情形是,他们可能并未触及问题的根本,其解决方案也未必能落到实处。首先,医患沟通不良的原因较为复杂,从延长医患会面时间、增加沟通技巧、强化医生的职业道德、改革医疗体制等方面下功夫,能解决一部分问题。然而,我们还应考虑到,当前如此重视医患关系的和谐,并将医患沟通作为人文医学研究和教育的重点,它是医学不断发展进步的表现吗?古代医学就不重视医患沟通吗?就不培养医生的谈话技巧吗?答案显然是否定的。强调医生的沟通能力,这是个古老的医学传统,希波克拉底文集中也谈到医生要重视沟通技巧,在面对患者之前,先做好准备,明确自己将要谈话的内容和将要施加于患者的措施,注意自己的衣着整洁,语言表达简明易懂,态度沉着冷静;[1] 盖伦也强调医生要重视辩论、演讲、论证的才能,他本人就是个雄辩家;甚至,从大的范围来讲,古希腊人的智性生活中本身就包含了医学和修辞学等。由此可见,注重医患沟通是医学常规,并非现代才突显的现象。因此,真正的问题在于,现代医学为何会如此强调医患沟通?相较古代,医患沟通似乎更困难了,很难顺利开展而实现真正的信托合作,其原因何在?

这些问题,累加上述对知情同意的质疑,都要求我们澄清医患关系的实质。事实上,这些医患关系的疑难,同样根源于现代医学对人的限定和禁锢。下面,继续运用福柯的理论来进行分析。

四、微观权力视域下的医患关系的实质

第一章和本章,在澄清福柯的人文科学概念时已经阐明,"人"或者主体的概念,是19世纪之后的产物,古代医学没有主体概念,医生的权威和患者的自主性并非医学中引人注目的难题。假如一定要借用这两个概念的话,那么我们可以这样说,在古代医学中,医生的权威和患者的自主性维持了较好的平衡。进入现代医学后,情况发生了变化,首先是医患关系紧张,医生的权威由此受到了质疑。表面上看来,我们制定了一系列的措施来减弱医生的权威,增强患者的自主性,甚至不惜使用法律、契约等强制手段,迫使医生提供尽可能充分的医疗信息,促进医患在相互尊重、平等交流的基础上开展合作式医疗,但实际的临床应用效果却不尽如人意。而且,深

I　W.H.S. Jones. Hippocrates: VOL II (Decorum) [M]. Massachusetts: Harvard University Press, 1957:295.

入临床第一线会发现，医生的权威有其存在的合理性，我们也可以将其称为医生对个人能力和职业道德的自信。一个人生病时，他会依赖自己的医生，向其寻求帮助，渴望得到他的答疑解惑和安慰，更甚于家人和朋友的关爱。在这种时候，医生的自信能给患者安全感，更利于构建彼此的信任关系。从这种意义上来说，医生的权威有其正面效用，与关爱患者不冲突。那么，现今医患关系问题成为关注焦点和研究热点，它的根源到底在哪里呢？

从第二章和第三章所阐述的医学对人的建构中，我们就能找到答案。现代化的个人及其身份和特征，经由生物医学、心理学、社会学和人类学等予以界定，而这种经由知识（真理机制）塑造的个人是微观权力运作中最有力的支撑点。对于医学来说，即个体化医学形成的规范化原则结合医院医学形成的程序化原则，两者的结合使得医学的扩张和再生产成为可能，继而实现对更大范围的人的健康监护。医生和患者就处于这样一个知识和权力相互作用的网络之中，他们共享同一套知识和机构制度，是医学建构的同一类主体。然而，当前主流的医患关系研究，却将他们划分为两类分离甚至对立的群体，由于没有澄清医学主体是如何被建构出来的，这样的研究势必不能深入追究医患关系紧张的根源。

如上所言，个人是微观权力运作中最有力的支撑点。这个有力的支撑点首先是医生，他们既是主动的权力行使者，也是被动的权力构成者。他们看似是家长，拥有权威，但这种权威是借由真理机制、机构制度和辅助人员及仪器来行使的。实际上，医生仅是权力网中一部分，与患者、卫生监管者共处于医学复杂的网络中。其次，这个支撑点也是自主性日益增强的患者，除了知情同意和伦理规范的制定和实施，可以对其的权益进行保障之外，患者自己也努力加

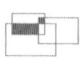 现代医学对人的建构 XIANDAI YIXUE DUI REN DE JIANGOU

强对医学专业知识和机构制度的了解,以便能与医生合作,争取更多的主动权。在微观权力运作的这张相互交织的网络中,医学主体具有双重性,他们既处于服从的地位又行使着权力。主体这一概念的出现,使得医患关系的概念得以形成,继而有了知情同意、商谈、契约和博弈等研究主题的出现。

正如第三章对医学社会化的分析,基于身体的生命权力有其创造性,它使得身体和生命的价值与发达商品经济的创造性生产有机地融合在一起。具体到医患关系上,在某种意义上,医生权威与患者自主性的博弈,能正向促进医学发展。但是,生命政治和微观权力的规训机制也带来问题,即医学的扩张使得自主的个体与普遍化的医疗意识之间产生冲突:人需要突破规范,实现自由;而普遍化的医学监护需要规范化裁决和个体自律。依据什么来自律呢?问题就回到了第二、三章的分析,即一系列人的科学所建构的有关主体的知识。但是,这些建构主体的科学,勾勒出的是个人的复本,而不是人本身,它们只是对人的一个限定性分析。假如将之当成了人本身,势必会造成对人的禁锢。由此,我们就能清晰地看到医患纠纷的真正根源在于:医生和患者消失了,他们被一系列人的科学所建构的副本遮蔽了,先前是人创造了这些强大壁垒,试图来保护自己,之后这些壁垒却消解了人。

现代医学对医生和患者的禁锢具体表现:医生作为医学话语的代言者,他们的思考和行动受其限定和操控,在为具体患者制订诊疗方案时,实则并无真正的多样化,供病人自由选择,也很难做到与其他医学体系兼容并蓄;另一方面,患者作为被解释、研究和干预的对象,其身体和心理通过数据、图像、微观物质(细胞、基因、分子)、货币等加以描述和分析,并被其建构和限定。主体的受限状态，表现在医学中就是医生的权威和患者的自主性同时被削弱甚至被剥夺了，这就是医患关系紧张的根源所在。由此我们知道，人文医学研究者们广泛诟病的家长权威，实则并非来自医生，而是其背后强大的知识体系和机构制度所造就的。

总之，要寻回自主性，回归人本身，在当前的人文医学框架之内是很难实现的。或者说，还需要为人文医学寻找新的研究路数。福柯由此提出了生存美学和关注自我，这是其晚期伦理思想的核心主题，它适用于一切现代性主体，当然也对医学主体之解放和人文医学研究有一定的参考价值。

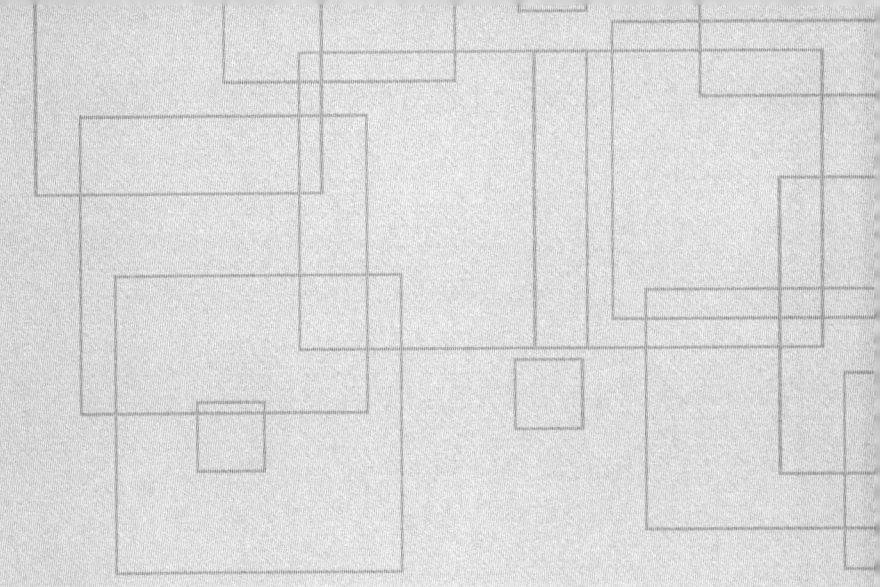

第五章　CHAPTER 5

关注自我的伦理思想

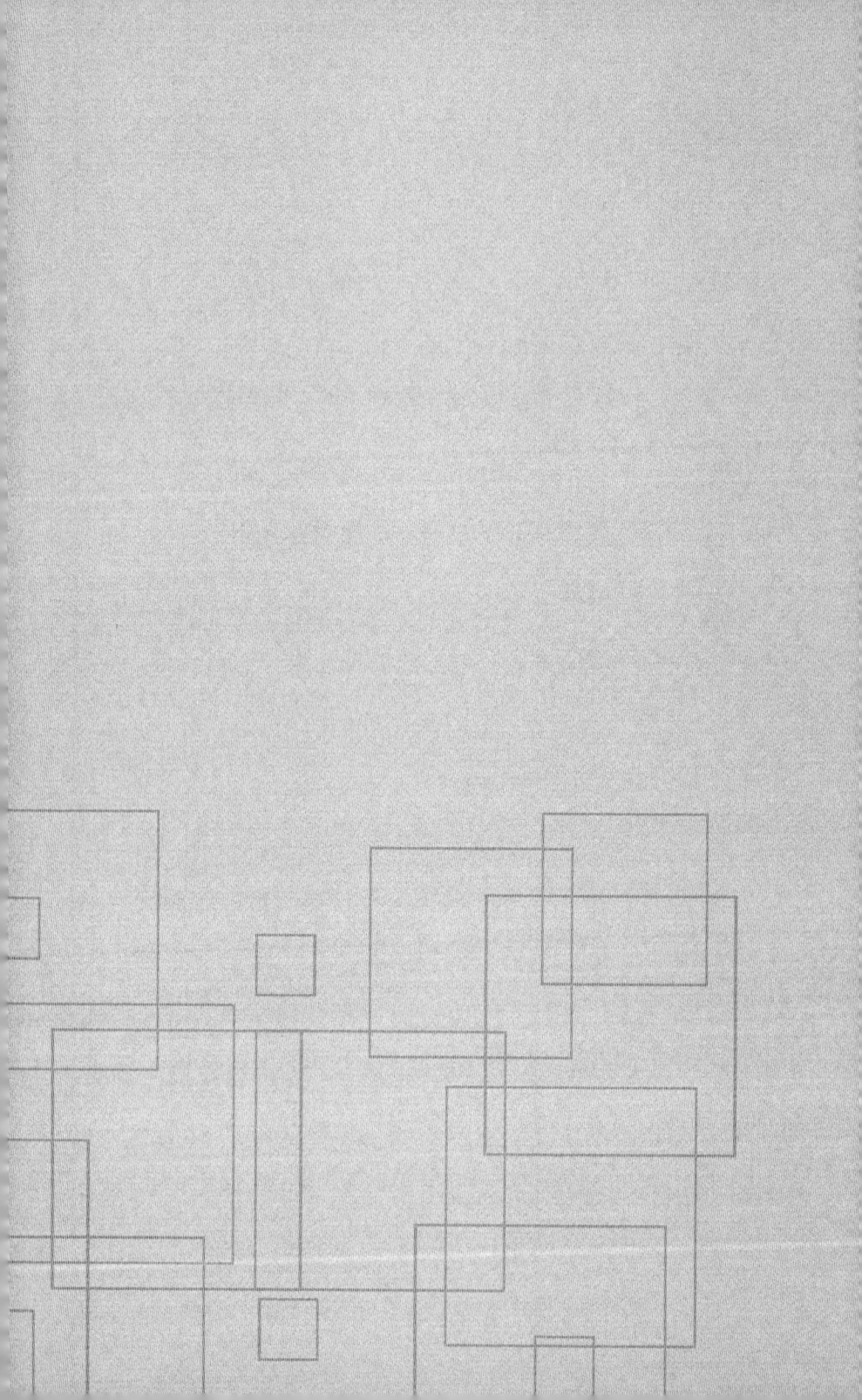

◇ 第五章　关注自我的伦理思想 ◇

如前四章所述，19世纪之后，有关主体的知识建构起来，现代医学在人的主客体建构中起到了基础性作用。它复杂性的根源在于人既是认识的主体又是认识的客体，医学中的人既是行动的主体又是被干预的对象。回顾前四章可知，现代医学通过对人的建构反过来规训和禁锢了人，这就是人文医学所面临的困境。人无法以神之眼参透无限性，无奈之下，只好划地为界，以限定和束缚自身为代价来换取认识真理的可能，由此获得征服外界和保全自身的安心感与确定感。但同时，人又因不满足的心理不断试图撞破加注于自身的牢笼，这就是现代主体的存在状态，医学主体作为现代主体的一部分，也有着类似的生存境况。

那么，应当怎样思考现代主体的出路问题呢？福柯在他的晚期思想中着重做了此方面的研究，如第一章对福柯思想的主线梳理，他的思想体系可大致分为知识考古学、权力谱系学和伦理学，这三部分围绕着"主体建构"这一核心主题展开，前两个部分阐述了主体的诞生和死亡，伦理学部分则着重思考主体的出路。

第一节　关注自我与生存美学的概念解析

在演讲稿《主体解释学》(1981—1982)和《性经验史》第二、三卷（1984）以及一些晚期的访谈录中，福柯阐述了其伦理学思想。其中，以《性经验史》为核心文献，该书表面上局限于性的话题，实则它在探讨主体解放的实践策略。福柯讲述了与之相关的三个部分：第一，养生法，对身体的呵护；第二，婚姻关系，对家政和社会关系的关注；第三，性爱论，强调一种能获得成长与教化的与德性相伴的友爱。我们将这三点统称为关注自我（the care of the self），这个概念也出现在福柯一些散在的访谈和演讲中。

同时，与关注自我相关的还有另一个概念——生存美学，两者出现的时间段和著作几近相同，朱迪特·勒薇尔（Judith Revel）在《福柯思想辞典》中分别列出词条并做了解释。关注自我的主题是对治理术概念的延伸，"它实际上指构建主体，并帮助主体改变自己的所有体验和技术"[I]。生存美学同样出现在《性经验史》第二、三卷，以及较之略早的《主体解释学》。在此，福柯描述了两种不同的道德类型，一种是希腊—罗马道德，另一种是基督教道德，福柯赞赏的是前者。他通过对古希腊道德生活的叙述，尤其是对《阿尔西比亚德篇》的解读，赞赏了一种生活方式——把自己的生活变成一件艺术品，这就是生存美学。在此，生存美学实际上就是关注自我和创造自我，在这种意义上，"伦理和生存美学这两个主题是密切相关的"[II]。

生存美学的提出基于现代性这一背景，它是一个同启蒙相伴相生的概念。福柯认为，与其将现代性理解为一个时间性的产物，不如将其理解为一种态度、一种时代气质。以波德莱尔为例，现代性

[I] 朱迪特·勒薇尔.福柯思想辞典[M].潘培庆,译.重庆：重庆大学出版社，2015:139.The care of the self 有多种译法，比如自我呵护、自我关怀、关心自己、关注自我等，本书采用佘碧平的中译本，统一使用"关注自我"这一译名。

[II] 朱迪特·勒薇尔.福柯思想辞典[M].潘培庆,译.重庆：重庆大学出版社，2015:53.

◇ 第五章 关注自我的伦理思想 ◇

就在当下，它不仅仅是对现时性的敏感，更重要的是将现在"英雄化"，这才可以称得上是一种创造。当然，英雄化并不是指要将当下神圣化或者作为不朽的时刻留住，而是一种类似艺术家的"闲逛"[1]的姿态，这种闲逛不是游手好闲无所事事，对其的最佳解释仍然是福柯的"关注自我"。它的本真意义在于，应当把现代人看作是一堆定型的、等待制作的陶土，而这个制作者，不是别人，不是既定的规范和戒律，不是科学理性，而是人自己。康德的自律以理性和先验的普遍性为基础，福柯的自我控制扎根于现代性中，并且结合了古希腊和希腊化罗马时期的个人主义及关照、节制等美德，他试图用这样的方式来逃脱现代性的规范性特征。

"古希腊得以自由地建立与自己的关系，使其生存形成独特的风格，以在生活中获得最大程度的快乐、美丽和力量。正是这种自主的自我美学的原则被展示为一服解药，用以解除现代社会中的规范化倾向。"[II]基于这种含义，广义的美学和艺术作为不可回避的话题进入福柯的"关注自我"之中。那么如何理解日常生活的美学化呢？生存美学与传统意义上的美学之区别在于，福柯并不强调要对人进行狭义的美学熏陶和教化，将之提升到高雅和经典艺术欣赏之较难企及的高度；相反，他对艺术的理解是宽泛的，鼓励艺术创造和欣赏进入日常生活，艺术不是某种专业化的东西，不是艺术家的专利，真实的情形是每个人的生活都能成为一件艺术品。这里，我们从生存美学的角度讲述了人关注自我的生活方式的原则，接下来具体讲

I 本雅明.发达资本主义时代的抒情诗人：论波德莱尔[M].张旭东,魏文生,译.北京：生活·读书·新知三联书店,1992:53-84.本雅明通过对波德莱尔《恶之花》和爱伦·坡《人群中的人》等作品的分析，提出了"闲逛者"这个概念，指那些因为现代城市的兴起而游荡在城市各个角落，观察体验都市生活的人。

II 路易丝·麦克尼.福柯[M].贾湜,译.哈尔滨：黑龙江人民出版社,1999:159.

述关注自我的思想背景和具体内容。

本节开头讲到，福柯在《性经验史》第二卷《快感的享用》和第三卷《关注自我》中，阐述了关注自我的三个方面，它们分别是：身体（养生实践）、婚姻（家政管理实践）和性爱（向年轻人"求爱"的实践），福柯讲道："希腊人围绕着它们依据严格和严肃的原则发展出了生活的艺术、行为的艺术和'享用快感'的艺术。"[I]福柯以"性经验"为主线贯穿这三个部分，并依此探讨何为关注自我的伦理。

下面，我们先对福柯的"关注自我"这一伦理主题的思想背景做一番梳理。

在福柯的各种研究主题中，他探讨过很多对子：理性与非理性、疯癫与文明、正常与异常、保健普及与医学化、安全保障与依赖顺从等，它们有着一定的共性，即每一个策略的运作，既可能带来福利，也可能造成僵化。比如，他在有关社会保障的访谈中谈到健康权这个概念：我们关注的不应该是它的定义，直接谈论健康权是毫无意义的，我们应当思考的是，"社会必须以集体手段努力满足个人的健康需要吗？个人能够合法地要求社会满足自己的健康需要吗？"[II]假如国家或社会不计一切代价来保障民众的健康，那么应当以怎样的"健康手段"予以实现呢？事实上，如果这些需要无限增长的话，对此问题做出肯定回答就变得难以想象了。也就是说，在社会保障、卫生保健等工作中，总会出现安全与依赖这一对难以调和的对子，保护和安全发展过头就意味着失去自主和自由。哲学家借这些对子

I 米歇尔·福柯.性经验史[M].佘碧平,译.上海：上海人民出版社,2011:285.

II 米歇尔·福柯.福柯读本[M].汪民安,主编.北京：北京大学出版社,2010:328-331.

◇ 第五章 关注自我的伦理思想 ◇

所做的更深层次的思考是，在这些对子的正面收益和负面影响之中，我们如何警惕光明背后的黑暗面，[I]即它们对人的禁锢。福柯对解决此矛盾的策略是"关注自我"。这是一种生活态度，一种生存技艺，也是一种伦理学。

福柯在一篇访谈中讲述知识和权力的关系时，谈到当代知识分子的现状。[II]他区分了西方两种知识分子：一种是普遍型知识分子。这是19世纪和20世纪初的概念，是一种十分具体的形象。它表示主持正义和代表法律的人用普遍正义和公正的法律理想来权衡权力、专制和为富不仁。另一种是特殊型知识分子。20世纪60年代后，由于科学的扩张和职业分工的细密，普遍型知识分子被专业知识分子所取代。知识分子不再是以文人、作家为代表，而是以专家为代表，他们不是普遍价值的承担者和传播者，其出身和所属阶级一般是小资产阶级或者无产阶级，他们在一定的专业范围内工作，比如医院、实验室、大学等。他们既不再属于资产阶级，事实上也同人民大众脱离。[III]当今的医生，就属于这后一类知识分子或者专家，他们深陷在学科和机构制度的桎梏之中，并成为桎梏本身的推波助澜者，由于失去了对体系的批判、对自己的关心，进而也就失去了对患者和

I 刘北成. 福柯思想肖像[M]. 北京：中国人民大学出版社，2012:192-193.

II 米歇尔·福柯. 福柯集[M]. 杜小真，编选. 上海：上海远东出版社，1998:428-447.

III 米歇尔·福柯. 福柯集[M]. 杜小真，编选. 上海：上海远东出版社，1998:447. 采访者提问，当今的知识分子应当发挥怎样的作用？福柯的回应是，以前的普遍型知识分子试图通过道德、理论和政治选择，成为普遍价值的拥有者和倡导者，现如今的特殊型知识分子已不再充当这一角色了，人们应当转换态度，去思考现今的知识分子能发挥怎样的职能。这个问题应当予以足够的重视，而不应一味沉湎于对普遍型知识分子的怀念之中。福柯对现今专业性强的知识分子提出了这样的研究任务："对于知识分子来说，主要的政治问题不是批评可能同科学联系在一起的意识形态内容，或者使他的科学实践附带某种正确的意识形态，而在于了解是否可能建立一种新的真理政策。问题不在于改变人们的意识即人们头脑中的东西，而在于改变有关真理生产的制度、政治、经济规则。"（蒋梓骅译）

他人的关心。因此，福柯后期思想中的关注自我，无论是对医生还是对患者，抑或是对逃离体系的控制，重新拥有自主性以及塑造完整的人与生命而言，都具有较好的启发意义。

第二节 关注自我：养生法

福柯讲道："人应该关注自我，关注自我的观念实际上是希腊文化中一个非常古老的论题。它很早就是一个广泛传播的律令。"[I]他引用了色诺芬笔下的居鲁士[II]以及普鲁塔克的《斯巴达的格言》，其中都提到人要通过训练去追求某种出类拔萃，并以其卓越去影响他人。这里所说的训练主要指作战技艺的训练或竞技健身。再来看苏格拉底，他开始赋予关注自我不同的意义。在《阿尔西比亚德篇》中苏格拉底警示，一位志向高远的年轻人，首先必须关心自己；在《申辩篇》中，苏格拉底在法官面前讲：神委托他提醒人们必须关心自己和灵魂，而不是他们的财富和幸福。[III]后来的哲学家继承的正是苏格拉底这一关注自我的主题，最终成为"生存技艺"的中心，并获得了各种"自我教化（the cultivation of the self）"的范围和形式。福柯认为，在古希腊，"关心自己"高于"认识自己"这一律令，你必须关心你自己，不要忘了你自己，你必须照顾你自己。正是在这个

I 米歇尔·福柯.性经验史［M］.佘碧平，译.上海：上海人民出版社，2011:383.

II 色诺芬.居鲁士的教育［M］.沈默，译.北京：华夏出版社，2007:50.

III 米歇尔·福柯.性经验史［M］.佘碧平，译.上海：上海人民出版社，2011:330.英文版见：Michel Foucault. The Care of the Self:Volume 3 of The History of Sexuality［M］. Translated by Robert Hurley.New York:Pantheon Books，1986:43.

◇ 第五章 关注自我的伦理思想 ◇

一般法则的内部以及这一关心的尽头，出现了"认识自己"这一法则。[I]

紧接着，福柯阐述了关注自我的特点。首先，关注自我，进而实施自我教化，涉及一个相当广泛的范围，在不同的学说之中盛行。其次，它表现为一种态度、一种生存方式，并在人们的反思、阐述、完善和教育的各种步骤、修行和养生法中得到发展。皮埃尔·阿多（Pierre Hadot，1922—2010）也表达了类似的观点，哲学不仅仅是逻辑理性思辨，也不仅仅是建构理论体系，还在于它作为生活方式的存在。[II] 在这种意义上，它是一种社会实践，引发个人之间的互动关系，引发了交换和交流，甚至是成立各种机构。最后，关注自我还引发了一种认识方式和一种知识的确定。[III] 下面，以希腊罗马时期为例说明关注自我的这三个特点。

福柯谈到，在以关注自我为标志的"生存技艺（techne tou biou, the art of existence）"的缓慢发展过程中，罗马帝国时代的最初两个世纪可被认为是自我教化的黄金时代，但这一现象在当时只涉及人数非常有限的社会精英群体。他大量列举了那个时期的哲学家们对关注自我的论述和实践，如柏拉图主义者们，伊壁鸠鲁主义者们，斯多葛学派的芝诺、赛涅卡、马可·奥勒留，埃庇克泰德等。[IV] 哲学

[I] 米歇尔·福柯. 主体解释学［M］. 佘碧平，译. 上海：上海人民出版社，2010:8. 英文版见：Michel Foucault. The Hermeneutics of the Subject:1981-82.Translated by Graham Burchell. New York: Palgrave Macmillan, 2005.p.7.

[II] 皮埃尔·阿多. 作为生活方式的哲学［M］. 姜丹丹，译. 上海：上海译文出版社，2014. 除了这本书，皮埃尔·阿多在《古代哲学的智慧》中，继续具体阐述了将哲学作为一种生活方式的方法，梳理了从古希腊、中世纪到现代的哲学实践方式。

[III] 米歇尔·福柯. 性经验史［M］. 佘碧平，译. 上海：上海人民出版社，2011:331.

[IV] 米歇尔·福柯. 性经验史［M］. 佘碧平，译. 上海：上海人民出版社，2011:331-335.

家们建议人们关注自我,这是对一切人、一切时间和整个人生都有效的原则。比如普林尼,他是关注自我的最好例证,"他远离一切严格的学说,过着有规则的高尚人生,专心致志于自己的律师活动和文学工作,而且他并不与世隔绝。然而,他在一生中都不断地表现出对自己的关注"[1]。关心自己是没有年龄限制的,学会度过一生,这是塞涅卡援引的一条格言,它要求把人生变成一种永恒的修行,虽然它早点开始为好,但重要的是不要松懈。

福柯继续阐明,这种对自我的关注不是简单要求一种泛泛的态度和一种零散的注意力,而是一整套事务,充满了各种训练。虽然具体内容可能各有不同,但塞涅卡、埃庇克泰德、马克·奥勒留都提到了这些方面:"爱惜身体、健康养生法、非过度的身体锻炼、尽可能有节制地满足需要等。它包括沉思、阅读和对各种书籍或精彩会谈的注解,对业已知道但需要更好消化的各种真理的回忆。"[II]关注自我不是一种独处的训练,而是一种真正的社会实践,这种活动经常出现在各种或多或少被体制化的结构之中,并在这种结构中充当特定的角色,比如新毕达哥拉斯共同体和伊壁鸠鲁团体的等级制中的领导和共同训练者、专业哲学家、私人顾问、教授、导师、知己等,这些角色可以相互替换,也可以轮流由同一个人担任。更进一步来说,关注自我不止在学校、指导灵魂的教育和专业人员机构中存在,也存在于与亲戚、朋友的交往中,履行社会事务的活动之中。福柯

I 米歇尔·福柯.性经验史[M].佘碧平,译.上海:上海人民出版社,2011:331-335.

II 米歇尔·福柯.性经验史[M].佘碧平,译.上海:上海人民出版社,2011:336. 其中谈到的具体内容可参考以下三本书:塞涅卡.吕乌齐乌斯·塞涅卡三论[M].丁智琼,译.合肥:安徽大学出版社,2005;爱比克泰德.爱比克泰德论说集[M].王文华,译.北京:商务印书馆,2009;马可·奥勒留.沉思录[M].何怀宏,译.北京:中央编译出版社,2008.

在这里举了塞涅卡的例子，他给母亲写信安慰对方，给塞莱露斯写信论心灵的平静，跟年纪相仿的鲁西里乌斯通信，这些通信旨在逐渐地把精神指导变成一种共同的经验，双方都可以从中获得教益。[I]

最后，特别要指明的是，古希腊罗马时期的这种自我关注的一整套训练，尽管它需要运用一系列的约束技术，但这种自我控制是自愿的。这与基督教普遍强加的职责和博爱等人道主义精神有区别，也与资本主义建立在消费和生产之上的自由主义的个体规范化有区别。与遵循法则相反，古希腊人将关注自我放在一种与自我的关系的方法和技术上，路易丝·麦克尼讲道："在古代，成为一种道德主体的意志和对生存伦理学的追求，主要是一种证实人的自由和赋予自己生命以某种形式的企图。"[II] 也就是说，在个人行为与一般行为准则的关系中，希腊罗马人追求的是怎样容许更大程度的自由。个人可以按照自己的方式相对自由地解释行为规范，而不必严格地遵循这些规范，以便使个人在更普遍的社会和道德准则的关系中享有更大自主性——这就是福柯对古希腊人的关注自我予以高度评价的原因所在。

一、医学层面的养生法

在本书中，针对医学研究只截取身体的部分详述，即养生法——对身体的关照。针对现代医患关系中的医学主体，进而也包括一般意义上的主体，讲述如何通过养生法，在现代医学体系的边

[I] 米歇尔·福柯.性经验史[M].佘碧平,译.上海：上海人民出版社,2011:337-339.

[II] 路易丝·麦克尼.福柯[M].贾湜,译.哈尔滨：黑龙江人民出版社,1999:157.

缘获得自主性。这种获得自主性的方法就是对身体的关注和训练：在某种程度上成为自己的医生，或者以最小的概率求助于医生。福柯回溯了养生法在希腊和希腊化时期的盛况，它完全可以借鉴于现代之用。

《希波克拉底文集》中的《论古代医学》认为，医学正是诞生于人类对养生法的重视，最初关注的核心是饮食法（dietetics），古希腊对于饮食的重视程度，远远超过性。[1]文集作者讲道，假如人们健康时的饮食和生活方式与生病时相同，就不会有关于医学的探索，医学技艺也不会被发现。[II]相反，正因为人们发现，健康人的饮食不适用于病人，病人必须喝其他的饮料，吃其他的食物，为了总结积累和记录此类经验，医学就诞生了。也就是说，医学最初就是为了研究病人们特有的饮食而出现的，它起源于对适用于病人的养生法的研究。由此我们似乎可以说，首先有养生法，然后才出现了作为其特殊门类之一的医学。当然，还可以从另一个角度进行分析，正如第二章第三节阐述古代医学的身体观，假若将身体分为内环境和外环境加以理解，那么对身体内在状态的调节主要是各种医学技艺，包括催吐、导泻和放血疗法，以及一些解除症状的药物和外科处理技术；而针对身体外部环境理论诞生的治疗方法就是养生法，这是一种对世界的医学感知，周围环境的各种要素被看成有着对健康有

I 米歇尔·福柯.福柯读本[M].汪民安,主编.北京：北京大学出版社,2010:297-298.在《论伦理学的谱系学：研究进展一览》一文中，福柯谈到，古希腊人对性没有多少兴趣，食物对于他们才是第一重要的，而人们的兴趣从食物到性的转变，是一个非常缓慢的过程。在基督教早期，食物的重要性依然大于性，中世纪出现了非常缓慢的转向，人们对食物和对性的关注旗鼓相当，到17世纪之后，性变得重要了。这里对两者的地位做简单的梳理，事实上，饮食和性都属于养生法的重要内容。

II W.H.S. Jones. Hippocrates, VOL I (Ancient Medicine) [M]. Cambridge, Massachusetts: Harvard University Press, 1957:17.

利或不利的影响，身体与环境的相互作用带来有害健康或有益健康的结果。

从上述论述可知，养生法在身体理论和医学实践中，都具有相当重要的地位。

《希波克拉底文集》中的《养生法》篇章，详尽解释了养生法的相关原则和方法。其中，第一部分主要强调"正确地撰写人类养生法"，首先必须了解和确认人的一般本性、人的原始构成和控制肉体的原则。[I]作者把进食与锻炼作为养生法的两个基本要素，其中锻炼会引起消耗，而食物与饮料则起着补偿的作用。第二个部分讨论养生法中各个要素的属性和实践效果。首先是不同的地区，高的或低的，干的或潮湿的，以及刮风的情况；然后是食物，大麦或小麦，磨得更精细还是较粗糙，揉面的时间和加入的水量，还有各种肉和水果蔬菜，要根据不同的来源和品种分类等。第三部分是沐浴、睡觉、锻炼、休息等的注意事项。文集作者说到，不可能为确定锻炼与食物之间的恰当平衡而提供一种普遍的公式，而必须考虑到食物、个人、地区和时机之间的各种差异，这种日历不应该被当作一套强制的养生法来阅读，而应该作为人必须掌握的适应各种环境的战略原则。[II]第四部分讨论环境的不同变化，将一年分为四季，然后在每一季里又依次细分为更短的周期，几星期，甚至几天。每个季节的变换特征是逐渐演变的，"一点一点变化"是一个安全的规则，特别是从一种事物转变成另一种事物的时候，"为此，在每个季节里，人

[I] W. H. S. Jones. Hippocrates, VOL Ⅳ (Regimen Ⅰ) [M]. Cambridge, Massachusetts: Harvard University Press, 1957:227.

[II] W. H. S. Jones Hippocrates, VOL Ⅳ (Regimen Ⅱ) [M]. Cambridge, Massachusetts: Harvard University Press, 1957:299-365.

们必须一点一点地改变养生法的每一个构成要素"[I]。

根据以上《希波克拉底文集》的内容,福柯表达了对养生法总原则的看法,他认为,文集的作者没有为每一个细小的周期提供一套完备的养生法,而是制定了一套整体策略,它根据一年中每个时期的特点而有所变化。这一策略遵循的是一种对立、抵制或至少是补偿的原则,以及一种模仿和符合的原则。[II]

《性经验史》第三卷的一段话,呼应了第二章对古代医学之诊疗行为和医学化的阐述:

医学没有被简单理解为一种干涉技术,遇到有人生病,就求助于药剂或手术,它还必须是一种知识和规则的全书,规定一种生活方式,一种与自我、自己的身体、饮食、睡眠、不同的活动和环境发生审慎关系的方式。医学必须是养生法,提供一种自愿的和合理的行为结构。[III]

从这里可以看出,人们对于医学的关注,正因为医学是养生法的一部分,而养生法是关注自我的一部分。由此,它就涉及个人自主性与听从医生安排之间的尺度问题,福柯也注意到了这一点,他将养生法归入古代医学的医学化,引出要讨论的核心问题:基于养生的生活应该对医生的权威依赖到何种程度?医生们可能会为了更细致地教导病人而控制了他的生活,如同哲学家们可能实行精神控

[I] W. H. S. Jones. Hippocrates, VOL Ⅳ (Regimen Ⅲ)[M].Cambridge, Massachusetts:Harvard University Press, 1957:367-419.

[II] 米歇尔·福柯.性经验史[M].佘碧平,译.上海:上海人民出版社,2011:184-186.

[III] 米歇尔·福柯.性经验史[M].佘碧平,译.上海:上海人民出版社,2011:372-373.英文版见:Michel Foucault. The Care of The Self: Volume 3 of The History of Sexuality[M].Translated by Robert Hurley. New York: Pantheon Books, 1986:100-101.

制一样；而真正的养生医学应当具有高度的理性，身体健康的人不应受医生的左右，并避免经常去看医生，因为这通常是不可能的，也不是人们希望的，人们必须要有一种常备的医学知识，养生法正是以确保这种自主性为目的的。因此，古希腊的医生认为，理性的生活一定包含了"健康的实践"（health practice），即对身体的持久关注和自律的生活行为，养生法因此与节制有着极其密切的关系。那么，如何处理这种关系，使之保持中道呢？回答这个问题极其重要，澄清之，就能理解福柯为何将养生法归入关注自我和自我技术的一部分，而不是现代建构主体进而束缚主体的方式之一。

下面我们来做详细分析。

养生的基本前提是对身体的密切关注或者说细微体察，表现为对身体体验（比如劳累、心悸、寒冷、炎热、疼痛、乏力等感受）有敏锐的察觉力，并能厘清出现这些变化的前后联系，也就是说，对身体的状态有着较好的把握度。其次，养生法要求规律的生活起居，无论是希波克拉底还是中医，都有关于此种要求的理论基础和对应的操作技术，它们或者以时间的方式展开，比如四时二十四节气，或者以身体的体质进行归类展开，比如根据体液论所归纳的四种体质，或中医按照阴阳虚实血气的分门别类法；也有按照人生长发育的阶段、外界环境的变化、身体常见问题的纠正调养等进行的归类，如肥胖、疲劳、畏寒等状况的生活起居指导；最后是针对生病之人的后期调养开出的一系列饮食和运动休息的清单。在医学中，养生的内容极其丰富，事无巨细，面面俱到，要做到并坚持，并非易事。于是，这种围绕着自律和节制的关注身体的技术，就有了两种观点的争论：养生法所规定的生活方式过于细致、烦琐，它到底是顺应自然的生活方式还是为了保持健康和长寿刻意为之的"生活技艺"

呢？福柯对此进行了详细剖析。

首先，应当明白，养生的目的是使身体保持健康和活力，能经受各种变故的考验，在此基础上，获得行动和思想上的自由。其次，养生法绝不是一种奢侈享受，或者一种过分苛刻、不可更改的行为规范或黄金定律，它是针对大多数人的，是简朴的、灵活变通的，在这种意义上，它是一种策略或者技艺，不能期望通过养生法来改变命运，或者通过一些反自然的过度的行为来保持身体的年轻或者健康。最后，养生法是一种自主的行为，它是一种生存技艺，体察细微的身体变化必然是一项极其私人的活动，有时候很难与别人交流。我们固然可以听从权威医生的建议和养生技巧，但如何应用到自己身上，哪些适合自己，哪些不适合，如何进行调整，都是一种个人活动。

福柯用一段精辟的话阐明了养生法的本质：

总之，作为生活艺术的养生法实践不同于一整套旨在避免患病或治愈疾病的防治措施。这是一整套把自己塑造成一个对自己的身体有着恰当的、必要的和充分的关心的主体的方式。[1]

因此，养生法不同于现代医学的诊疗和预防，后者要被动听从医生的安排和外在戒律的控制，且它是一个相对短时期的行为；而养生法完全可以自己习得，或者部分听取医生的指导，真正的主导权在于自己，它是一个伴随一生的行动。这套生存技艺处于医学网络的边缘，它既不处于医学知识、机构制度的内部，也不完全处于这个话语体系的外部。同时，我们决不可将养生法与现今的预防医学混为一谈，因为后者是医学社会化的一部分，仍处于福柯所批判

---

[1] 米歇尔·福柯. 性经验史 [M]. 佘碧平，译. 上海：上海人民出版社, 2011:183.

的医学体系的内部,并未突破现存框架。

二、哲学层面的养生法

上述从医学边缘或者说身体的角度讲述了养生法的实质,此外,福柯还对其展开了延伸探讨。原因在于,对身体的关注不仅是医学问题,也是哲学问题。身体不是独立的,它与灵魂修炼紧密相连。在《性经验史》第三卷论述身体的章节,福柯讲到,在古罗马的"弗拉维扬时代(The Flavians)和安东宁时代(The Antonines),人们对医疗的兴趣强烈而广泛。医学在很大程度上被视为公共兴趣活动,一种高级的文化形式,与修辞、哲学比肩而立"[1]。福柯引用了普鲁塔克的话,哲学一直以来就同医学保持着密切的关系,如果医生希望能够绕过哲学,那么他就错了;而且,如果大家指责哲学家们对健康及其机制的专注是越俎代庖,这也是不对的。医学在任何方面都不比自由技艺(Eleutherai Technai,包括文法、修辞、辩证法、几何、天文等)差,它可以带来优雅、不凡和愉悦。对于学习医学的人来说,它还引导他们获得一种非常重要的知识,即有关拯救和健康的知识。

医生和哲学家同样关注养生法,但他们思考的层面不同。医生只集中于养生法的具体措施的积累和阐述,以及这些措施对于维护健康的不同作用。而哲学家则从养生法的行动原则以及它作为关注自我的一部分所具有的深刻意义上进行了思考。福柯讲述了柏拉图对待养生法的态度,出于政治和道德的考虑,他对过分的养生法相当轻视。他认为,对养生法的关注源于医学实践的一次变化。最初,阿斯克勒庇俄斯神(Asclepius)教人用烈性药物和有效的手术治愈各种疾病和创伤,柏拉图也引用了《伊利亚特》中对战场上伤兵的医

---

[1] 米歇尔·福柯.性经验史[M].佘碧平,译.上海:上海人民出版社,2011:372.

疗实践。但是后来，在远离了古代野蛮和健康的生活之后，养生法作为放纵时代的一种医术出现了，来应对各种误入歧途并想延年益寿者。早先，人们遵循的养生法以及他们的饮食和锻炼的方式都是顺乎自然的，"只有作为生活方式的养生法脱离了自然之后，它才成为治疗技术的延伸。而且，它一直是医学必要的辅助手段，这是因为不改正致病的生活方式，人是无法治疗病人的"[I]。"总之，无论把养生法当作一种原始的技艺，还是视为一种医学的派生物，养生法都是人们用来认识人类行为的一个基本范畴。它规定了人们的生活方式，使人们可以为行为确定一整套准则：一种根据必须保留和应当遵从的自然本性对行为提出疑问的方式。养生法就是一种生活艺术。"[II] 这种艺术到底包括哪些具体内容呢？《性经验史》第二卷第二章从四个方面阐述了一般养生法的哲学内涵。

（一）它主要包括"锻炼（ponoi）、食物（sitia）、饮料（pota）、睡眠（hupnoi）、性关系（aphrodisia）"[III] 几个方面。它们都必须是有分寸的，比如锻炼，人们把锻炼分为自然的锻炼（步行、散步）和剧烈锻炼（赛跑、摔跤），并根据一天的时辰、一年的季节、锻炼者的年龄和他吃的食物等来确定他适宜哪些锻炼，强度如何。人们还把锻炼与沐浴联系起来，是热水浴还是冷水浴，这也取决于季节、年龄、活动和

[I] 柏拉图.蒂迈欧篇［M］.谢文郁，译注.上海：上海人民出版社，2003:82-94. 书中讲到了身体的疾病和治疗，疾病是由于组成身体的元素在形成或移动时违反了自然，导致了干热湿冷的异常，必须通过运动和饮食使得元素组成身体的秩序恢复自然。另外，灵魂的痛苦与身体的疾病直接相关，因此要保持身体和灵魂的和谐，而不能失调，才能过一个善和美的生活。

[II] 米歇尔·福柯.性经验史［M］.佘碧平，译.上海：上海人民出版社，2011:178.

[III] 米歇尔·福柯.性经验史［M］.佘碧平，译.上海：上海人民出版社，2011:178. 英文版见 Michel Foucault. The Use of Pleasure: Volume 2 of The History of Sexuality［M］. Translated by Robert Hurley. New York:Vintage Books, 1990:100.

饮食；食物养生法（食物与饮料）必须考虑到摄取物的质与量，身体的一般状况、气候、从事的活动等，排泄（排便与呕吐）是为饮食过度纠偏的；睡眠也要有调节：睡眠的时间，选择的时刻，床的质量、硬度与热度等都要予以考虑。因此，养生法必须考虑到一个人（或者至少是一个自由人）的肉体生活的许多要素，就像一个时间表，而且每天如此，从早起到就寝。福柯澄清道，养生法详细说明了一种生活方式，这种方式的形式、选择和变化都取决于其对身体的关心，但是，身体不是养生法唯一关心的对象。

（二）养生法必须确定一种尺度。这种尺度不仅要从身体方面，也要从道德方面来理解。其中最有代表性的是毕达哥拉斯学派，他们非常强调对身体的照顾和关心灵魂的纯洁与和谐之间的关系。毕达哥拉斯学派要求用医学来净化身体和用音乐来净化灵魂，因为歌声和乐器对机体的平衡也有有益的影响；其他哲学家们也认为人们遵循一种有理、有节的养生法，其决心和对它的应用，都体现了一种不可或缺的道德坚定性。比如色诺芬笔下的苏格拉底，他所采取的生活方式都是为了锻炼自己的心灵和身体，并建议年轻人在饱食、性欲、睡眠、耐冷、耐热和劳动等方面都要实践自制。[1]他经常通过体操活动来锻炼身体，这样能保证人们在战争中更好地保护自己，更好地报效祖国，赢得高的奖赏，而且可以通过体育锻炼防止各种疾病和身体缺陷，不健康的身体会导致遗忘、气馁、心情不好和疯狂的结果，甚至会导致所获得的知识从灵魂中被驱除出去。柏拉图在《理想国》中也讲到，养生法最终需要一种必不可少的道德坚定性让人们可以实行它，这正是人们进行获得力量、美和身体健康的

---

[1] 色诺芬.回忆苏格拉底[M].吴永泉,译.北京：商务印书馆,1986:23-41.

实践活动的真正正当理由。身体平衡是恰当的灵魂等级制的条件之一,克服不必要或者过度的欲望,使得心灵的秩序恢复,"他会被发现是在时刻为自己心灵的和谐而协调自己的身体"[I]。由此,养生法在哲学家那里,从两个方面被界定——身体健康和照顾好灵魂。

　　福柯进一步阐述,希腊人认识到养生实践可能存在一种危险。因为如果养生法的目标是避免过度,那么希腊人可能夸大了它的重要性和自主性。这种危险表现为两种形式,一种是所谓的"运动"过度,它是由于反复锻炼造成的。它过分锻炼了身体,最后让灵魂在一个过于有力的肌体中昏睡不醒。柏拉图多次指责这种让运动员筋疲力尽的锻炼方式,表示不希望城邦中的年轻人这样做。[II] 还有一种所谓的"淘空身体"的过度:每时每刻都对自己的身体、健康和小毛病保持警惕。柏拉图举了赫罗迪科斯(Herodicus)的例子,他是养生法的奠基人之一,也是一个体操教练员,他十分注意不违反自己制定的养生法,哪怕是最细小的规则,就这样"过了"好多年濒临死亡的生活,柏拉图指责了这种态度。[III] 这是城邦中没有用处的闲人的做法,把他们与那些认真的工匠做一番比较,后者即使得了头痛病,也不会把自己的头包扎一下,因为他们不会为了一点点健康问题而浪费时间。当然,它也可能是那些为了不浪费时间而试图尽其所能推迟自然安排好的生命年限的人的做法。总之,养生法的实践要警惕过分关心身体,因为它可能带有道德上甚至政治上的危险。

I　柏拉图.理想国[M].王扬,译.北京:华夏出版社,2012:421a-c,591b-d.

II　柏拉图.理想国[M].王扬,译.北京:华夏出版社,2012:421a-c.书中讲到体育锻炼,强身健体最终是为了心灵,音乐文艺照顾心灵,体育照顾身体,这两者要结合起来,使得心灵既温文又勇敢。类似的内容参见:亚里士多德.政治学[M].吴寿彭,译.北京:商务印书馆,1983:398-399.

III　柏拉图.理想国[M].王扬,译.北京:华夏出版社,2012:405d-407b.

医神阿斯克勒庇俄斯不仅关心药剂和手术,还是一个政治智者,他知道在一个管理良好的国家里,没有人会有闲暇让自己的生命在生病和治疗中度过。

(三)对养生法应该抱持的原则是,它并不在于延长生命,也不是尽可能地提高各种生命机能,而是让生命在它命定的年限中成为有用和幸福的东西。养生法不应该一次性地为自己规定生存的一切条件。如果一种养生法只允许人生活在一个地方和吃一种食物,不让人能够冒险去做什么改变,那么它就不是好的养生法。确切地说,养生法的用处就在于让个人有可能面对各种不同的处境。因此,柏拉图把运动员的养生和战士们的养生法对立起来,前者十分严格,一旦放弃了它,运动员们就会害严重的疾病;后者则要求战士像狗一样一直保持着警惕,一旦参战,他们应该能够"经常变换水和食物","时而经受太阳的暴晒,时而经受冬天寒冷的考验",一直保持着一种"永恒的健康"。[I] 当然,战士们有着特殊的责任,要求更为苛刻。但是,那些较一般的养生法也遵循与此类似的原则,《希波克拉底文集》中《养生法》的作者们强调,这不是向几个享有特权的闲人,而是向大多数人提供建议,也就是给"那些工作的人,出门旅行、航行、经受日晒与严寒的人"提供建议。[II] 在其中,我们尤其应当看到道德和医学对帮助个人适应多种多样环境的共同关心。人们不能,而且不应该要求养生法改变命运或自然,而只能希望它让人不盲目地对各种无法预见的事件做出反应,它应该让人能够以理

[I] 柏拉图. 理想国 [M]. 王扬, 译. 北京: 华夏出版社, 2012:404b.

[II] W. H. S. Jones. Hippocrates, VOL IV (Regimen III) [M]. Cambridge, Massachusetts: Harvard University Press, 1957:369.

智的和有效的方式对各种境况做出反应。在此意义上，它是一种战略艺术。

因为养生法要求对身体和活动保持警惕，从个人方面来说，它需要两种特殊的关注方式，一是对连续活动的关注：身体的活动本身无谓好坏，它们的价值是由先于它们的活动和紧跟它们的活动决定的，某种食物、一种运动方式，热水浴或冷水浴，各种前后相继的实践活动应该在效果上相互补充，但它们的对比不要太强烈。另一种是对"环境"的警惕，即应该对外部世界及其各种要素和感觉保持非常敏锐和广泛的关注，这里面包括气候、季节、时辰、潮湿与干燥、炎热与凉爽、风、当地的特点和城市的布局。同时，养生法不应当被看成是一个包括各种普遍的和统一性的规则大全，它只是一种人们如何对自己所处环境做出反应的手册和一篇根据不同环境来调整自己行为的论文。

养生法不是个人被动接受医生的各种建议，不是对其他人知识的完全服从，它是一种生存技术。从个人方面来看，养生法是一种有关自我和身体的审慎实践。当然，听取专家的意见是有必要的，但是沟通应当采取说服的方式，身体养生法要成为合理的，必须与思想、反思和审慎打交道。从这种意义上来说，药剂或手术作用的是人的身体，养生法针对的则是灵魂。柏拉图在《法律篇》中区分了两种医生：一种是适合给奴隶看病的医生（他们本身通常也是奴隶），他们只限于开处方，不做任何说明；另一种是自由民出身的医生，他们不满足于开处方，还会与病人交谈，从病人及病人的朋友那里了解情况；他们开导、鼓励病人，用各种方法说服他，一旦他被说服了，就能够让他过上正常的生活。除了各种治疗手段外，自由民还应该从高明的医生那里接受对他整个生活的一种合理安排。

总之，养生法是一种有关自我的具体而积极的实践。

（四）养生法勾连起医学与哲学的紧密联系。福柯在查阅大量古典文献的过程中，发现有一种在希腊文化中源远流长的传统，即关注自我是与医学思想和实践紧密相联的。普鲁塔克在《健康戒律》的一开始就说，哲学与医学接触的是"同一个领域"，它们处理的是共同的观念游戏，其中心要素是"病理概念"。它既关注激情，也关注身体疾病；既关注身体的骚动，也关注灵魂的不由自主的运动。它在肉体上表现为一种干扰体液或体质平衡的疾病和在灵魂上表现为一种支配灵魂运动的被动状态。斯多葛学派为身体医学和灵魂治疗制作了共同的观念和图式，埃庇克泰德一再坚持他的学校不是一个简单的教学场所，它被看作是一个"灵魂门诊所"；盖伦作为医生，他的能力不仅是要治愈各种严重的神志不清（属于医学领域），而且要关心各种激情（没有理性规范的能量）和某种错误在身体和灵魂中的反应。

从哲学的角度，人们对养生法的关注焦点如下：身体与灵魂的病痛可以相互交流，可以交换它们的疾病，其中灵魂的坏习惯可以引起身体的痛苦，而身体的放荡也会表现为维护灵魂的缺陷，若是人不想身体战胜灵魂，那么最好是改进灵魂；若是人希望灵魂完全控制自己，那么最好是调整身体。塞涅卡、马可·奥勒留等人都很好地揭示了关注身体在这些自我实践中的地位，以及这种关注的风格：对过度的担忧和养生法的节制、理解各种困扰、详尽地关注身体功能的紊乱、考虑所有可能干扰身体并通过身体干扰灵魂的要素（季节、气候、营养、生活方式）。人们被要求认识到自己是病人，或者是受到了"疾病"的威胁。自我实践隐含着人不仅要自我塑造为无知和需要改进、培养、教育的个体，而且要成为能感受到某种病

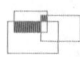 现代医学对人的建构 XIANDAI YIXUE DUI REN DE JIANGOU

痛并且必须自我关心或者让有能力的其他人来关心自己的个体。每个人都应该发现自己的这一需要，发现自己有必要接受医治和救助。而且，普鲁塔克请人们注意，身体功能的紊乱可能通过脉搏、胆汁、体温和痛苦被发现，灵魂的疾病却常常不为人知，甚至可能把它们当作美德。

总之，希腊罗马的哲学家们重视养生法与灵魂管理的关联，作为生活技艺的养生法不同于一整套旨在避免患病或治愈疾病的防治措施。哲学的养生法是一套把自己塑造成一个对自己的身体有着恰当、必要和充分关心的主体的方式。这种关心渗透在日常生活中，使得各种重要的或普遍的生存活动同时成了健康和道德的目标。它在身体与其周遭各种因素之间界定了一种环境战略，而且最终旨在赋予一个人一种合理的行为。养生法是人对身体的关注，并且，这只是人关注灵魂的其中一条路径，也就是说，对身体的关注最终只是照护灵魂的一条间接而又是必经之路。它作为关注自我的方法之一，是一种生活技艺，一种与道德修养相通的修身技巧，一种医学与哲学沟通的方式，虽然它的具体操作方法随时代和个人有所变化，但其原则既适合于古代，也同样适用于现代。

第三节 关注自我与生存美学对人文医学的启示

综上所述，福柯并不打算将古代的行为模式直接搬入现代社会，但是，正如他的批判，现代伦理学的确比古希腊的伦理更具虚假性。它们要么依据普遍道德律令，要么依据功利最大化，要么依据各种人文科学的知识，借助这些学科对人的心理、欲望、无意识做出种种权威阐释来制订规范,指导行为。因此,虽然我们不能将古代的行为模式直接移植到现代,与古代文化交谈也并不一定就能彻底解决先前所分析的现代主体的困境。但是,将前基督教时期这种关注自我的生存艺术,与现代各类研究领域(如人文医学)相结合,仍然有着较大的研究价值。

回到上一章的分析,人文医学的初衷是补足生物医学的不足,创造更人性化的医学,然而,当前备受瞩目的几项研究主题并未达到这一目标,反而显露出功利化的倾向。我们知道,目前的高等医学教育大致分为两大模块,一块是自然科学范畴的生物医学体系,包括基础医学和临床医学等,也就是本书第二章阐述的内容。另一块是人文社会科学范畴的知识,它是一系列人文社会科学与医学的交叉学科,主要包括以下几类:第一,医学伦理学和卫生法学——培养医生的职业道德和法律意识;第二,医患沟通学和医学心理学——培养专业的心理医生或者其他专科医生的沟通技能和健康宣教能力;第三,医学社会学和医学人类学——培养医生的公共卫生和预防监控疾病的意识;第四,医学史和医学哲学等,它们从历史和哲学的层面上让医学生全面深入理解整个医学系统的面貌和思维方法;第五,还有文学、电影、音乐等一系列通识课程对医学生心性的熏陶,侧重于培养对生命、疾病和死亡的体验和理解。目前国内大部分医学院校只重视前三类人文医学教育,对后两类的重视程度不够,相关研究和教育推进缓慢。

主流研究观点认为,造成这种现象的原因有两个方面:第一,从主观上来看,主要是专业者们片面强调自然科学思维的教育模式,使得医学生和医务工作者沉溺于实证思维,轻视甚至排斥人文类学科的思考方式;第二,从客观上来看,国内的人文医学教育尚属起

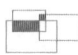

步阶段,还未能发展到五类并举的程度,故优先发展能解决燃眉之急的部分,比如医学伦理学、卫生法学和沟通技能,侧重培养人文医学职业技能。但是,退一步来讲,即便能平衡发展以上五类人文医学教育,也未必能解决医学中现存的问题,尤其是当前的医学困境,是个世界性难题,并非中国独有。事实上,对人文医学研究而言,假如对于人(疾病、生命、死亡)的理解,无法突破现代人之科学的限定,想要提升医学的人道精神、恢复医生和患者的自主性以及实现人之自由,都收效甚微。

福柯的立场是,人如果要关心自己,就必须既站在世界之中,又站在世界之外,作为一个边缘人拥有批判精神和自主性,这一思想在人文医学中同样具有启发性。如同本书反复强调的,医学主体失去自主性的根源在于现代医学将人的一部分通过视觉显现出来,运用一套话语将之建构为人本身,并通过实践活动来干预甚至重构;将"可见"的部分凸显出来,再将古代医学中的"潜能"部分排除出去,这对人的整体性、复杂性和灵活性而言,必然是一种毁损,使人深陷于医学体系的藩篱之中,既被其救助又被其限定和改写。而且,人越是不能从整全性上被对待,他就越容易被当作手段或工具使用。

如果我们运用生存美学来思考人文医学就能调转方向,超脱在医学体系的外部,重新思考人文医学研究的目标:它应该针对医学主体的消失,研究如何让医生和患者既能身处医学体系的内部,又能站在其边缘,拥有真正的批判精神,重新找回自我。在这种意义上,人文医学课程的教学目标应当在于如何培养医学主体的自我技术，让他们回归完整的人，而不仅仅在于用伦理规范、职业修养、沟通技巧等能力标准来塑造一个好医生，也不仅仅在于教会患者学会医学体系内部的话语，做一个专业的患者。它应当把重点放在医生和患者怎样过好生活上，这既是医学内的要求，也是医学外的功课。一个终日忙碌却缺乏工作动力，仅凭着生活的惯性节奏行动的医生，无法真正深入病人的真实情绪之中，更无法就一个健康开朗的生活方式给予患者指导；而一个缺乏人生意义和生命追求的患者，更容易被疾病和隐喻所击倒。医生要力求使自己成为一个自由的人，一个拥有政治见解的人，一个拥有美学人生的人。同样患者也应当如此。

生存美学作为一种个体人生的再创造，在后现代美学和伦理学并行交融的情景下，不会再被批判为一种非道德和精英主义。通过艺术来拯救现代人的处境，在自我放纵和过度规制之间寻求一个平衡，这在神学和哲学的治疗力量日渐式微的现代社会里，是较为适宜的出路之一。它的非生产性也能规避现代的工具理性和功利主义逻辑；同时，它处理的是个人与自我的关系，个人建构自我，其原则是注重感性经验、注重身体和审美体验，像创造独一无二的艺术品那样去创造自己的人生，形成自我独特的风格。

当然，福柯生存美学理论还需要深化发展。首先，是对生存美学理论本身的思考，即它如何在真实鲜活的生命中逐步展开？它的原则、策略和目标是什么？它通过怎样的方式使人成为人，并获得自由？也就是说，设若生存美学实际上与艺术欣赏关系不大，仅仅只是在概念上借用了美学和艺术的称呼，那么，这种富于创造性的独立个体生命如何塑造,而不会再次陷入被限定和规训的状态?这是继福柯之后极富挑战性的研究主题。其次,一旦人们"同自我、同过去、同世界和以往全部的生活决裂,抛弃虚妄的舆论、邪恶的导师和陈旧的习惯"[1],那么,最终仍会得到对自我捉摸不定的苦恼,对于个体是否能逃离一切知识和规则生活,这是否就是真正获得自主性的途径?或者在遵循与逃离之间如何保持中道?这些仍有待更多的考察和讨论。

---

[1] 詹姆斯·米勒.福柯的生死爱欲[M].高毅,译.上海:上海人民出版社,2003:451.

◇ 结语 ◇

EPILOG
结 语

医学复杂性的根源在于人既是认识的主体又是认识的客体，医学中的人既是行动的主体又是被干预的对象。现代医学把"人"当作实证知识的对象加以认识和改造，过度入侵身体和生命，并通过社会医学的一系列策略来规训身体。虽然这些策略实现了医学的创造性生产，有效地迎合了日益膨胀的健康需求，但若过度偏执于此种解释和干预人的方式，反而会导致人之真相的缺失和变形，致使人身陷囹圄，备受其苦，这正是现代医学中大多数伦理问题的根源。

回顾福柯的医学哲学研究，可以为现代医学中许多令人困惑的伦理问题的根源找到答案。他运用独特的研究方法来分析论证，概括起来主要有以下三点。

首先，福柯点明了西医发展史中最为关键的一段时期和引领西医体系重组的关键学科，时间是18世纪中叶到19世纪初，学科是比夏的《病理解剖学》。比夏的思想是现代医学实现空间重组的核心和枢纽，由此诞生了以实证主义为本质特征的生物医学。对于主流的医学史和人文医学研究而言，福柯的研究方法和观点异乎寻常，具有极强的独创性，较难理解和接受；但它的确能更为深入地剖析现代医学之困境的根源，还原医学历史真相。

其次，福柯批判现代医学的焦点，不全在科技医学之工具理性

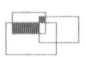 现代医学对人的建构

的负面效应,也不只是市场经济对医学的绑架,而是集中于分析医学主体的建构过程。医学不仅仅关涉一门专业或科学,它的对象是人本身,因此,立足于人来分析医学,才能切中要害,这正是福柯的哲学研究给予人文医学的启示。由此进入问题,澄清现代医学建构人的过程就能明白。第一,在医学中,将自然科学与人文社会科学分裂甚至对立,然后寻求融合之道,是在绕一条无意义的远路。第二,医生和患者,并非人文医学所认为的那样是两个分离甚至对立的群体。实际上,他们是作为同一类主体来面对整个医学体系(包括知识和机构制度)。如果将医生和患者分裂甚至对立起来,就容易形成理解误区,停留在应用操作层面下功夫,而放弃了更深入的思考。第三,福柯对现代医学困境之症结的诊断有着极高的参考价值。他认为,现代医学的困境不完全在于法律法规、伦理规范和医疗制度(尤其是经济层面)不健全,毋宁说,在人们对于医疗卫生保健的需求日益增加和多样化的今天,它们可能永远没有完全健全的一天。现代医学之困境的真相在于,医学作为人的科学之一,不但在建构人,还在规训人,甚至深度干预人、重构人。这会导致人在面对整个医学体系时,将失去他们的本来面目——"主体的消失"才是一切问题的根源,也是人文医学研究难以为继的原因。第四,现今的人文医学引入和强调的人文社会科学,并不能弥补生物医学的不足,也不能使得医学更加人性化。事实上,人文医学就是现代医学体系必然包含的一部分,它没有实现也不可能实现预期的目标——关照整全人、回归人的本身,反而增添了另一套知识体系来诠释人,进一步框定和限制了人。

最后,福柯的哲学重在批判,但批判的初衷是关切。若不是对医学抱有关切,对整个人类的命运抱有关切,哲学家不会投身荆棘

满布的思想危途,去摘取悬崖峭壁上的真理果实。福柯运用他的批判精神,以及独特的思考视角和研究方法,得出了"人之死"这一惊世论断,并针对这一论断,提出了对人之关切的伦理:生存美学和关注自我。

需要阐明的是,福柯所倡导的养生法并不等同于现代医学中的预防医学,后者提醒患者要治未病,并罗列出一系列需要谨小慎微、严格遵守的行为戒律。同时,重预防必得结合社会学,实施对群体的监控管理,其背后遵循的仍是一整套现代的人的科学知识框架。而福柯的养生法属于"关注自我"的一部分,这种养生法中强调的自律,不同于基督教普遍强加于人的职责和博爱等人道主义精神,不同于资本主义建立在生产和消费基础上的自由主义的个体规范化。这种自律与现代伦理学也有区别,现代伦理学要么依据普遍道德律令,要么依据功利最大化,要么依据各种人文学科知识,借助这些学科对人的心理、欲望进行种种权威阐释,并据此来指导和规范行为。而真正的养生法如同生存美学一样,它是一种过好生活的态度和行为,是一种自主的行为、一种生存技艺。福柯的关注自我、呵护自我的伦理思想,为人文医学研究打开了另一条有价值的研究进路。

作为一名西方主流哲学思想的反叛者,福柯的语言和观点既犀利又灵动。他的医学史研究,从一个全新的角度潜入现代医学盘根错节的体系内部,并顺利抵达问题的核心,深入挖掘了其困境的根源。但是,这并不意味着,当前主流人文医学研究界的努力全都白费了。正如哈贝马斯对福柯的评价:"现代性的特征在于主体具有一种自相矛盾和人类中心论的知识型。"[I]它本身就包含了一个自相矛盾的悖论。[II]福柯因此并不从主体内部出发探究主体，而采取了从"外围"进行剖析的路数，"话语""身体"和"权力"等概念由此成为福柯探讨的重心。生命政治和微观权力的理论，无疑是极富创新性的，但微观权力并非现代社会唯一的权力形式。事实上，现代性的内在化和个体化是一个长期而复杂的过程，并带有明显的种族和历史渊源，这一点，马克思、韦伯、马尔库塞、贡斯当、麦金太尔等人都从不同的角度对社会、权力等概念做过异于福柯的分析。哈贝马斯也认为，福柯在论证内在自然越来越成为一个问题时，将这一高度复杂的过程简单化了，"他用一种零碎的权力化概念取代了一直没有得到充分把握的个体化的社会化，而他的这个权力化概念又不足以阐明现代性的矛盾现象"[III]。也就是说，微观权力和生命政治无力承担起揭示现代主体迷失自我之真相的能力，进而也无法提出真正有效的解决方法。而在当下社会政治领域，哈贝马斯的交往行为理论和商谈伦理，洛克、康德等人延续而下的契约论，边沁、密尔的功利主义以及孔德的实证主义，等等，仍然具有相当大的思想权威和较强的实用性，也因此活跃于各类（包括人文医学）研究领域之中。

I 尤尔根·哈贝马斯.现代性的哲学话语[M].曹卫东，译.南京：译林出版社，2011:308.

II 哈贝马斯.现代性的哲学话语[M].曹卫东，译.南京：译林出版社，2011:343.哈贝马斯有一段话，非常贴切地阐述了这一悖论："只要想用意识哲学的手段来把握自我决定和自我实现，即道德和审美意义上的自由，我们永远都会适得其反、南辕北辙。自我的压制是主客体关系中的自主性的反面；自我的丧失（以及对自我丧失的自恋式恐惧），是用意识哲学概念把握的表现性的反面。道德主体自身必须使自己成为客体，表现主体必然会自我放弃，或者出于担心依附于客体，或者自我封闭；所有这些都与关于自由和解放的观念风马牛不相及，而只是揭示出主体哲学的思想强制。"

III 尤尔根·哈贝马斯.现代性的哲学话语[M].曹卫东，译.南京：译林出版社，2011:344.

◇ 结语 ◇

　　以上，简述了福柯思想的亮点及其偏颇之处，接着，我们再转回来，从实践哲学的角度来评价福柯的思想。皮埃尔·阿多在《古代哲学的智慧》中谈到，哲学的价值在于两点：第一，它是一种智性的沉思，专用于澄清问题，答疑解惑；第二，它能为人指引一种生活方式，它是一种切实的生活实践。依据这种观点，福柯的研究实现了其价值，从某种意义上说，哲学研究重点并不在于解决实际问题，而在于提出和澄清疑问，论证命题，并确立思想原则，福柯的思想原则是遵循中道。当下医学哲学最新研究主题，如现代数学和物理学的复杂混沌理论对分析还原法的矫正，中医的理论思维和诊疗方式对西医的启发等，都展现了福柯思想原则的前瞻性和指导意义，应用于医学研究，那就是适宜限定现代医学的目的和范围，与其他有关"拯救"的学问并列同行，共同参与到"治病救人"这一重大使命之中，保持中道的原则，平等和谐共处。

　　扩展至一般性哲学研究，福柯与阿多有诸多相似之处，他同样强调哲学的生活实践，并为此提出了生存美学。由于英年早逝，福柯在此主题上的阐述不够丰富翔实。对于后继研究者而言，聚焦于这个主题，我们接下去要思考的是：在后现代，如何看待和重启那些有关拯救的学问，并将之融入生存美学的思想和生活实践之中？另外，还有一个看似消极的思考，假若在人类的未来，不仅宗教和哲学的治疗力量式微，连生存美学也无法引起人们的重视，无法发挥"治愈"的力量时，医学能否堪此重任？它又是否能在其内部实现自我修正与平衡？这两个问题又联手引出最后的疑问，在现代乃至后现代，对人之拯救而言，生存美学真的可能是一种行之有效的生活方式吗？它能在人的内在自然中寻找到存在根基吗？由于这最后的存疑，哈贝马斯认为福柯所倡导的——不同于一般认识论分界的人文科学——人文精神和求真意志"傲慢却永远也得不到兑现"（福柯也认为哈贝马斯试图通过交往行为使人们达成共识的理论不值一提），也许现代性主体的自我救赎，实际上就是一种自我折磨，人们将自我神化，又让自己跌落，之后又追求自我超越，循环往复。而福柯提出的自我技术这一拯救之道，似乎也未能走出这一循环。当然，我们也可以这样认为，自我救赎是一条永无止境的探索之路，重要的不是达到目标，重要的是我们在路上，努力开辟出更通畅的解救之道。依此看来，关注自我和生存美学不失为其中最为独特而富于魅力的道路之一。